北京高等学校青年英才计划项目

（Beijing Higher Education Young Elite Teacher Project）

常见病
中西药用药指导

主　编　刘恩钊

副主编　李新民　薛新丽

编　者（以姓氏笔画为序）

　　　　刘恩钊　李巧芳　李新民　陈　研
　　　　苗迎春　赵立刚　薛新丽

人民卫生出版社

图书在版编目(CIP)数据

常见病中西药用药指导/刘恩钊主编.—北京:人民卫生
出版社,2015

ISBN 978-7-117-21249-6

Ⅰ.①常… Ⅱ.①刘… Ⅲ.①常见病-用药法 Ⅳ.①R452

中国版本图书馆 CIP 数据核字(2015)第 260621 号

人卫智网	www.ipmph.com	医学教育、学术、考试、健康,
		购书智慧智能综合服务平台
人卫官网	www.pmph.com	人卫官方资讯发布平台

常见病中西药用药指导

主　　编:刘恩钊
出版发行:人民卫生出版社 (中继线 010-59780011)
地　　址:北京市朝阳区潘家园南里 19 号
邮　　编:100021
E - mail:pmph @ pmph.com
购书热线:010-59787592　010-59787584　010-65264830
印　　刷:三河市尚艺印装有限公司
经　　销:新华书店
开　　本:710×1000　1/16　印张:22
字　　数:407 千字
版　　次:2015 年 12 月第 1 版　2023 年 4 月第 1 版第 6 次印刷
标准书号:ISBN 978-7-117-21249-6
定　　价:45.00 元

打击盗版举报电话:**010-59787491　E-mail:WQ @ pmph.com**
质量问题联系电话:**010-59787234　E-mail:zhiliang @ pmph.com**

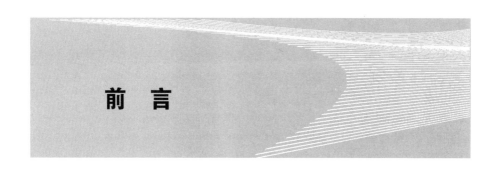

前　言

　　随着我国药学事业的发展，人民对医药卫生事业的要求不断提高，社会对药学专业技术人员的要求也越来越高。目前，在我国中西医并存且政策上中西医并重的大背景下，中西药通识人才的培养就显得愈发重要。无论是在医疗机构还是在药品零售企业，对于此类人才的需求也越来越旺盛。

　　本书通过对中药学、中成药学、药理学、药物治疗学、预防保健学等学科进行了解构与整合，介绍了常见病症的特点，比较了中西医理论对常见病症的不同辨析方法，介绍了合理的中西药选择、使用以及预防保健原则，使读者能够掌握常见病中西药的用药规律，以及相关疾病的预防、保健方法，切实提高读者的药学服务能力。

　　本书的特色是以工作过程为导向，以案例为引导，将中西医、中西药结合在一起，将疾病与用药结合起来，将疾病与预防保健结合起来，全面适应当前药品使用领域要求提高药学人员的药学服务能力的需求。

　　本书可供高等医药院校药学、中药学、药品营销等相关专业方向的学生学习使用，亦可作为医疗机构和药品零售机构药学从业者的学习、参考资料使用，也可供医药爱好者及公众参考使用。

编委会

2015 年 10 月

目 录

项目一

内科常见病的中西药用药指导

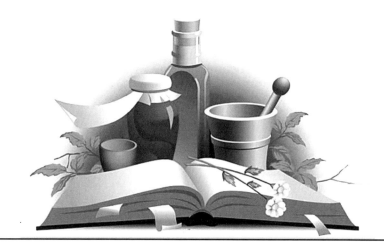

任务一 感冒的中西药用药指导

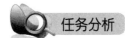

任务导入

情景案例 一男子来药店买药,自述昨日淋雨,夜间开始打喷嚏,流鼻涕,头痛,身体酸痛,请问药师应如何问病售药?患者买药后,药师应如何指导患者合理用药?应如何进行预防建议?

任务目标

▲ 会初步判断病人是否患有感冒。

▲ 会为感冒患者合理推荐中西药物。

▲ 会对感冒患者进行正确的中西药用药指导。

▲ 会对感冒患者进行合理的预防建议。

任务分析

	工作过程	所需知识
工作过程 1	通过询问,判断患者是否可能患有感冒	感冒的概述、临床表现、问病重点
工作过程 2	合理为感冒患者推荐中西药物	感冒的治疗原则、常用中西药及其特点、用药注意
工作过程 3	对感冒患者进行正确的中西药用药指导	
工作过程 4	对感冒患者进行合理的预防建议	感冒的预防

任务资讯

感 冒 概 述

感冒是一种常见的急性上呼吸道感染性疾病,人们常说的感冒通常指的是普通感冒,与流行性感冒不同。感冒多由人体免疫力下降而使病毒乘虚而入导致。不良的生活习惯如贪凉饮冷、劳累过度等都可导致感冒的发生。本病为自限性疾病,一般 4~10 天可自愈。本病中医也称之为"感冒",属于外感类疾病,是由风邪侵犯人体所引起的常见外感疾病,以鼻塞、流涕、喷嚏、头痛、咳嗽、恶寒发热、全身不适为主要表现。轻者称"伤风",若在一个时期内广泛流行则称"时行感冒",相当于流行性感冒。

感冒的临床表现

　　本病以鼻部卡他症状为主要表现。起病较急,初期有咽干、咽痒或灼热感,发病同时或数小时后可出现喷嚏、鼻塞、流清涕,可伴有头晕头痛、嗓子痛、音哑、轻度咳嗽,轻度恶寒发热,全身肌肉酸痛,腹胀、腹泻等。

> 卡他症状:鼻塞、流鼻涕、打喷嚏等。

感冒的西医治疗与用药

　　主要为对症治疗,减轻症状,由细菌感染的可用抗生素。抗病毒疗法疗效尚不肯定。

一、头痛、发热

　　感冒引起的头痛、发热,可用解热镇痛药,如对乙酰氨基酚、布洛芬、阿司匹林(表1-1)。

表1-1　以头痛、发热为主的感冒治疗药物

通用名	主要成分	适应证	用法用量
对乙酰氨基酚缓释片	对乙酰氨基酚	适用于感冒引起的发热、头痛,以及缓解轻中度疼痛如关节痛、肌肉痛、神经痛、偏头痛、牙痛、痛经	口服。成人一次1~2片,12~18岁儿童一次1片,每8小时一次,24小时不超过6片。使用时用水将片剂完整送服,不可将片剂咬碎或溶于水中服用
对乙酰氨基酚片	对乙酰氨基酚	用于缓解轻中度疼痛如头痛、偏头痛、关节痛、肌肉痛、痛经、牙痛、神经痛,也用于普通感冒或流行性感冒引起的发热	口服。成人一次1片,若持续高热或疼痛,可间隔4~6小时重复用药一次,24小时内不得超过4片
复方对乙酰氨基酚片(Ⅱ)	对乙酰氨基酚、异丙安替比林、无水咖啡因	用于头痛、牙痛、月经痛、神经痛、肌肉痛、关节痛和发热	口服。成人每次1~2片。6岁以上儿童每次1/2~1片。一日3次。可以用水或饮料吞服

续表

通用名	主要成分	适应证	用法用量
酚咖片	对乙酰氨基酚、咖啡因	适用于普通感冒或流行性感冒引起的发热、头痛，及缓解轻中度疼痛，如关节炎、神经痛、偏头痛、痛经等	口服。成人一次1片，若持续高热、疼痛，可间隔6小时重复用药。24小时内服用不得超过4片
布洛芬混悬液	布洛芬	用于感冒或流感引起的发热、头痛。也用于缓解中度疼痛如关节痛、神经痛、偏头痛、牙痛	口服。成人一次15～20ml，一日3～4次
阿司匹林泡腾片	阿司匹林	用于发热、疼痛及类风湿关节炎等	口服。放入温开水中充分溶解后服用。成人解热镇痛：一次0.5g，一日1～4次

二、感冒初起，鼻塞、咽干、喷嚏、流眼泪

感冒初起，以鼻塞、咽干、喷嚏、流眼泪为主要表现者，可用含有伪麻黄碱、马来酸氯苯那敏的药物（表1-2）。

表1-2　感冒初起，以鼻塞、咽干、喷嚏、流眼泪为主的感冒治疗药物

通用名	主要成分	适应证	用法用量
复方盐酸伪麻黄碱缓释胶囊	盐酸伪麻黄碱、马来酸氯苯那敏	本品可减轻由于普通感冒、流行性感冒引起的上呼吸道症状和鼻窦炎、枯草热所致的各种症状，特别适用于缓解上述疾病的早期临床症状，如打喷嚏、流鼻涕、鼻塞等症状	口服。成人每12小时服1粒，24小时内服用不应超过2粒

三、感冒症状较重，发热、头痛伴有鼻塞、咽干、喷嚏、咳嗽、咳痰

可选用含有对乙酰氨基酚、复方伪麻黄碱、马来酸氯苯那敏、氢溴酸右美沙酚、人工牛黄的复方药物（表1-3）。

表1-3　感冒症状较重，发热、头痛伴有鼻塞、咽干、喷嚏、咳嗽、咳痰的感冒治疗药物

通用名	主要成分	适应证	用法用量
复方氨酚烷氨片	对乙酰氨基酚、盐酸金刚烷、人工牛黄、咖啡因、马来酸氯苯那敏	用于缓解普通感冒或流行性感冒引起的发热、头痛、咽痛、鼻塞、打喷嚏等症状	口服。成人一次1片，一日2次

续表

通用名	主要成分	适应证	用法用量
复方氨酚烷氨胶囊	对乙酰氨基酚、盐酸金刚烷、人工牛黄、咖啡因、马来酸氯苯那敏	用于缓解普通感冒或流行性感冒引起的发热、头痛、鼻塞、咽喉疼痛等症状，也可用于流行性感冒的预防和治疗	口服。治疗用，成人一次1粒，一日2次；预防用，如与感冒患者密切接触后，每日1粒，持续服用不超过10天
美扑伪麻片	对乙酰氨基酚、氢溴酸右美沙、盐酸伪麻黄碱、马来酸氯苯那敏	本品用于治疗和减轻普通感冒或流行性感冒引起的发热、头痛、四肢酸痛、喷嚏、流鼻涕、鼻塞、咳嗽等	口服。成人和12岁以上儿童每6小时服1次，每次1片
酚麻美敏片	乙酰氨基酚、盐酸伪麻黄碱、氢溴酸右姜沙芬、马来酸氯苯那敏	本品用于治疗和减轻普通感冒或流行性感冒引起的发热、头痛、四肢酸痛、喷嚏、流鼻涕、鼻塞、咳嗽、咽痛等症状	口服。成人和12岁以上儿童每6小时服1次，一次1片
氨酚伪麻美酚片Ⅱ/氨麻苯美片	日片：对乙酰氨基酚、盐酸伪麻黄碱、氢溴酸右美沙芬；夜片：对乙酰氨基酚、盐酸伪麻黄碱、氢溴酸右美沙芬、盐酸苯海拉明	本品适用于治疗和减轻感冒引起的发热、头痛、周身四肢酸痛、喷嚏、流涕、鼻塞、咳嗽等症状	口服。一次1～2片，一日3次（早、中各1～2片白片，夜晚1～2片黑片）。儿童遵医嘱
氨酚曲麻片	对乙酰氨基酚、水杨酰胺、咖啡因、盐酸伪麻黄碱、盐酸曲普利啶	本品用于感冒引起的各种症状：发热、头痛、关节痛、全身酸痛、喷嚏、流涕、鼻塞、流泪等	口服，宜饭后服。成人每次1～2片，每日3次；12岁以上儿童每次1片，每日2～3次；12岁以下儿童每次1/3～3/4片，每日2～3次，或遵医嘱。3岁以下儿童不宜服用

感冒的中医辨证选药

本病归属中医学当中的"感冒"范畴。本病应首先辨寒热,其次看是否有兼杂,常有夹湿、夹暑的不同。治疗以解表达邪为主要原则。风寒证治以辛温解表,风热证治宜辛凉清解,兼有暑湿当解暑祛湿,时行感冒当配合清热解毒,虚人外感当扶正以祛邪。可辨证选择"感冒类"中药非处方药治疗,也可辨证选药(表1-4)。

表 1-4　感冒的辨证论治

证型	症状	治法	方药	主要成分
风寒感冒	恶寒重,发热轻,无汗,头痛,身痛,咳嗽,鼻塞,流清涕,口不渴,咽不痛,苔薄白,脉浮紧	辛温解表,疏风散寒	①感冒清热颗粒:具有疏风散寒,解表清热的功效,用于风寒感冒,头痛身痛等	荆芥穗、薄荷、防风、柴胡、紫苏叶、葛根、桔梗、苦杏仁、白芷、苦地丁、芦根
			②感冒软胶囊:具有散风解热的功效,用于外感风寒引起的头痛发热,鼻塞流涕,咽喉肿痛,身热恶寒无汗,骨节酸痛等	羌活、麻黄、桂枝、荆芥穗、防风、白芷
风热感冒	发热重,恶寒轻,有汗或汗出不畅,咳嗽,痰黏或黄,口渴咽干,鼻塞流黄涕,舌边尖红,苔薄黄,脉浮数	辛凉清解,清肺透邪	①桑菊感冒片:具有疏风清热,宣肺止咳的功效,用于风热感冒初起,头痛等	桑叶、菊花、连翘、苦杏仁、桔梗、芦根、薄荷素油、甘草
			②银翘解毒片:具有辛凉解表,清热解毒的功效,用于风热感冒,发热头痛,咳嗽,口干,咽喉疼痛等	金银花、连翘、薄荷、淡豆豉、荆芥、牛蒡子(炒)、桔梗、淡竹叶、甘草
			③双黄连口服液:具有清热解毒的功效,用于感冒发热,咳嗽咽痛等	金银花、黄芩、连翘
			④柴黄颗粒:具有清热解毒的功效,用于上呼吸道感染,感冒发热等	柴胡、黄芩提取物

续表

证型	症状	治法	方药	主要成分
暑湿感冒	恶寒发热,头胀头痛,胸膈满闷,心腹疼痛,恶心呕吐,肠鸣泄泻,苔白腻,脉濡缓	解表化湿,理气和中	①藿香正气水:具有解表化湿,理气和中的功效,用于暑湿感冒,恶寒发热,头胀头痛,胸膈满闷,心腹疼痛,恶心呕吐,肠鸣泄泻等	苍术、陈皮、厚朴(姜制)、白芷、茯苓、大腹皮、生半夏、甘草浸膏、广藿香油、紫苏叶油
			②藿香祛暑软胶囊:具有祛暑化湿,解表和中的功效,用于受暑感寒引起的恶寒发热,头痛无汗,四肢酸懒,恶心呕吐,腹痛泄泻等	广藿香、白芷、紫苏叶、苍术、丁香、陈皮、大腹皮、法半夏、茯苓、生姜、甘草
气虚感冒	多见平素气虚,反复感冒,多为感受风寒,恶寒轻,发热轻,怕冷,伴有气短无力,汗出,苔白,脉弱	益气固表,疏风散寒	①参苏宣肺丸:具有益气解表散寒,宣肺化痰的功效,用于痰湿阻肺、感冒风寒引起的头痛鼻塞,周身不适,咳嗽痰多等	人参、紫苏叶、陈皮、法半夏、茯苓、甘草、葛根、木香、枳壳(麸炒)、前胡、桔梗
			②玉屏风颗粒:具有益气固表止汗的功效,用于体虚感冒,反复感冒,汗多乏力等	黄芪、防风、白术(炒)
时行感冒	由时行疫毒侵袭人体,出现突然高热,全身酸痛,头痛,待热退后,呼吸道症状始为明显,舌红,苔黄干,脉滑数	清热解毒,透邪外出	①羚羊感冒片:具有清热解表的功效,用于用于流行性感冒,伤风咳嗽,头晕发热,咽喉肿痛等	羚羊角粉、金银花、连翘、淡竹叶、牛蒡子、淡豆豉、桔梗、荆芥、薄荷、甘草
			②羚翘解毒片:具有辛凉解表,清热解毒的功效,用于外感温邪或风热引起的畏风发热,四肢酸懒,头痛鼻塞,咳嗽咽痛等	羚羊角、金银花、连翘、薄荷、荆芥穗、淡豆豉、牛蒡子(炒)、桔梗、淡竹叶、甘草
			③板蓝根颗粒:具有清热解毒的功效,用于病毒性感冒,咽喉肿痛等	板蓝根

感冒的问病重点

药师应重点询问患者的是否发热、恶寒，是否有汗，是否咽痛，是否口渴，是否身体酸痛，是否咳嗽有痰，以及明显的诱因及体质。本病应注意与流行性感冒、过敏性鼻炎相鉴别。很多传染病早期与感冒症状类似，如肺炎、痢疾、乙脑等。如在服药后体温持续不退或升高，或见胸痛、气喘、头痛剧烈，伴呕吐或腹泻，应当立刻就医。

 小贴士

流行性感冒的特点：起病急，热度高，可达 39～40℃，全身中毒症状如全身酸痛，头痛，乏力较明显，呼吸道症状轻微，有流行病史，少数病人可导致死亡。治疗上以对症治疗为主，多选用感冒类复方制剂，可加用抗病毒药物，但效果不确定。

感冒的合理用药

服用西药感冒药时，如症见打喷嚏、鼻塞、流鼻涕而无发热、肌肉痛、头痛等症状，原则上不主张使用含解热镇痛药的抗感冒药，以免引起过敏等不良反应。要注意尽量只用一种感冒药，避免含有相同组分的抗感冒药的合用，否则会出现剂量过大的不良反应。避免商品名不同，但组方完全相同的感冒药的合用。如感康胶囊和快克胶囊组方完全相同，应告知患者只服一种即可。含有伪麻黄碱的药物不宜给患有高血压、心脏病的病人使用。含有马来酸氯苯那敏和盐酸苯海拉明的药物会产生困倦，在给驾驶员使用时要谨慎。服用含有解热镇痛药的感冒药的同时不能饮酒，含有氢溴酸右美沙酚的药不能给怀孕前三个月的妇女使用。糖尿病患者避免使用含有糖浆剂的感冒药。

服用中药感冒类药时，不要与补益药同时服用。发汗药切忌发汗太过而伤正气，清热药防止清热太过而损伤脾胃。治疗期间注意饮食清淡，适量饮水，多休息，避风寒。

感冒的预防

免疫力低下是导致感冒的主要原因，故平时应注意锻炼身体，不过度劳累，多休息，饮食不要太过油腻，尽量少到人多的地方，室内勤通风。

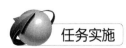 **任务实施**

按照工作过程完成以上情景案例。

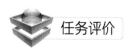 任务评价

感冒的任务评价

情景案例：一男子来药店买药，自述昨日淋雨，夜间开始打喷嚏，流鼻涕，头痛，身体酸痛，请问药师应如何问病售药？患者买药后，药师应如何指导患者合理用药？应如何进行预防建议？		得分
问病问题：	问此问题的目的：	
问题 1：		
问题 2：		
问题 3：		
问题 4：		
问题 5：		
西医诊断：	中医诊断：	
原因：	原因：	
西医用药：	中医用药：	
用药指导：		
预防：		
参与程度		
总分		

评 价 标 准

项目	分值	评价方法
问病问题	20 分	每个问题 4 分，问题合理得 2 分，目的正确得 2 分
诊断	10 分	西医诊断正确得 3 分，不正确不得分；原因正确得 2 分，部分正确得 1 分，不正确不得分。中医诊断正确得 3 分，不正确不得分；原因正确得 2 分，部分正确得 1 分，不正确不得分

续表

项目	分值	评价方法
用药	20分	西药选择合理得10分,不合理不得分;中药选择合理得10分,不合理不得分
用药指导	30分	西药用药指导中不良反应和注意事项两项均叙述全面、准确得15分,不良反应和注意事项缺一项者扣7分,每一项中不完整者扣3分。中药用药指导中不良反应和注意事项叙述全面、准确得15分,不良反应和注意事项缺一项者扣7分,每一项中不完整者扣3分
预防	10分	预防措施3点以上并且合理者得10分,不足3点的,每缺一点扣3分;每一点部分合理者得1分
参与程度	10分	积极参与、态度端正者得10分,参与较积极、态度较端正者得5分;不积极参与且态度不端正者不得分
总计	100分	

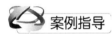 案例指导

一、初步确定患者的疾病

患者:我好像感冒了,你们这有什么感冒药吗?

药师:您有什么症状吗?(应首先确认患者是否属于感冒,避免诱导性问题。)

患者:我昨天夜间开始打喷嚏,流鼻涕,头痛,身体酸痛。

药师:您近日有没有受凉啊?(询问病因,有助于诊断。)

患者:昨天下雨没有带雨伞,淋雨了。晚上就开始出现症状了。

药师:那您可能是由于受凉导致的感冒。

二、合理为患者选择用药

患者:那我应该吃点什么药呢?

药师:您有发热吗?怕冷吗?出汗吗?有鼻塞吗?(应根据病因和伴随症状来为患者选药,可进一步询问症状。)

患者:有一点鼻塞,没有发热,有点怕冷,没汗。

药师:您可以选择新康泰克,可缓解您的这些症状的。中医认为您属于风寒感冒,用感冒清热颗粒也是很好的选择。可是服用不如新康泰克方便。

药师:您以前有药物过敏史吗?是从事驾驶或高空作业吗?平时身体怎么样?肝肾有问题吗?(询问患者是否有该药的禁忌证。)

患者:我没有过敏史,我是文员,平时身体比较健康,肝肾都没问题。

三、正确为患者指导用药

患者:好吧,那我买点新康泰克吧。应该怎么服用呢?

药师:您需要每 12 小时服用 1 粒,24 小时内服用不要超过 2 粒,疗程不超过 3～7 天。

患者:我想快点好,还能再吃点别的什么感冒药吗?

药师:西医认为感冒属于自限性疾病,服药只能缓解症状,但不能够缩短病程,所以您还是不能着急。很多西药感冒药的成分相似,重复服用可能引起过量的不良反应。

四、对患者进行合理的预防建议

患者:服药期间我还需要注意什么吗?

药师:您服药期间不能喝酒,不能吃辛辣生冷的食品,饮食要清淡,避免受凉,多休息,多喝水,对您的康复是很有利的。

任务二 咳嗽的中西药用药指导

任务导入

情景案例 一患者来药店买药,自述上周感冒发热,现感冒已好,但咳嗽一直没好,还伴有痰多,请问药师应如何问病售药?患者买药后,药师应如何指导患者合理用药?应如何进行预防建议?

任务目标

▲ 会初步判断病人是否患有咳嗽。

▲ 会为咳嗽患者合理推荐中西药物。

▲ 会对咳嗽患者进行正确的中西药用药指导。

▲ 会对咳嗽患者进行合理的预防建议。

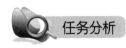

任务分析

	工作过程	所需知识
工作过程 1	通过询问,判断患者是否可能患有咳嗽	咳嗽的概述、临床表现、问病重点
工作过程 2	合理为咳嗽患者推荐中西药物	咳嗽的治疗原则、常用中西药及其特点、用药注意
工作过程 3	对咳嗽患者进行正确的中西药用药指导	
工作过程 4	对咳嗽患者进行合理的预防建议	咳嗽的预防

任务资讯

咳 嗽 概 述

咳嗽是一种常见的呼吸系统疾病的临床症状,是由延髓咳嗽中枢受刺激引起的。属于人体自身保护性反射反应,是人体的一种防卫功能。人可以通过咳嗽将呼吸道内的异物和分泌物排出体外,起到清除异物,清洁呼吸道的作用。许多疾病都可引起咳嗽,如感冒、鼻窦炎、肺炎等,当患有上述疾病时,呼吸道由于感染而产生大量的分泌物,分泌物刺激呼吸道黏膜产生咳嗽反射。如果是因为吸入刺激性气体、烟雾、灰尘等也可引起咳嗽。有些神经中枢障碍同样会导致咳嗽的发生。本病中医也称之为"咳嗽",是由六淫外邪侵袭肺系,或脏腑功能失调,内伤及肺,肺气不清,失于宣肃而成。临床以咳嗽、咳痰为主要表现。

咳嗽的临床表现

西医学认为,咳嗽无痰或痰量极少称为干性咳嗽,咳嗽伴有咳痰称为湿性咳嗽。中医学认为,有声无痰为咳,有痰无声为嗽。根据病因、病位、病理特性的不同,咳嗽的表现也不同(表 1-5)。

表 1-5　咳嗽的表现

病证	咳嗽的表现	痰的情况
感冒	轻度咳嗽或干咳	无痰或少量白痰
百日咳	阵发性剧烈鸡鸣样咳嗽	—
大叶性肺炎	单声咳	铁锈色痰

续表

病证	咳嗽的表现	痰的情况
风寒犯肺	咽痒而咳,咳嗽声重	稀白痰
风热犯肺	咳声粗浊	痰黄稠
燥邪犯肺	干咳	无痰或少痰

咳嗽的西医治疗与用药

咳嗽的治疗首先要找准发病原因,因为咳嗽属于人体的保护性反射,咳嗽的发生说明有异物或刺激的存在,所以不能一味止咳,要把消除病因放在首位,配合止咳,才会收到良好效果。若单纯以咳嗽为主,可选择镇咳药;如果是由痰多引起的咳嗽,要首先用祛痰药,适当配合镇咳药。

咳嗽反射与中枢神经和外周神经感受器受到刺激有关,镇咳药可作用于中枢,抑制延脑咳嗽中枢,也可作用于外周,抑制咳嗽反射弧感受器和传入神经纤维的末梢。故而镇咳药中有针对中枢神经起作用的中枢性镇咳药如氢溴酸右美沙芬,有针对外周神经起作用的如那可丁,还有针对中枢和外周双相作用的如磷酸苯丙哌林。

如果伴有多痰,可选用祛痰药,祛痰药能使痰液稀释,黏稠度降低,从而容易从呼吸道排出。在祛痰药中,氯化铵和愈创木酚甘油醚是通过刺激胃黏膜促进反射作用而引起气道黏膜分泌增加,痰液变稀;溴乙新和羧甲司坦可以裂解痰中的黏液蛋白而降低黏稠度;氨溴索则是通过降低黏痰对黏膜的吸附力和黏附力而使痰易于排出的。

一、中枢性镇咳药(表 1-6)

表 1-6　中枢性镇咳药

通用名	主要成分	适应证	用法用量
氢溴酸右美沙芬口服溶液	氢溴酸右美沙芬	用于干咳,包括上呼吸道感染(如感冒和咽炎)、支气管炎等引起的咳嗽	口服。12 岁以上儿童及成人:一次 10～15ml,一日 3～4 次。瓶盖可作量杯用,每盖至刻线 5ml

二、外周性镇咳药(表 1-7)

表 1-7　外周性镇咳药

通用名	主要成分	适应证	用法用量
那可丁片	那可丁	用于刺激性干咳	口服。成人一次 10～20mg,一日 3 次

三、中枢及外周镇咳药(表 1-8)

表 1-8 中枢及外周镇咳药

通用名	主要成分	适应证	用法用量
磷酸苯丙哌林口服溶液	磷酸苯丙哌林	本品主要用于刺激性干咳,对急、慢性支气管炎及各种原因引起的咳嗽均可应用	口服,每次 10~20ml,一日 3 次
枸橼酸喷托维林片	枸橼酸喷托维林	适用于各种原因引起的干咳	①成人常用量:口服,一次 25mg,一日 3~4 次 ②小儿常用量:口服,5 岁以上儿童一次 0.25~12.5mg,一日 2~3 次

四、祛痰药(表 1-9)

表 1-9 祛痰药

通用名	主要成分	适应证	用法用量
盐酸氨溴索片	盐酸氨溴索	适用于痰液黏稠不易咳出者	口服。①成人:一次 30mg,一日 3 次,长期服用者可减为一日 2 次。②儿童:12 岁以上儿童同成人,12 岁以下儿童建议剂量为每日每 kg 体重 1.2~1.6mg

五、镇咳药与祛痰药复方药物(表 1-10)

表 1-10 镇咳药与祛痰药复方药物

通用名	主要成分	适应证	用法用量
复方氢溴酸右美沙芬糖浆	氢溴酸右美沙芬、愈创木酚甘油醚	适用于上呼吸道感染、急性支气管炎等疾病引起的咳嗽、痰多	口服。成人一次 10ml,一日 3 次,一日不超过 40ml
愈美胶囊	氢溴酸右美沙芬、愈创木酚甘油醚	用于上呼吸道感染(如普通感冒和流行性感冒)、支气管炎等引起的咳嗽、咳痰	口服。成人及 12 岁以上儿童一次 2 粒,一日 3 次,24 小时不超过 8 粒。6~12 岁儿童每次 1 粒,一日 3 次,24 小时不超过 4 粒

咳嗽的中医辨证选药

本病归属中医学当中的"咳嗽"范畴。治咳先辨外感内伤,再辨证候虚实。外感咳嗽多为实证,应祛邪利肺,分风寒、风热、风燥论治。内伤咳嗽多为邪实正虚,治以祛邪止咳,扶正补虚。外感咳嗽切忌滋腻敛邪,内伤咳嗽切忌发散伤正。可辨证选择"咳嗽类"中药非处方药治疗,也可辨证选药(表 1-11)。

表 1-11　咳嗽的辨证论治

证型	症状	治法	方药	主要成分
风寒咳嗽	咽痒咳嗽声重,痰稀白,恶寒发热,头痛或鼻塞流清涕,肢体酸痛,无汗,苔薄白,脉浮紧	解表散寒,宣肺止咳	①通宣理肺丸:具有解表散寒,宣肺止咳的功效,用于风寒感冒所致咳嗽,发热恶寒,鼻塞流涕,头痛无汗,肢体酸痛等	紫苏叶、前胡、桔梗、麻黄、半夏、陈皮、苦杏仁、茯苓、枳壳、黄芩
			②气管炎丸:具有散寒镇咳,祛痰定喘的功效,用于外感风寒引起的咳嗽,气促哮喘,喉中发痒,痰涎壅盛等	麻黄、石膏、苦杏仁(去皮炒)、前胡、白前、百部(蜜炙)、紫菀、款冬花(蜜炙)、葶苈子、黄芩、远志(去心炒焦)、炙甘草等 33 味
			③京制咳嗽痰喘丸:具有散风清热、宣肺止咳,祛痰定喘的功效,用于外感风邪、痰热阻肺、咳嗽痰盛、气促咳喘,不能躺卧,喉中作痒,胸膈满闷,老年痰喘等	前胡、白前、苦杏仁(去皮炒)、麻黄、紫苏子(炒)、川贝母、射干、百部(蜜炙)、马兜铃(蜜炙)、罂粟壳(蜜炙)、紫菀、款冬花等 36 味
			④桂龙咳喘宁胶囊:具有止咳化痰,降气平喘的功效,用于外感风寒,痰湿阻肺引起的咳喘等症,以及急、慢性支气管炎见上述症状者	桂枝、龙骨、白芍、生姜、大枣、炙甘草、牡蛎、黄连、法半夏、瓜蒌皮、苦杏仁(炒)

续表

证型	症状	治法	方药	主要成分
风热咳嗽	咳嗽频剧,胸闷气粗,痰白黏或黄稠,常伴鼻流黄涕,口渴喜饮,或发热,便秘,舌苔黄,脉浮数	疏风清热,宣肺止咳	①桑菊感冒片:具有疏风清热,宣肺止咳的功效,用于治风热感冒初起,头痛咳嗽等	桑叶、菊花、连翘、苦杏仁、桔梗、芦根、薄荷素油、甘草
			②羚羊清肺丸:具有清肺利咽,清瘟止嗽的功效,用于肺胃热盛,感受时邪,身热头晕,四肢酸懒,咳嗽痰盛,咽喉肿痛,鼻衄咳血,口干舌燥等	浙贝母、桑白皮、前胡、麦冬、天冬、天花粉、地黄、玄参、石斛、桔梗、枇杷叶、苦杏仁、金果榄、金银花、大青叶、栀子、黄芩、板蓝根、牡丹皮、薄荷、甘草、熟大黄、陈皮、羚羊角粉
			③克咳胶囊:具有止咳,定喘,祛痰的功效,用于咳嗽,喘急气短等	麻黄、苦杏仁、罂粟壳、甘草、桔梗、莱菔子
			④蛇胆川贝液:具有祛风止咳,除痰散结的功效,用于风热咳嗽,痰多气喘,胸闷,咳痰不爽或久咳不止等	蛇胆汁、川贝母
风燥咳嗽	喉痒干咳,连声作呛,咽干,痰少或有痰不易咳出,口干咽燥,鼻唇干燥,苔少,舌红干而少津,脉细数	清肺润燥,止咳化痰	①蜜炼川贝枇杷膏:具有润肺化痰,止咳平喘,护喉利咽,生津补气的功效,用于伤风咳嗽,咽喉干痒,声音嘶哑等	川贝母、枇杷叶、南沙参、茯苓、化橘红、桔梗、法半夏、五味子、瓜蒌子、款冬花、远志、苦杏仁、生姜、甘草、杏仁水、薄荷脑
			②川贝清肺糖浆:具有清肺润燥,止咳化痰的功效,用于干咳,咽干,咽痛等	枇杷叶、苦杏仁、川贝母、麦冬、地黄、甘草、桔梗、薄荷

续表

证型	症状	治法	方药	主要成分
痰湿咳嗽	咳声重浊,喘息,胸闷,晨起咳甚,痰多,黏腻或成块,色白或灰,痰出则憋闷感减轻,伴脘腹胀满,大便时溏,苔白腻,脉濡滑	燥湿化痰,理气止咳	①二陈丸:具有燥湿化痰,理气和胃的功效,用于痰湿停滞导致的咳嗽痰多,胸脘胀闷,恶心呕吐等	陈皮、半夏(制)、茯苓、甘草、辅料为生姜
			②香砂六君丸:具有益气健脾化痰的功效,用于脾虚气滞,痰湿蕴脾	党参、白术(炒)、茯苓、陈皮、半夏(制)、木香、砂仁、甘草(蜜炙)、生姜、大枣
痰热咳嗽	咳嗽气息粗促,或喉中痰鸣,痰多质黏或稠黄,咯吐不爽,或有热腥味,胸胁胀满,面赤身热,口干而黏,欲饮水,舌质红,苔薄黄腻,脉滑数	清热肃肺,豁痰止咳	①急支糖浆:具有清热化痰,宣肺止咳的功效,用于治疗急性支气管炎,感冒后咳嗽,慢性支气管炎急性发作等呼吸系统疾病	鱼腥草、金荞麦、四季青、麻黄、紫菀、前胡、枳壳、甘草
			②止咳橘红口服液:具有清肺,止咳,化痰的功效,用于痰热阻肺引起的咳嗽痰多,胸满气短,咽干喉痒等	化橘红、陈皮、法半夏、茯苓、甘草、紫苏子(炒)、苦杏仁(去皮炒)、紫菀、款冬花、麦冬、瓜蒌皮、知母、桔梗、地黄、石膏
			③复方鲜竹沥液:具有清热化痰止咳的功效,用于痰热咳嗽	鲜竹沥、鱼腥草、生半夏、生姜、枇杷叶、桔梗、薄荷油
			④除痰止嗽丸:具有清肺降火,除痰止嗽的功效,用于肺热痰盛引起的咳嗽气逆,痰黄黏稠,咽喉疼痛,大便干燥等	黄芩、前胡、桔梗、天花粉、法半夏、陈皮、栀子(姜炙)、浮海石(煅)、枳实、熟大黄等18味

续表

证型	症状	治法	方药	主要成分
阴虚咳嗽	干咳,咳声短促,或痰中带血丝,低热盗汗,午后颧红,口干,舌质红,少苔,脉细数	滋阴润肺,化痰止咳	①百合固金丸:具有养阴润肺,化痰止咳的功效,用于阴虚久咳,干咳无痰,咽干舌燥等	百合、地黄、熟地黄、麦冬、玄参、川贝母、当归、白芍、桔梗、甘草
			②养阴清肺丸:具有养阴清肺,清热利咽的功效,用于咽喉干燥疼痛,干咳少痰等	地黄、玄参、麦冬、白芍、川贝母、牡丹皮、薄荷、甘草
			③二母宁嗽丸:具有清肺润燥,化痰止咳的功效,用于咳嗽痰黄,不易咳出,胸闷气促,咽喉疼痛等	川贝母、知母、石膏、栀子(炒)、黄芩、桑白皮(蜜炙)、瓜蒌子(炒)、茯苓、陈皮、枳实(麸炒)、五味子(蒸)、炙甘草
			④麦味地黄丸:具有滋肾养肺的功效,用于肺肾阴亏,潮热盗汗,咽干咳血,眩晕耳鸣,腰膝酸软,消渴等	熟地黄、山茱萸(制)、山药、茯苓、牡丹皮、泽泻、麦冬、五味子
			⑤秋梨润肺膏:具有润肺止咳,生津利咽的功效,用于久咳,痰少质黏,口燥咽干等	梨、百合、麦冬、川贝母、款冬花

咳嗽的问病重点

　　药师应重点询问患者咳嗽的声调,时间长短,有痰无痰,痰的黏稠度,伴随症状等,以及明显的诱因及体质。本病应通过咳嗽的性质、声调,痰的颜色,是否有外感等初步判断是否为感冒引起的咳嗽。如不是,应想到诸如肺炎、肺水肿或肿瘤压迫也会导致咳嗽。如果不能判断咳嗽的原因或者患者服药后反复不愈,应建议患者到医院仔细检查,以免延误病情。

小贴士

金属音咳嗽:常见于因纵隔肿瘤,支气管癌直接压迫气管所致。
咳嗽伴胸痛:常见于肺炎、胸膜炎、支气管肺癌等。

咳嗽的合理用药

镇咳药主要用于干咳无痰,咳嗽伴有大量咳痰的患者不宜使用镇咳药。中枢性镇咳药禁用于有精神病史的患者,也不能与中枢神经抑制药、抗精神抑郁药同时使用。妊娠前三个月的妇女、哺乳期妇女、驾驶员、肝肾功能不全者、哮喘病患者慎用。

氯化铵、愈创木酚甘油醚、羧甲司坦、溴乙新等祛痰药禁用于溃疡病患者以及肝肾功能不全者。妊娠前三个月的妇女、哺乳期妇女、青光眼患者慎用氨溴索。

含有麻黄的中成药慎用于高血压、心脏病患者。服用咳嗽类中成药要忌口,忌食辛辣油腻生冷的食品。不要复感,避免食复、劳复。凡含糖浆、蜂蜜的中成药不适合用于外感咳嗽。含有宣肺药较多的中成药不适合虚证病人。

咳嗽的预防

由于咳嗽多为受外邪后引发,故应"虚邪贼风,避之有时"。此外,饮食清淡也是避免肺热、痰热咳嗽的很好的方法。在感冒的时候要积极治疗,也可以很好的避免咳嗽的发生。

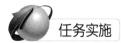 任务实施

按照工作过程完成以上情景案例。

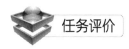 任务评价

咳嗽的任务评价

情景案例:一患者来药店买药,自述上周感冒发热,现感冒已好,但咳嗽一直没好,还伴有痰多,请问药师应如何问病售药? 患者买药后,药师应如何指导患者合理用药? 应如何进行预防建议?		得分
问病问题:	问此问题的目的:	

续表

问题1: 问题2: 问题3: 问题4: 问题5:		
西医诊断:	中医诊断:	
原因:	原因:	
西医用药:	中医用药:	
用药指导:		
预防:		
参与程度		
总分		

评 价 标 准

项目	分值	评价方法
问病问题	20分	每个问题4分,问题合理得2分,目的正确得2分
诊断	10分	西医诊断正确得3分,不正确不得分;原因正确得2分,部分正确得1分,不正确不得分。中医诊断正确得3分,不正确不得分;原因正确得2分,部分正确得1分,不正确不得分
用药	20分	西药选择合理得10分,不合理不得分;中药选择合理得10分,不合理不得分
用药指导	30分	西药用药指导不良反应和注意事项两项均叙述全面、准确得15分,不良反应和注意事项缺一项者扣7分,每一项中不完整者扣3分。中药用药指导不良反应和注意事项叙述全面、准确得15分,不良反应和注意事项缺一项者扣7分,每一项中不完整者扣3分
预防	10分	预防措施3点以上并且合理者得10分,不足3点的,每缺一点扣3分;每一点部分合理者得1分
参与程度	10分	积极参与、态度端正者得10分,参与较积极、态度较端正者得5分;不积极参与且态度不端正者不得分
总计	100分	

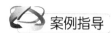 案例指导

一、初步确定患者的疾病

患者:我现在咳嗽,有痰,您看有什么适合我用的药吗?

药师:您咳嗽多长时间了? 嗓子疼不疼?

患者:我已经咳嗽 3 天了,嗓子有些疼。

药师:您吐出的痰是什么颜色的? 好吐出来吗?

患者:痰是黄色的,有些不好吐。

药师:那您的大小便怎么样? 大便干不干? 小便发黄吗?

患者:小便是发黄,大便有些干。

药师:好,根据您的症状,您属于风热咳嗽。

二、合理为患者选择用药

患者:那我应该吃点什么药呢?

药师:您可以选择清热止咳颗粒,清热化痰,宣肺止咳。用于痰热阻肺所致的咳嗽,痰黏稠或黄,发热,咽痛,口渴,胸闷,便干,尿黄;您也可以选用清肺抑火片或是桔梗八味颗粒,另外,根据您痰液不易吐出的症状,您还可以配合服用沐舒坦,这样痰液更易于咳出。

药师:您以前有药物过敏史吗? 平时身体怎么样? 肝肾有问题吗?(询问患者是否有该药的禁忌证。)

患者:我没有过敏史,平时身体比较健康,肝肾都没问题。

三、正确为患者指导用药

患者:好吧,那我就买清热止咳颗粒和沐舒坦吧。那么应该怎么服用呢?

药师:清热止咳颗粒饭前服用,一次 1 袋,一日 3 次。沐舒坦每日 3 次,每次 1 片,餐后以液体送服。

四、对患者进行合理的预防建议

患者:服药期间我还需要注意什么吗?

药师:您服药期间不能喝酒,不能吃辛辣生冷的食品,饮食要清淡,避免受凉,多休息,多喝水,对您的康复是很有利的。另外,如果服用 7 天后,症状不见好转,建议您赶快就医。

任务三 喘息性支气管炎的中西药用药指导

任务导入

情景案例 一老年患者来药店买药,自述原有支气管炎病史,近日天气变凉,上周开始出现鼻痒、喷嚏、流涕等症状,以为是过敏性鼻炎,买了些治鼻炎的药,症状没有缓解。这两天又出现胸闷,喉中哮鸣音,呼吸困难,气促。请问药师应如何问病售药?患者买药后,药师应如何指导患者合理用药?应如何进行预防建议?

任务目标

▲ 会为喘息性支气管炎患者合理推荐中西药物。

▲ 会对喘息性支气管炎患者进行正确的中西药用药指导。

▲ 会对喘息性支气管炎患者进行合理的预防建议。

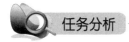 任务分析

	工作过程	所需知识
工作过程1	通过询问患者临床诊断,得知患者患有喘息性支气管炎	喘息性支气管炎的概述、临床表现、问病重点
工作过程2	合理为喘息性支气管炎患者推荐中西药物	喘息性支气管炎的治疗原则、常用中西药及其特点、用药注意
工作过程3	对喘息性支气管炎患者进行正确的中西药用药指导	
工作过程4	对喘息性支气管炎患者进行合理的预防建议	喘息性支气管炎的预防

任务资讯

喘息性支气管炎概述

喘息性支气管炎实际上是慢性支气管炎合并哮喘。多见于中老年人,有慢性咳嗽史,喘息常年存在,有加重期。本病的病因还不十分清楚,患者的体

质和环境因素(花粉、真菌、动物毛屑、海鲜、牛奶等)是影响发病的危险因素。本病中医归属为"咳嗽"、"哮"、"喘"范畴。哮病是一种发作性痰鸣气喘疾患,是宿痰内伏于肺,因外感、饮食、情志、劳倦等诱因诱发,以致痰阻气道,肺失肃降,气道挛急。喘证是由于感受外邪,痰浊内蕴,情志失调而致肺气上逆,失于宣降,或久病气虚,肾失摄纳,以呼吸困难甚则张口抬肩,鼻翼煽动,不能平卧为主要表现的一种常见病症。

喘息性支气管炎的临床表现

临床上表现为咳嗽、咳痰,伴有喘息及哮鸣音,反复发作数年,喘鸣在阵咳时加剧,睡眠时明显。

喘息性支气管炎的西医治疗与用药

急性发作期以控制感染、祛痰镇咳、解痉平喘为主。临床缓解期以提高机体免疫力,预防复发为主。

一、控制感染

急性发作期大多是由感染引起,可选用广谱抗生素,如喹诺酮类、红霉素类、青霉素类、头孢菌素类(表1-12)。可单用或联合用药,疗程一般7～10天,感染控制后立即停服抗生素。

表1-12　治疗喘息性支气管炎的广谱抗生素

通用名	主要成分	适应证	用法用量
甲磺酸左氧氟沙星片(处方药)	甲磺酸左氧氟沙星	适用于敏感菌引起的:①泌尿生殖系统感染,包括单纯性、复杂性尿路感染、细菌性前列腺炎、淋病奈瑟菌尿道炎或宫颈炎(包括产酶株所致者);②呼吸道感染,包括敏感革兰阴性杆菌所致支气管感染急性发作及肺部感染;③胃肠道感染,由志贺菌属、沙门菌属、产肠毒素大肠杆菌、嗜水气单胞菌、副溶血弧菌等所致;④伤寒;⑤骨和关节感染;⑥皮肤软组织感染;⑦败血症等全身感染	口服。成人常用量为一日0.3～0.4g,分2～3次服用,如感染较重或感染病原体敏感性较差者,如铜绿假单胞菌等假单胞菌属细菌感染的治疗剂量也可增至一日0.6g,分3次服。成人常见疾病用量:①支气管感染、肺部感染:一次0.2g,一日2次,或一次0.1g,一日3次,疗程7～14日;②急性单纯性下尿路感染:一次0.1g,一日2次,疗程5～7天;复杂性尿路感染:一次0.2g,一日2次,或一次0.1g,一日3次,疗程10～14天;③细菌性前列腺炎:一次0.2g,一日2次,疗程6周

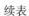

续表

通用名	主要成分	适应证	用法用量
琥乙红霉素片（处方药）	琥乙红霉素片	适用于革兰阳性菌,部分革兰阴性菌,特别适用于青霉素类和头孢类过敏及耐药菌引起的感染,主要治疗:扁桃体炎、咽炎、鼻窦炎、支原体肺炎、衣原体肺炎、白喉、百日咳;口腔感染、结膜炎、军团菌病、李斯特氏菌感染;轻度至中度的皮肤及软组织感染;空肠弯曲菌肠炎、生殖泌尿道感染以及淋病、梅毒、痤疮等。预防:风湿热复发、感染性心内膜炎(风湿性心脏病、先天性心脏病、心脏瓣膜置换术后)及口腔、上呼吸道医疗操作时的预防用药	口服。成人:一般症状,每日3～4次,每次3～4片,或遵医嘱。儿童:一般症状,每日30～50mg/kg体重,分3～4次服用,或遵医嘱
头孢氨苄胶囊（处方药）	头孢氨苄	适用于敏感菌所致的急性扁桃体炎、咽峡炎、中耳炎、鼻窦炎、支气管炎、肺炎等呼吸道感染、尿路感染及皮肤软组织感染等。本品为口服制剂,不宜用于重症感染	口服。成人剂量:一般一次0.25～0.5g(即2～4粒),一日4次,高剂量一日4g。肾功能减退的患者,应根据肾功能减退的程度减量用药。单纯性膀胱炎、皮肤软组织感染及链球菌咽峡炎患者每12小时0.5g。儿童剂量:口服。每日按体重25～50mg/kg,一日4次。皮肤软组织感染及链球菌咽峡炎患者每12小时口服12.5～50mg/kg

二、祛痰镇咳

对于急性发作期的患者,在抗感染的同时,必须应用祛痰镇咳药以改善症状。常用药物可参见"咳嗽的西药治疗"一节。

三、解痉平喘

常用的有氨茶碱、沙丁胺醇、特布他林等,重者可用皮质激素类吸入剂(表1-13)。

表 1-13　解痉平喘药

通用名	主要成分	适应证	用法用量
氨茶碱片（处方药）	氨茶碱	适用于支气管哮喘、喘息型支气管炎、阻塞性肺气肿等缓解喘息症状；也可用于心源性肺水肿引起的哮喘	口服。成人常用量：一次 0.1～0.2g，一日 0.3～0.6g；极量：一次 0.5g，一日 1g。小儿常用量：每次按体重 3～5mg/kg，一日 3 次
硫酸沙丁胺醇吸入气雾剂(处方药)	硫酸沙丁胺醇	治疗及预防支气管哮喘，治疗伴有可逆性支气管阻塞。可用于慢性哮喘和慢性支气管炎的维持治疗，缓解急性支气管痉挛和预防运动诱发的哮喘	粉雾吸入。成人，一次 0.2～0.4mg（按沙丁胺醇计）一日 4 次；小儿，一次 0.2mg（按沙丁胺醇计），一日 4 次。临用前，取胶囊 1 粒放入专用吸入器的刺孔槽内，用手指揿压侧按钮，胶囊两端分别被 4 根细针刺孔，然后将口吸器放入口腔深部，用力吸气，胶囊随着气流产生快速旋转，胶囊中的药粉即喷出胶壳，并随气流进呼吸道
硫酸特布他林片	硫酸特布他林	用于支气管哮喘、慢性支气管炎、肺气肿和其他肺部疾病引起的支气管痉挛	成人：开始 1～2 周，一次 1.25mg（半片），每日 2～3 次；以后可加至一次 2.5mg(1 片)，每日 3 次。儿童每日 0.065mg（约 1/4 片)/kg，分 3 次口服
丙酸倍氯米松鼻喷雾剂	丙酸倍氯米松	因本品局部用于肺无明显全身作用，可用气雾吸入法以缓解哮喘症状和过敏性鼻炎的治疗，本品有治疗和预防作用	成人一般一次喷药 0.05～0.1mg（每揿一次约喷出主药 0.05mg），一日 3～4 次。重症用全身性皮质激素控制后再用本品治疗，每日最大量不超过 1mg。重症用全身性皮质激素控制后再用本品治疗，每日最大量不超过 1mg。儿童用量按年龄酌减，每日最大量不超过 0.4mg。症状缓解后逐渐减量。不论对成人或儿童，可以对剂量进行调整，直至症状得到控制；或根据个体反应将剂量调节至最低有效剂量

喘息性支气管炎的中医辨证选药

本病归属中医学当中的"咳嗽"、"哮"、"喘"范畴。本病的病理性质属于正虚邪实证。急性发作期多以邪实为主,重在辨别表里寒热,治疗上重在祛邪利肺、化痰止咳平喘。慢性迁延期、缓解期以正虚为主,重在辨别脏腑虚损,治以扶正补虚,辅以化痰止咳。根据具体症状,辨证选择"咳嗽类"、"哮喘类"非处方中成药治疗,也可辨证选药(表1-14)。

表1-14 喘息性支气管炎的辨证论治

证型	症状	治法	方药	主要成分
风寒袭肺	喘咳气急,痰多稀白,头痛,口不渴,无汗,苔薄白,脉浮	宣肺散寒	①京制咳嗽痰喘丸:具有散风清热、宣肺止咳、祛痰定喘的功效。用于外感风邪、痰热阻肺、咳嗽痰盛,气促咳喘,不能躺卧,喉中作痒,胸膈满闷,老年痰喘等	前胡、白前、苦杏仁(去皮炒)、麻黄、紫苏子(炒)、川贝母、射干、百部(蜜炙)、马兜铃(蜜炙)、罂粟壳(蜜炙)、紫菀、款冬花等36味
			②桂龙咳喘宁胶囊:具有止咳化痰,降气平喘的作用,用于外感风寒,痰湿阻肺引起的咳嗽、气喘、痰涎壅盛等	桂枝、龙骨、白芍、生姜、大枣、炙甘草、牡蛎、黄连、法半夏、瓜蒌皮、苦杏仁(炒)
			③气管炎丸:具有散寒镇咳,祛痰定喘的功效。用于外感风寒引起的咳嗽,气促哮喘,喉中发痒,痰涎壅盛,老年痰喘等	麻黄、石膏、苦杏仁(去皮炒)、前胡、白前、百部(蜜炙)、紫菀、款冬花(蜜炙)、葶苈子、黄芩、远志(去心炒焦)、炙甘草等33味

27

续表

证型	症状	治法	方药	主要成分
痰热郁肺	喘咳气涌,胸部胀痛,痰多黏稠色黄,或夹血,伴有胸中烦热,身热,有汗,渴喜冷饮,面红,咽干,尿黄。苔黄腻,脉滑数	清热化痰,止咳平喘	①复方贝母散:具有清热化痰,止咳平喘的功效。用于肺热咳嗽,喘息等	平贝母、化橘红、百部(蜜炙)、麻黄、苦杏仁、甘草、石膏、硼砂
			②百花定喘丸:具有清热化痰,止咳定喘的功效。用于痰热阻肺,喘息气短,咳嗽痰黏,口渴咽干等	麻黄、款冬花、陈皮、麦冬、天花粉、北沙参、石膏、五味子、桔梗、牡丹皮、薄荷、天冬、苦杏仁、前胡、黄芩
表寒里热	咳逆上气,胸胀痛,气粗鼻煽,咳嗽不爽,痰质黏稠,恶寒,烦躁,口渴,身痛。苔薄白或薄黄,脉滑数	宣肺散寒,清肺化痰,止咳平喘	①麻杏止咳片:具有宣肺、清热、祛痰、平喘的作用,用于支气管炎咳嗽和喘息	麻黄、生石膏、杏仁、炙甘草
			②止嗽定喘口服液:具有清肺热,平喘咳的作用,用于发热、口渴,咳嗽痰黄,喘促胸闷	麻黄、苦杏仁、甘草、石膏
肺虚哮喘	喘促短气,轻度哮鸣,声音低微,咳声低弱,痰稀白,自汗恶风,舌淡,脉软	补益肺气,止咳平喘	蛤蚧定喘胶囊:具有滋阴清肺,止咳定喘的功效,用于虚劳久咳,年老哮喘,气短发热,胸满,自汗盗汗,不思饮食	蛤蚧、瓜蒌子、麻黄、甘草等
肾虚哮喘	喘促日久,动则喘甚,呼多吸少,气不接续,神疲乏力,腰膝酸软,汗出肢冷,脉沉细	补肾益气,化痰平喘	苏子降气丸:具有降气化痰之功。用于痰多色白,咳嗽喘促,气短胸闷等	紫苏子、厚朴、前胡、甘草、半夏(姜制)、陈皮、当归、沉香、大枣、生姜

喘息性支气管炎的问病重点

药师应重点询问患者咳喘的严重程度,如果表现为突发呼气性呼吸困难,经数分钟或数小时后喘息可自行缓解或经治疗后缓解,那么患者很可能是哮喘,这时应建议患者就医,用处方药进行治疗。如延误治疗,可导致病情进一步加重,发展为哮喘持续状态,出现呼吸困难等严重症状。

喘息性支气管炎的合理用药

在抗生素的使用上应做到中病即止,以防破坏正常菌群。解痉平喘药沙丁胺醇孕妇禁用,哺乳期妇女慎用,高血压、冠状动脉供血不足、心功能不全、糖尿病、甲亢患者慎用。

含有麻黄的中成药慎用于高血压、心脏病患者。由于辛辣发物可能会诱发喘息,故在服药期间要尽量避免食用海鲜等发物。对于虚喘的患者,还可以加配补益药,针对虚损的具体脏腑进行治疗。如兼脾虚,可加用香砂六君丸。

喘息性支气管炎的预防

主要是预防复发,尽量避免过敏原,积极改善体质。治疗上要彻底,症状消除后要巩固疗效,积极避免复发。饮食上不吃辛辣有刺激性的食物,不吃海鲜,不吃南方水果。

任务实施

按照工作过程完成以上情景案例。

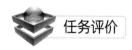

任务评价

喘息性支气管炎的任务评价

情景案例:一老年患者来药店买药,自述原有支气管炎病史,近日天气变凉,上周开始出现鼻痒、喷嚏、流涕等症状。以为是过敏性鼻炎,买了些治鼻炎的药,症状没有缓解。这两天又出现胸闷,喉中哮鸣音,呼吸困难,气促。请问药师应如何问病售药?患者买药后,药师应如何指导患者合理用药?应如何进行预防建议?	得分

续表

问病问题:	问此问题的目的:	
问题1: 问题2: 问题3: 问题4: 问题5:		
西医诊断: 原因:	中医诊断: 原因:	
西医用药:	中医用药:	
用药指导:		
预防:		
参与程度		
总分		

评 价 标 准

项目	分值	评价方法
问病问题	20分	每个问题4分,问题合理得2分,目的正确得2分
诊断	10分	西医诊断正确得3分,不正确不得分;原因正确得2分,部分正确得1分,不正确不得分。中医诊断正确得3分,不正确不得分;原因正确得2分,部分正确得1分,不正确不得分
用药	20分	西药选择合理得10分,不合理不得分;中药选择合理得10分,不合理不得分
用药指导	30分	西药用药指导不良反应和注意事项两项均叙述全面、准确得15分,不良反应和注意事项缺一项者扣7分,每一项中不完整者扣3分。中药用药指导不良反应和注意事项叙述全面、准确得15分,不良反应和注意事项缺一项者扣7分,每一项中不完整者扣3分

续表

项目	分值	评价方法
预防	10分	预防措施3点以上并且合理者得10分,不足3点的,每缺一点扣3分;每一点部分合理者得1分
参与程度	10分	积极参与、态度端正者得10分,参与较积极、态度较端正者得5分;不积极参与且态度不端正者不得分
总计	100分	

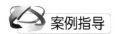 案例指导

一、初步确定患者的疾病

患者:我现在咳嗽,有痰,有些喘,您看有什么适合我用的药吗?

药师:您咳嗽多长时间了? 嗓子疼不疼?

患者:我已经咳嗽3天了,嗓子有些疼。

药师:您吐出的痰是什么颜色的? 好吐出来吗?

患者:痰是黄色的,有些不好吐。

药师:那您是近期才咳嗽、喘,还是以前就有?

患者:我这病有些年了,这两天着凉,这病又犯了。

药师:好,根据您的症状,您属于喘息型支气管炎急性发作。

二、合理为患者选择用药

药师:看您吐的是黄痰,有些感染,需要用一些抗生素,我们这里抗生素需要凭医生处方,我可以联系我们可视诊所的医生给您开一下。您这咳嗽气喘可以用气管炎丸配合氨茶碱片。

药师:您以前有药物过敏史吗? 平时身体怎么样? 肝肾有问题吗?(询问患者是否有该药的禁忌证。)

患者:我没有过敏史,肝肾都没问题。

药师:根据您的病情,给您开阿莫西林胶囊,口服一次0.5克,一天3次。

三、正确为患者指导用药

患者:好吧,那我就买阿莫西林、气管炎丸和氨茶碱吧。那么应该怎么服用呢?

药师:阿莫西林胶囊口服,一次0.5克,一天3次。气管炎丸口服,一次30粒,一日2次。氨茶碱片口服,一次0.2克,也就是2片,一日3次。

四、对患者进行合理的预防建议

患者:服药期间我还需要注意什么吗?

药师:您服药期间不能喝酒,不能吃辛辣生冷的食品,饮食要清淡,避免受凉,多休息,多喝水,对您的康复是很有利的。另外如果服用 7 天后症状不见好转,建议您赶快就医。

任务四　高血压的中西药用药指导

任务导入

情景案例　一 58 岁女患者刚在心血管病门诊确诊为原发性高血压,医生开具的处方为马来酸依那普利片和硝苯地平控缓片以及中药全天麻胶囊。马来酸依那普利片 10mg/次,1 次/日,硝苯地平缓释片 30mg/次,1 次/日,全天麻胶囊一次 4 粒,一日 3 次。患者到医院药房拿药。请问药师应如何指导患者合理用药? 应如何进行预防建议?

任务目标

▲ 会对高血压患者进行正确的中西药用药指导。

▲ 会对高血压患者进行合理的预防建议。

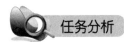

任务分析

	工作过程	所需知识
工作过程 1	通过患者临床诊断,得知患者的高血压类型	高血压的概述、临床表现、问病重点
工作过程 2	对高血压患者进行正确的中西药用药指导	高血压的治疗原则、常用中西药及其特点、用药注意
工作过程 3	对高血压患者进行合理的预防建议	高血压的预防

高血压概述

高血压是原发性高血压的简称,是以血压升高为主要临床表现的综合征。目前国内高血压的诊断仍采用1999年世界卫生组织和国际高血压联盟建议的18岁以上成人血压水平分类标准(表1-15)。高血压是多种心脑血管疾病的重要病因和危险因素。高血压的患病率和发病率在不同国家、地区间有所不同。发达国家患病率大于发展中国家,发病率、患病率及血压水平随着年龄增加而增高。高血压在老年人当中较为常见。原发性高血压的病因有很多,基本分为遗传因素和环境因素。高血压具有明显的家族聚集性,同时也与高盐饮食、长期精神紧张等密切相关。根据高血压的临床特征,中医将其归纳为"眩晕"、"头痛"等范畴。"眩晕"是指以头晕眼花为主要表现的病证,是由于风、火、痰、瘀、虚导致的清窍失养而引发。"头痛"是指病人自觉头部疼痛为特征一种常见病证,其发生与外感或内伤导致的脉络拘急、失养,清窍不利有关。

表1-15　血压水平的定义及分类

类别	收缩压(mmHg)		舒张压(mmHg)
理想血压	<120	和	<80
正常血压	<130	和	<85
正常高值	130~139	或	85~89
1级高血压(轻度)	140~159	或	90~99
亚组:临界高血压	140~149	或	90~94
2级高血压(中度)	160~179	或	100~109
3级高血压(重度)	≥180	或	≥110
单纯收缩期高血压	≥140	和	<90
亚组:临界收缩期高血压	140~149	和	<90

高血压的临床表现

大多数起病缓慢,渐进,一般缺乏特殊的临床表现,常见症状有头晕、头痛、颈项不适,疲劳、心悸等,在紧张和劳累后加重。大约20%的患者无症状。

高血压的西医治疗与用药

原发性高血压目前尚无根治方法,虽然降压治疗不是治本,但也不仅仅是对症,降压治疗的最终目的是减少心脑血管疾病的发生率和死亡率。高血压2级或以上的患者,高血压合并糖尿病,或者已经有心、脑、肾等靶器官损伤的患者,凡血压持续升高6个月以上,改善生活行为后仍没有有效控制的,需要使用降压药治疗。

目前常用的降压药可分为五类,即利尿剂、β受体阻滞剂、钙通道阻滞剂、血管紧张素转化酶抑制剂、血管紧张素Ⅱ受体阻滞剂。

一、利尿药(表1-16)

本类药通过减少血浆容量及心排血量以及通过减少血管壁的水、钠含量而减少外周血阻力以降压。

表1-16　常用利尿药

通用名	主要成分	适应证	用法用量
氢氯噻嗪片	氢氯噻嗪	用于各类型高血压,对于轻、中度高血压单独应用即可,常作为中、重度高血压的基础降压药物之一	成人常用量每日25～100mg,分1～2次服用,根据血压水平调整用量,停药时缓慢停药。服用期间定期查钾,血钾偏低时及时补充钾
复方利血平氨苯蝶啶片	利血平、二肼苯达嗪、氢氯噻嗪、氯氮䓬	轻、中度高血压	每次1片,每日1次。维持量每次1片,每2～3日服药一次
吲哒帕胺片	吲达帕胺	临床可单独应用于轻、中度原发性高血压	每次2.5mg,每日1次。维持量时可2日2.5mg

二、β受体阻滞药(表1-17)

本类药通过减慢心率,减弱心肌收缩力,降低心排血量和血浆肾素活性而起到降压作用。

表 1-17　常用 β 受体阻滞药

通用名	主要成分	适应证	用法用量
阿替洛尔片	阿替洛尔	用于窦性心动过速、早搏、高血压、心绞痛、青光眼	心血管疾病治疗：每日剂量 50～200mg，分次服用，根据病情调整剂量，个体化给药原则。用于心绞痛，每次 100mg，或每次 25～50mg，每日 2 次；用于高血压，每次 50～200mg，每天 1 次
美托洛尔	酒石酸美托洛尔	可用于治疗高血压、心绞痛、心肌梗死、心律失常、甲状腺功能亢进、心脏神经官能症等	治疗高血压、心绞痛：每天 100mg，早晨顿服或分早、晚两次服；其他治疗谨遵医嘱

三、钙通道阻滞药（表 1-18）

本类药物通过抑制钙通道，使钙离子无法进入周围动脉平滑肌细胞，从而降低了外周血管阻力，使血压下降。

表 1-18　常用钙通道阻滞药

通用名	主要成分	适应证	用法用量
硝苯地平控释片	硝苯地平	①冠心病，慢性稳定型心绞痛（劳力性心绞痛）②高血压	高血压：一次 30mg（1 片），一日 一次通常治疗的初始剂量为每日 30mg
尼群地平软胶囊	尼群地平	用于治疗高血压	成人常用量，口服，开始一次 10mg，每日一次，以后可随反应调整为每次 10mg，每日 2～3 次

四、血管紧张素转化酶抑制药（表 1-19）

本类药能通过抑制血管紧张素Ⅰ转变为血管紧张素Ⅱ，减慢有扩张血管作用的缓激肽的降解，促进有扩张血管作用的前列腺素的释放。

表 1-19 血管紧张素转化酶抑制药

通用名	主要成分	适应证	用法用量
卡托普利	卡托普利	高血压、心力衰竭	高血压：口服 每次 12.5mg，每日 2～3 次，按需要 1～2 周内增至 每次 50mg，每日 2～3 次，疗效仍不满意时可加用其他降压药
马来酸依那普利片	依那普利	用于原发性高血压	口服。开始剂量为每日 5～10mg，分 1～2 次服，肾功能严重受损病人（肌酐清除率低于 30ml/min）为每日 2.5mg。根据血压水平，可逐渐增加剂量，一般有效剂量为每日 10～20mg，一日最大剂量一般不宜超过 40mg，本品可与其他降压药特别是利尿剂合用，降压作用明显增强，但不宜与潴钾利尿剂合用

五、血管紧张素 II 受体阻滞药（表 1-20）

本类药物能阻断血管紧张素 II 与其受体结合，达到降压的作用。

表 1-20 血管紧张素转化酶抑制药

通用名	主要成分	适应证	用法用量
氯沙坦钾片	氯沙坦钾	原发性高血压	对大多数病人，通常起始和维持剂量为每次 50mg，每天 1 次。治疗 3～6 周可达到最大降压效果
缬沙坦胶囊	缬沙坦	治疗轻、中度原发性高血压	推荐剂量：每次 80mg，每天 1 次，剂量与种族、年龄、性别无关，可能在进餐时或空腹服用。建议每天同一时间用药（如早晨）

高血压的中医辨证选药

本病归属中医学当中的"眩晕"、"头痛"范畴。

一、眩晕

眩晕首先要辨脏腑,其次辨虚实、辨标本。治疗以虚补实泻、调整阴阳为原则。可辨证选择"眩晕类"非处方中成药,也可辨证选药(表 1-21)。

表 1-21　眩晕的辨证论治

证型	症状	治法	方药	主要成分
风热上扰	眩晕,头痛,或伴有口渴,汗出,苔薄黄,脉浮弦	散风清热	①清眩丸:具有散风清热的功效,用于头晕目眩,偏正头痛等	川芎、白芷、薄荷、荆芥穗、石膏
			②薄荷锭:具有散风泄热的功效,用于感冒头痛	薄荷脑
肝阳上亢	眩晕耳鸣,头痛头胀,急躁易怒,肢麻震颤,失眠多梦,腰膝酸软,面红目赤,舌红苔黄,脉弦细数	平肝潜阳,滋养肝肾	①全天麻胶囊:具有平肝息风止痉的功效,用于头痛眩晕	野生天麻
			②天麻钩藤颗粒(处方药):具有平肝息风,清热安神的功效,用于肝阳上亢,高血压等所引起的头痛,眩晕,耳鸣,眼花,震颤,失眠等	天麻、钩藤、生决明、山栀、黄芩、川牛膝、杜仲、益母草、桑寄生、夜交藤、朱茯神
			③清脑降压片(处方药):具有平肝潜阳,清脑降压的功效,用于肝阳上亢,血压偏高,头晕,失眠等	黄芩、夏枯草、槐米、磁石(煅)、牛膝、当归、地黄、丹参、水蛭、钩藤、决明子、地龙、珍珠母
			④脑立清丸:具有平肝潜阳,醒脑安神的功效,用于头晕目眩,耳鸣口苦等	磁石、牛膝、清半夏、冰片、薄荷脑、朱砂、猪胆粉、酒曲(炒)

续表

证型	症状	治法	方药	主要成分
肝火上炎	头晕头痛,目赤口苦,胸胁胀痛,烦躁易怒,寐少多梦,舌红苔黄腻,脉弦数	清肝泻火,清利湿热	①龙胆泻肝丸:具有清肝胆,利湿热的功效,用于肝胆湿热,头晕目赤,耳鸣耳聋,耳肿疼痛,胁痛口苦,尿赤涩痛,湿热带下等	龙胆、柴胡、黄芩、栀子、泽泻、木通、车前子、当归、地黄、炙甘草
			②牛黄降压丸(处方药):具有清心化痰,镇静降压的功效,用于肝火旺盛,头晕目眩,烦躁不安等	羚羊角、珍珠、水牛角浓缩粉、人工牛黄、冰片、白芍、党参、黄芪、决明子、川芎、黄芩提取物、甘松、薄荷、郁金
气血亏虚	头晕目眩,动则加剧,遇劳则发,面色㿠白,神疲乏力,心悸少寐,舌淡,苔薄白,脉细弱	补气养血,健运脾胃	①八珍丸:具有补气养血的功效,用于气血两虚,面色无华,食欲不振,头晕眼花等	党参、白术(炒)、茯苓、甘草、当归、白芍、川芎、熟地黄
			②心脑欣胶囊:具有益气养阴,活血化瘀的功效,用于气阴两虚,瘀血阻滞引起的头晕头痛,心悸气喘乏力等	红景天、枸杞子、沙棘鲜浆
			③脑心舒口服液:本药具有滋补强壮,镇静安神的功效,用于身体虚弱,心神不安,失眠多梦,神经衰弱,头痛眩晕等	蜜环菌浓缩液、蜂王浆
痰浊上蒙	头重如蒙,视物旋转,胸闷作呕,呕吐痰涎,苔白腻,脉弦滑	燥湿化痰,健脾和胃	①二陈丸:具有燥湿化痰,理气和胃的功效,用于痰湿停滞导致的眩晕,恶心呕吐	陈皮、半夏(制)、茯苓、甘草,辅料为生姜
			②眩晕宁片:具有健脾利湿,滋肾平肝的功效,用于痰湿中阻,肝肾不足引起的头晕	泽泻、白术、茯苓、陈皮、半夏(制)、女贞子、墨旱莲、菊花、牛膝、甘草

续表

证型	症状	治法	方药	主要成分
肾精亏虚	头晕目眩,腰膝酸软,五心烦热,盗汗遗精,耳鸣健忘,舌嫩红,苔少,脉细弱	补肾益精	①左归丸:具有滋阴补肾的功效,用于真阴不足,腰酸腿软,盗汗遗精,口干舌燥,五心烦热等	熟地黄、菟丝子、牛膝、龟板胶、鹿角胶、山药、山茱萸、枸杞子
			②六味地黄丸:具有滋阴补肾的功效,用于头晕耳鸣,遗精盗汗,五心烦热,腰酸腿软等	熟地黄、山茱萸(制)、山药、牡丹皮、茯苓、泽泻

二、头痛

本病的治疗首先要辨头痛的轻重,一般来说,外感、寒厥、偏头痛较重,内伤、虚损头痛较轻,气虚晨起重,血虚午后重。其次辨头痛性质,重坠而胀者为痰湿,跳痛者为肝火,痛而胀者为阳亢,隐痛或空痛者为虚损。再次辨部位,虚损者痛在全头;阳亢者痛在枕部,多连颈肌;肝火者痛在两颞;偏头痛者痛在一侧,并连及同侧眼齿。可选择"头痛类"非处方中成药,也可辨证选药(表1-22)。

表1-22 头痛的辨证论治

证型	症状	治法	方药	主要成分
风寒头痛	巅顶部疼痛,痛连及颈部和项背部,恶寒怕风,遇风头痛加重,口不渴,苔薄白,脉浮	解表发汗,疏风散寒	①川芎茶调片:具有疏风止痛的功效,用于风邪头痛,或有寒热、鼻塞等	川芎、白芷、羌活、细辛、荆芥、防风、薄荷、甘草
			②芎菊上清片:具有清热解毒,散风止痛的功效,用于外感风邪引起的怕风、发热、头痛等	川芎、菊花、黄芩、栀子、蔓荆子、黄连、薄荷、连翘、荆芥穗、羌活、藁本、桔梗、防风、甘草、白芷

39

续表

证型	症状	治法	方药	主要成分
风热头痛	头痛而胀,严重时头痛欲裂,发热或恶风,面红目赤,口渴欲饮水,遇热头痛加重。舌红,苔黄,脉浮数	疏散风热,清热止痛	①黄连上清片:具有清热通便,散风止痛的功效,用于内热火盛引起的头晕脑胀,便秘	黄连、黄芩、大黄、连翘、川芎、菊花、栀子、蔓荆子、防风、荆芥穗、白芷,黄芩等
			②牛黄上清片:具有清热泻火,散风止痛的功效,用于头痛眩晕,目赤耳鸣等	牛黄、黄连、黄芩、栀子、大黄、地黄、当归、川芎、赤芍、荆芥穗、连翘、菊花等19味
瘀血头痛	头痛经久不愈,痛处固定不移,严重时痛如锥刺。或头部有外伤史。舌黯或有瘀斑,苔薄白,脉细涩	活血定痛	①通天口服液:具有活血化瘀,祛风止痛的功效,用于瘀血阻滞,风邪上扰引起的偏头痛	川芎、白芷、细辛、羌活等
			②正天丸:具有疏风活血,通络止痛的功效,用于外感风邪,瘀血阻络引起的头痛,神经性头痛	钩藤、白芍、川芎、当归、地黄、白芷、防风、羌活、桃仁、红花、细辛、独活、麻黄、附片、鸡血藤
肝阳头痛	头胀痛,眩晕,心烦易怒,胁痛,夜卧不安,口苦。舌红,苔薄黄,脉弦	平肝潜阳,祛风止痛	①全天麻胶囊:具有平肝息风止痉的功效,用于头痛眩晕	野生天麻
			②天麻钩藤颗粒(处方药):具有平肝息风,清热安神的功效,用于肝阳上亢,高血压等所引起的头痛,眩晕,耳鸣,眼花,震颤,失眠	天麻、钩藤、生决明、山栀、黄芩、川牛膝、杜仲、益母草、桑寄生、夜交藤、朱茯神

续表

证型	症状	治法	方药	主要成分
			③养血清脑颗粒:具有养血平肝,活血通络的功效,用于血虚肝亢所致各种头晕头痛,眩晕眼花,心烦易怒,失眠多梦。广泛应用于因慢性脑供血不足引起的头晕、头痛及原发性头痛(如紧张型头痛、偏头痛等),女性周期头痛,高血压引起的头晕头痛,脑外伤后头晕头痛等	当归、川芎、白芍、熟地黄、钩藤、鸡血藤、夏枯草、决明子、珍珠母、延胡索、细辛
血虚头痛	头痛而晕,心悸不宁,过劳加重,气短,神疲乏力,面色发白,舌淡,苔薄白,脉沉弱	益气养血,补血止痛	①人参归脾丸:具有益气补血,健脾养心的功效,用于气血不足,心悸,失眠等	人参、白术(麸炒)、茯苓、甘草(蜜炙)、黄芪(蜜炙)、当归、木香、远志(去心甘草炙)、龙眼肉、酸枣仁(炒)
			②当归补血口服液:具有补养气血的功效,用于气血两亏证	当归、黄芪

高血压的问病重点

药师应重点询问患者年龄、性别、是否有家族史,以及血压情况、波动情况,是否服用过降压药,是否了解改善生活方式的治疗方法。以此判断病人的危险程度。如发现患者有眩晕的症状,应注意与中风前兆鉴别,以免延误病情。

😊 **小贴士**

中风先兆:中风,就是脑血管发生意外,发作时病情凶险。中老年人,特别是老年人,要预防因衰老引起的血管退行性变窄、变脆、曲折和高血脂、脑动脉

41

硬化、血液流变异常引起的突发中风。这类中风,身体往往没有突出明显的变化,但是,留意观察还是能够发现这些反常的先兆。

(1)眼睛有时看不清东西,过2～3分钟后又恢复正常。

(2)身体一侧或四肢麻木,特别是指尖麻木。

(3)有时突然头晕,有呕吐感,站立不稳。

(4)说话时,张开口而讲不出话来、或者是讲出的话词不达意。

(5)记忆力明显衰退,睡眠突然增多。

(6)神志反常,行为怪异,性格焦虑、孤僻、沉默,或易怒、或轻浮,鼻出血频繁。

高血压的合理用药

高血压的治疗除了要改善生活方式外,应坚持用药,用药治疗时,应当适用最小有效量,如果这个剂量无效再适当加量,或联合用药。用药应维持24小时稳定降压,避免降压时有波动。中青年血压应降至(130/85mmHg),老年人应降至(140/90mmHg)。降压应遵循个体化原则,以病人实际情况出发,综合分析。当单一用药效果不满意时,可联合用药。常用的是利尿剂和β受体阻滞剂,利尿剂和血管紧张素转化酶抑制剂,利尿剂和血管紧张素Ⅱ受体阻滞剂,钙通道阻滞剂和β受体阻滞剂,钙通道阻滞剂和血管紧张素转化酶抑制剂,α受体阻滞剂和β受体阻滞剂。此外,尽量选用一日1次具有24小时降压疗效的长效药,减少发生心脑血管事件的危险性。对合并冠心病的高血压患者,宜选用血管紧张素转化酶抑制剂和β受体阻滞剂;对合并糖尿病的患者选用血管紧张素转化酶抑制剂和血管紧张素Ⅱ受体阻滞剂;也可选用钙通道阻滞剂和α受体阻滞剂,不宜单独使用β受体阻滞剂;对合并肾病的高血压患者,宜选用钙通道阻滞剂和血管紧张素转化酶抑制剂;对妊娠高血压,宜选用硝苯地平、肼屈嗪和拉贝洛尔,如需长期治疗,可使用β受体阻滞剂如美托洛尔。避免使用利尿剂、血管紧张素转化酶抑制剂和血管紧张素Ⅱ受体阻滞剂。血管紧张素转化酶抑制剂的不良反应常见咳嗽,如咳嗽严重,可换用其他抗高血压药。

在使用中成药时,要注意由于患者多为年纪较大的人,故而一般病机较复杂。单一用药往往难以达到满意疗效,要在详细辨证的前提下联合用药。特别要注意对于补益药的使用。高血压病人多半有正虚的表现,灵活运用补益药也是取得良好效果的关键。另外,对于肝阳上亢、肝火上炎表现的头跳、头胀的症状要高度警惕,要避免单独使用热性药,防止发生脑血管意外。对于牛黄类等苦寒药,要注意保护病人脾胃,可配合健脾胃药服用,或叮嘱病人不要空腹吃药,可在吃药前喝一些白米粥。

高血压的预防

应开展健康教育,保持心情舒畅,改变不合理饮食结构,注意劳逸结合,防止肥胖和超重,戒烟戒酒等。有明显家族史者,应重点关注。一旦发现血压增高,应及时治疗。

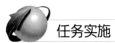

任务实施

按照工作过程完成以上情景案例。

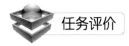

任务评价

高血压的任务评价

	得分
情景案例:一58岁女患者刚在心血管病门诊确诊为原发性高血压,医生开具的处方为马来酸依那普利片和硝苯地平控缓片以及中药全天麻胶囊。马来酸依那普利片 10mg/次,1次/日,硝苯地平缓释片 30mg/次,1次/日,全天麻胶囊一次4粒,一日3次。患者到医院药房拿药。请问药师应如何指导患者合理用药? 应如何进行预防建议?	
用药指导:	
预防:	
参与程度	
总分	

评 价 标 准

项目	分值	评价方法
用药指导	60分	西药用药指导不良反应和注意事项两项均叙述全面、准确得30分,不良反应和注意事项缺一项者扣15分,每一项中不完整者扣6分。中药用药指导不良反应和注意事项叙述全面、准确得30分,不良反应和注意事项缺一项者扣15分,每一项中不完整者扣6分

续表

项目	分值	评价方法
预防	30分	预防措施3点以上并且合理者得30分,不足3点的,每缺一点扣10分;每一点部分合理者得5分
参与程度	10分	积极参与、态度端正者得10分,参与较积极、态度较端正者得5分;不积极参与且态度不端正者不得分
总计	100分	

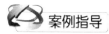 案例指导

一、正确为患者指导用药

患者:请问给我开的这三种药(硝苯地平控释片、马来酸依那普利片、全天麻胶囊)应该怎么服用呢?

药师:大夫在处方当中写到了,马来酸依那普利片10mg/次,1次/日,硝苯地平缓释片30mg/次,1次/日,全天麻胶囊一次4粒,一日3次。

患者:那我是应该早上吃还是其他什么时候呢?

药师:一般上午吃比较好,但要注意最好每天固定时候吃。

患者:那我这三种药可以一起吃吗?

药师:硝苯地平控释片、马来酸依那普利片可以同服,但跟中药最好间隔2个小时服用比较好。

患者:我还需要注意什么吗?

药师:马来酸依那普利片有可能出现咳嗽的不良反应,硝苯地平控释片可能会有下肢水肿的现象。如果上述症状比较严重,需找医生进行处理。如果没有明显副作用,需要坚持用药,不能随便停药,经常监测血压,随时了解血压控制的情况,有利于医生参考来及时调整给药方案。

二、对患者进行合理的预防建议

患者:我饮食上有什么注意的吗?

药师:您平常最应注意的首先就是一定要低盐低脂饮食,这样非常有利于控制血压和保护心脑血管。还有您一定要注意运动健身,增强身体的调控能力。最后就是保持充足的睡眠和良好的心态。

任务五 胃痉挛的中西药用药指导

任务导入

情景案例 一患者来药店买药,自述昨日饮食过多,夜间吹空调受凉,早晨开始胃部一阵一阵剧烈绞痛,但没有腹泻,请问药师应如何问病售药?患者买药后,药师应如何指导患者合理用药?应如何进行预防建议?

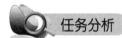

任务目标

▲ 会初步判断病人是否患有胃痉挛。

▲ 会为胃痉挛患者合理推荐中西药物。

▲ 会对胃痉挛患者进行正确的中西药用药指导。

▲ 会对胃痉挛患者进行合理的预防建议。

任务分析

	工作过程	所需知识
工作过程 1	通过询问,判断患者是否可能患有胃痉挛	胃痉挛的概述、临床表现、问病重点
工作过程 2	合理为胃痉挛患者推荐中西药物	胃痉挛的治疗原则、常用中西药及其特点、用药注意
工作过程 3	对胃痉挛患者进行正确的中西药用药指导	
工作过程 4	对胃痉挛患者进行合理的预防建议	胃痉挛的预防

任务资讯

胃痉挛的概述

胃部发生的阵发性疼痛称为胃痉挛。引起胃痉挛的原因比较多,如胃酸分泌过多,细菌内毒素的刺激,某些疾病或饮食不当,着凉等。胃痉挛相当于中医的"胃脘痛",可由于饮食不节,外受风寒所导致。

胃痉挛的临床表现

临床上表现为阵发性胃部疼痛。多数为剧痛或阵发性绞痛。

胃痉挛的西医治疗与用药

患者如果没有胃病史而仅仅表现为阵发性胃痛,那么应该属于轻度的胃痉挛。可以使用 M 胆碱受体阻断药来进行治疗(表 1-23)。本类药可通过阻断 M 胆碱受体,使胃肠平滑肌得以松弛,达到解痉止痛的目的。

表 1-23 常用解痉药

通用名	主要成分	适应证	用法用量
复方颠茄片	颠茄浸膏、苯巴比妥	主要缓解胃肠道痉挛、十二指肠溃疡、胆绞痛、输尿管结石等引起的疼痛	1~2 片/次,3 次/日。青光眼患者、前列腺肥大、尿潴留、心动过速患者禁用;老年人、儿童慎用;未明确病因的腹痛患者慎用
消旋山莨菪碱片	消旋山莨菪碱	抗胆碱药,临床主要用于解除平滑肌痉挛、胃肠绞痛、胆道痉挛以及有机磷中毒等	口服。成人:每次 5~10mg,每日 3 次;小儿:每次 0.1~0.2mg/kg,每日 3 次

胃痉挛的中医辨证选药

胃痉挛的表现类似于中医学中的"胃脘痛",是由外感邪气、内伤饮食、情志、脏腑功能失调等导致气机郁滞,胃失所养,以上腹胃脘部疼痛为主的病证,本病的治疗以理气和胃止痛为基本原则。可辨证选用"胃脘痛类"中药非处方药治疗,也可辨证选药(表 1-24)。

表 1-24 胃脘痛的辨证论治

证型	症状	治法	方药	主要成分
寒邪客胃	胃痛暴作,恶寒喜暖,得温则减,遇寒则重,口淡不渴,或喜热饮,苔薄白,脉弦紧	温胃散寒,理气止痛	①良附丸:具有温胃理气的功效,用于寒凝气滞,脘痛吐酸,胸腹胀满	高良姜、香附(醋制)

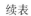

续表

证型	症状	治法	方药	主要成分
			②十香暖脐膏(处方药):具有温中,散寒,止痛的功效,用于脾肾虚寒引起的脘腹冷痛,腹胀腹泻,腰痛寒疝,宫寒带下	八角茴香、小茴香(盐炙)、乌药、香附、当归、白芷、母丁香、肉桂、沉香、乳香(醋炙)、没药(醋炙)、木香
饮食停滞	胃脘疼痛,胀满拒按,嗳腐吞酸,或呕吐不消化食物,其味腐臭,吐后痛减,不思饮食,大便不爽,得矢气及便后觉舒,苔厚腻,脉滑	消食导滞,和胃止痛	①大山楂丸:具有开胃消食的功效,用于食积内停所致的食欲不振,消化不良,脘腹胀闷	山楂、六神曲(麸炒)、麦芽(炒)
			②保和丸:具有消食、导滞、和胃的功效,用于食积停滞,脘腹胀满,嗳腐吞酸,不欲饮食	山楂(焦)、六神曲(炒)、半夏(制)、茯苓、陈皮、连翘、莱菔子(炒)、麦芽(炒)
肝气犯胃	胃脘胀满,攻撑作痛,脘痛连胁,胸闷嗳气,喜长叹息,大便不畅,得嗳气、矢气则舒,遇烦恼郁怒则痛作或痛甚,苔薄白,脉弦	疏肝理气,和胃止痛	①加味左金丸:具有平肝降逆,疏郁止痛的功效,用于肝胃不和引起的胸脘痞闷,急躁易怒,嗳气吞酸,胃痛少食	黄连(姜炙)、吴茱萸(甘草炙)、黄芩、柴胡、木香、香附(醋制)、郁金、白芍、青皮(醋制)、枳壳(去瓤麸炒)、陈皮、延胡索(醋制)、当归、甘草
			②胃苏颗粒:具有理气消胀,和胃止痛的功效,用于胀痛,症见胃脘胀痛,窜及两胁,得嗳气或矢气则舒,情绪郁怒则加重,胸闷食少,排便不畅及慢性胃炎见上述证候者	紫苏梗、香附、陈皮、香橼、佛手、枳壳、槟榔、鸡内金(制)

证型	症状	治法	方药	主要成分
			③疏肝和胃丸:具有疏肝解郁,和胃止痛的功效,用于两胁胀满,食欲不振,打嗝呕吐,胃脘疼痛,大便失调	香附、木香、郁金、佛手、白术、焦槟榔、广藿香、白芍、柴胡、炙甘草、乌药等
			④沉香舒气丸:具有舒气化郁,和胃止痛的功效,用于肝郁气滞,肝胃不和引起的胃脘胀痛,两胁胀满疼痛或刺痛,烦躁易怒,呕吐吞酸,呃逆嗳气,倒饱嘈杂,不思饮食	砂仁、沉香、青皮、厚朴、元胡、柴胡、槟榔
			⑤气滞胃痛颗粒:具有疏肝理气,和胃止痛的功效,用于肝郁气滞,胸痞胀满,胃脘疼痛	柴胡、延胡索(炙)、枳壳、香附(炙)、白芍、甘草(炙)
瘀血阻滞	病程日久,胃痛反复发作而不愈,胃脘痛如针刺或刀割,痛有定处而拒按,舌紫黯,有瘀点,脉涩	化瘀止痛	①九气拈痛丸(处方药):具有理气,活血,止痛的功效,用于气滞血瘀导致的胸胁胀满疼痛,痛经	香附(醋制)、木香、高良姜、陈皮、郁金、莪术(醋制)、延胡索(醋制)、五灵脂(醋炒)、槟榔、甘草
			②元胡止痛胶囊:具有理气,活血,止痛的功效,用于行经腹痛,胃痛,胁痛,头痛	延胡索(醋制)、白芷
			③五灵止痛胶囊:具有行气止痛,通经活络,祛瘀散结,开窍辟秽的功效,用于因气滞血瘀所致的胸胁痛,胃脘痛,痛经,腹痛,亦可用于扭挫伤	五灵脂、蒲黄、冰片

续表

证型	症状	治法	方药	主要成分
胃阴不足	胃脘隐痛或灼痛,饥不欲食,胃中嘈杂,咽干唇燥,舌体瘦,舌嫩红少苔或无苔,脉细	益气养阴,和胃止痛	①摩罗丹:具有和胃降逆,健脾消胀,通络定痛的功效,用于慢性萎缩性胃炎及胃痛,胀满,痞闷,纳呆,嗳气,烧心等症	百合、麦冬、石斛、茯苓、白术、三七、延胡索、乌药、鸡内金、玄参、当归等18味
			②养胃舒颗粒:具有滋阴养胃的功效。用于慢性胃炎,胃脘灼热,隐隐作痛	党参、陈皮、黄精(蒸)、山药、玄参、乌梅、山楂、北沙参、干姜、菟丝子、白术(炒)
			③胃康灵胶囊:具有柔肝和胃,散瘀止血,缓急止痛,去腐生新的功效,用于急、慢性胃炎,胃溃疡,糜烂性胃炎,十二指肠溃疡及胃出血等	白芍、白及、甘草、茯苓、延胡索(醋)、海螵蛸、三七、颠茄浸膏
脾胃虚寒	胃脘隐痛,遇寒加重,饿则痛重,喜温喜暖喜按,面色无华,神疲乏力,少气懒言,食少便溏,舌淡胖,苔薄白,脉细弱无力	温中健脾,缓急止痛	①香砂理中丸:具有健脾和胃,温中行气的功效,用于脾胃虚寒,气滞腹痛,反胃泄泻	人参、白术(炒)、干姜(炮)、甘草(炙)、木香、砂仁(炒)
			②附子理中丸:具有温中健脾的功效,用于脾胃虚寒,脘腹冷痛,呕吐泄泻,手足不温	附子、党参、白术、甘草、干姜
			③参桂理中丸:具有温中散寒,祛湿定痛的功效,用于脾胃虚寒,阳气不足引起的腹痛泄泻,手足厥冷,胃寒呕吐,寒湿疝气,妇女血寒,行经腹痛	人参、肉桂、附子(制)、干姜、白术(炒)、甘草

续表

证型	症状	治法	方药	主要成分
			④温胃舒颗粒:具有温胃止痛的功效,用于慢性胃炎,胃脘凉痛,饮食生冷,受寒痛甚	木香、砂仁、白术、陈皮、茯苓、半夏(制)、香附(醋制)、枳实(炒)、豆蔻(去壳)、厚朴(姜制)、广藿香、甘草

胃痉挛的问病重点

要重点询问患者除了胃部阵发性疼痛外,是否还有其他表现诸如发热、寒战、恶心、呕吐、腹泻、吐血、便血等症状,因为一些严重疾病如胃或十二指肠溃疡穿孔、急性胆囊炎、急性胰腺炎、胃肠破裂、肾破裂、脾破裂、肠梗阻、尿路结石、急性阑尾炎等都会出现胃痉挛的症状,如果发现可疑症状,一定要建议患者立即到医院就医,以免出现不良后果。

胃痉挛的合理用药

导致胃痉挛的原因较多,因而不主张疼痛后马上用药,以免掩盖其他疾病。服用平滑肌解痉药,会出现口干、视力模糊、排尿困难、便秘、心悸等不良反应,因为本类药能抑制人体许多腺体的分泌,如汗腺、唾液腺等,所以对于青光眼患者要禁用;对于高血压、心脏病、尿潴留、前列腺肥大的患者要慎用;哺乳期妇女、脑出血急性期患者禁用本品。本类药可延长胃排空时间,增加很多药物的吸收率,从而产生不良反应。非处方胃肠解痉药只能用于轻微的胃肠道痉挛,仅限定口服1天,应用胃肠解痉药1天后,如果病情仍没有缓解,要及时就医,以免延误治疗。

服用中药治疗胃痉挛要注意辨清证型,一般患者多为寒邪客胃和饮食积滞复合型,在用药上可以联合使用,提高疗效。注意避寒,适量饮食,宜食软的、易消化的食物。

胃痉挛的预防

要避免暴饮暴食,避免冷热食交替食用,饱食后要避免受凉。

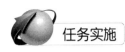

任务实施

按照工作过程完成以上情景案例。

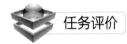

任务评价

胃痉挛的任务评价表

情景案例：一患者来药店买药，自述昨日饮食过多，夜间吹空调受凉，早晨开始胃部一阵一阵剧烈绞痛，但没有腹泻，请问药师应如何问病售药？患者买药后，药师应如何指导患者合理用药？应如何进行预防建议？	得分
问病问题：	问此问题的目的：	
问题 1： 问题 2： 问题 3： 问题 4： 问题 5：		
西医诊断： 原因：	中医诊断： 原因：	
西医用药：	中医用药：	
用药指导：		
预防：		
参与程度		
总分		

评 价 标 准

项目	分值	评价方法
问病问题	20分	每个问题4分,问题合理得2分,目的正确得2分
诊断	10分	西医诊断正确得3分,不正确不得分;原因正确得2分,部分正确得1分,不正确不得分。中医诊断正确得3分,不正确不得分;原因正确得2分,部分正确得1分,不正确不得分
用药	20分	西药选择合理得10分,不合理不得分;中药选择合理得10分,不合理不得分
用药指导	30分	西药用药指导不良反应和注意事项两项均叙述全面、准确得15分,不良反应和注意事项缺一项者扣7分,每一项中不完整者扣3分。中药用药指导不良反应和注意事项叙述全面、准确得15分,不良反应和注意事项缺一项者扣7分,每一项中不完整者扣3分
预防	10分	预防措施3点以上并且合理者得10分,不足3点的,每缺一点扣3分;每一点部分合理者得1分
参与程度	10分	积极参与、态度端正者得10分,参与较积极、态度较端正者得5分;不积极参与且态度不端正者不得分
总计	100分	

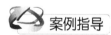 案例指导

一、初步确定患者的疾病

药师:您好,请问需要什么帮助?

患者:我有胃痉挛史,今天白天喝了一瓶凉酸奶,现在胃又开始一阵一阵地疼痛。

药师:您有没有发热、恶心、呕吐或者其他异常情况啊?

患者:这些都没有。

药师:那您可能是胃痉挛又发作了。

二、合理为患者选择用药

患者:那我应该吃点什么药呢?

药师:您以前痉挛时候都吃过什么药呢?

患者:吃过颠茄,这次想换点中药吃吃看。

药师:您有没有口干口渴?

患者:没有啊,喝热水舒服。

药师:那您可以用点良附丸。

三、正确为患者指导用药

患者:这药应该怎么服用呢?

药师:一次 1 袋,早晚各 1 次就可以了。

四、对患者进行合理的预防建议

患者:服药期间我还需要注意什么吗?

药师:您服药期间要注意不能再吃凉的了,注意保暖,如果服用 3 天后,症状不见好转,建议您赶快就医。

任务六　功能性消化不良的中西药用药指导

任务导入

情景案例　一中年男子来药店买药,自述腹痛、腹胀、不想吃饭,想自己买些药来缓解症状,请问药师应如何问病售药? 患者买药后,药师应如何指导患者合理用药? 应如何进行预防建议?

任务目标

▲ 会初步判断病人是否患有功能性消化不良。

▲ 会为功能性消化不良患者合理推荐中西药物。

▲ 会对功能性消化不良患者进行正确的中西药用药指导。

▲ 会对功能性消化不良患者进行合理的预防建议。

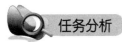

任务分析

	工作过程	所需知识
工作过程 1	通过询问,判断患者是否可能患有功能性消化不良	功能性消化不良的概述、临床表现、问病重点
工作过程 2	合理为功能性消化不良患者推荐中西药物	功能性消化不良的治疗原则、常用中西药及其特点、用药注意
工作过程 3	对功能性消化不良患者进行正确的中西药用药指导	
工作过程 4	对功能性消化不良患者进行合理的预防建议	功能性消化不良的预防

任务资讯

功能性消化不良概述

　　功能性消化不良是指具有上腹痛、上腹胀、早饱、嗳气、食欲不振、恶心、呕吐等上腹不适症状,经检查排除引起这些症状的器质性疾病的一组临床综合征,症状可持续或反复发作,病程一般规定为超过 1 个月或在 12 个月中累计超过 12 周。是临床上最常见的一种功能性胃肠疾病。可由暴饮暴食、过食生冷油腻、饮酒过量或长期服用阿司匹林等引起。精神紧张也可导致本病发生。本病类似于中医学的"伤食"、"胃脘痛"等范畴。

功能性消化不良的临床表现

　　本病无特征性临床表现,主要有上腹痛、上腹胀、早饱、嗳气、食欲不振、恶心、呕吐等上腹不适症状。常以某一个或某一组症状为主,在病程中症状也可能发生变化。起病多缓慢,病程经年累月,呈持续性或反复发作,不少患者有饮食、精神等诱发因素。

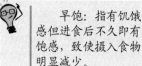

早饱:指有饥饿感但进食后不久即有饱感,致使摄入食物明显减少。

 小贴士

　　功能性消化不良的诊断标准:

　　1. 有上腹痛、上腹胀、早饱、嗳气、食欲不振、恶心、呕吐等上腹不适症状,病程至少持续 4 周或在 12 个月中累计超过 12 周。

　　2. 内镜检查未发现胃及十二指肠溃疡、糜烂、肿瘤等器质性病变,未发现食管炎,也无上述病史。

　　3. 实验室、B 超、X 线检查排除肝胆胰疾病。

　　4. 无糖尿病、肾脏病、结缔组织病及精神病。

　　5. 无腹部手术病史。

功能性消化不良的西医治疗与用药

本病无特效药,主要是针对症状进行经验性治疗。

一、抑制胃酸分泌药

　　一般用于以上腹痛为主要症状的患者,可选择 H_2 受体阻断剂如法莫替丁、雷尼替丁;或质子泵抑制剂如奥美拉唑。

表 1-25 抑制胃酸分泌药

通用名	主要成分	适应证	用法用量
法莫替丁片	法莫替丁	适用于消化性溃疡病（胃、十二指肠溃疡），应激性溃疡、急性胃黏膜出血、胃泌素瘤以及反流性食管炎等	口服。一次 20mg，一日 2 次，早晚各 1 次；或一次 40mg，临睡前服用，4～6 周为一个疗程。溃疡愈后的维持量减半。肾功能不全者应调整剂量
盐酸雷尼替丁胶囊	盐酸雷尼替丁	用于缓解胃酸过多所致的胃痛、胃灼热（烧心）、反酸	口服。成人一次 1 粒，一日 2 次。于清晨和睡前使用
奥美拉唑肠溶片	奥美拉唑	治疗十二指肠溃疡、胃溃疡和反流性食管炎；与抗生素联合用药，治疗感染幽门螺杆菌的十二指肠溃疡；治疗非甾体类抗炎药相关的消化性溃疡和胃十二指肠糜烂；预防非甾体类抗炎药引起的消化性溃疡、胃十二指肠糜烂或消化不良症状；亦用于慢性复发性消化性溃疡和反流性食管炎的维持治疗；用于胃-食管反流病的烧心感和反流的对症治疗；溃疡样症状的对症治疗及酸相关性消化不良；用于卓-艾氏综合征的治疗	每日晨起口服 20mg，1 次/日，日剂量超过 80mg/日 时请分 2 次服用

二、促胃肠动力药

一般用于以上腹胀、早饱、嗳气为主要症状的患者。

表 1-26　促胃肠动力药

通用名	主要成分	适应证	用法用量
多潘立酮片	多潘立酮	用于胃肠饱胀、食管反流、恶心、呕吐等，尤其可缓解因放疗或左旋多巴类药物引起的恶心呕吐	餐前 30 分钟口服。10mg/次，3 次/日
西沙必利片	西沙必利	适用于胃轻瘫、上消化道功能紊乱、反流性食管炎等	上消化道功能紊乱：餐前 15 分钟及睡前服用；反流性食管炎：早餐前及睡前服用。成人 15～40mg/日，分 2 次服用

功能性消化不良的中医辨证选药

本病出现的症状，类似于中医学当中的"伤食"、"胃脘痛"、"痞满"等范畴。

一、胃脘痛

可参考"胃痉挛"一节下"胃脘痛的辨证论治"。

二、伤食

伤食是指因食物积滞，难以消化所引起的与胃肠功能失调相关的症状。多因饮食不节、过食生冷所致。可辨证选用"伤食类"中药非处方药治疗，也可辨证选药。

表 1-27　伤食的辨证论治

证型	症状	治法	方药	主要成分
饮食伤胃	胃脘胀满，食欲不振，口臭，嗳气，嗳腐吞酸。舌苔白厚腻，脉滑	开胃消食	①大山楂丸：具有开胃消食的功效，用于食积内停所致的食欲不振，消化不良，脘腹胀闷等	山楂、六神曲（麸炒）麦芽（炒）
			②保和丸：具有消食，导滞，和胃的功效，用于食积停滞，脘腹胀满，嗳腐吞酸，不欲饮食等	山楂、神曲、半夏、茯苓、陈皮、连翘、莱菔子
			③复方鸡内金片：具有健脾开胃，消食化积的功效，用于脾胃不和引起的食积胀满，饮食停滞，呕吐泄泻等	鸡内金、六神曲

续表

证型	症状	治法	方药	主要成分
脾虚伤食	脘腹胀满,食欲不振,恶心呕吐,消瘦乏力,大便稀溏,苔白,脉细弱	健脾和胃,理气消食	①健胃消食片:具有健胃消食的功效,用于脾胃虚弱所致的食积,症见不思饮食,嗳腐酸臭,脘腹胀满;消化不良见上述证候者	太子参、陈皮、山药、麦芽(炒)、山楂
			②加味保和丸:具有健胃消食的功效,用于饮食积滞,消化不良等	白术(麸炒)、茯苓、陈皮、厚朴(姜炙)、枳实、枳壳(麸炒)、香附(醋炙)、山楂(炒)、六社曲(麸炒)、麦芽(炒)、法半夏
			③香砂和胃丸:具有健脾开胃,行气化滞的功效,用于脾胃虚弱,消化不良引起的食欲不振,脘腹胀痛,吞酸嘈杂,大便不调等	木香、砂仁、陈皮、厚朴(姜炙)、香附(醋炙)、枳实(麸炒)、广藿香、山楂、六神曲(麸炒)、麦芽、白术(麸炒)、茯苓、半夏曲(麸炒)、甘草、党参等17味
肝郁食滞	胃脘及两胁胀满,心烦易怒,舌苔黄厚,脉弦	疏肝理气,消食导滞	①越鞠保和丸:具有疏肝解郁,开胃消食的功效,用于气郁停滞,倒饱嘈杂,胸腹胀痛,消化不良等	香附(醋制)、苍术、川芎、六神曲(麸炒)、栀子(姜制)、槟榔、木香
			②木香顺气丸:具有行气化湿,健脾和胃的功效,用于湿浊中阻,脾胃不和所致的胸膈痞闷,脘腹胀痛,呕吐恶心,嗳气纳呆等	木香、砂仁、香附(醋制)、槟榔、甘草、陈皮、厚朴(制)、枳壳(炒)、苍术、青皮

57

功能性消化不良的问病重点

药师应重点询问患者的饮食情况、脘腹部情况、大便情况,以及有无明显诱因。本病为功能性疾病,故当病人有如上主诉时,药师要询问患者是否做过相应的检查,特别是对于 45 岁以上的患者,要判断有无下列提示器质性疾病的"报警症状和体征",如贫血、呕血、吞咽困难、腹部肿块、黄疸、黑便、体重下降等症状,对有此"报警症状"者,一定要建议患者去医院做相关检查。如发现腹痛、腹泻等症状,应注意与痢疾、急性肠胃炎、慢性胰腺炎相鉴别。

😊 **小贴士**

痢疾:是以下痢脓血,里急后重,怕冷发热为主要症状,全身中毒症状严重。属于肠道传染病,应及时到医院就医。

急性肠胃炎:多因饮食不洁,出现呕吐,恶心,腹痛,腹泻,可发热,全身症状明显。应及时就诊。

胰腺炎:本病为突发性上腹部疼痛,或左上腹痛,伴有恶心,呕吐,发热,可出现黄疸。应及时就诊。

功能性消化不良的合理用药

本病的用药上应注意,对于大剂量及长期服用抑制胃酸药患者应予以关注或及时减量。避免过度抑制胃酸而加重病情;应用胃肠动力药应注意避免胃肠蠕动过快而导致腹泻的发生。多潘立酮不宜与抗酸剂如氢氧化铝、H_2 受体阻断剂如西咪替丁,以及硫糖铝、胃蛋白酶等合用,且孕妇慎用。

本病中药治疗效果较佳,中药具有双向调节作用,可针对病因缓解症状,且副作用较用西药小。

功能性消化不应的预防

建立良好的生活习惯,避免烟酒及服用非甾体抗炎药。避免个人生活经历中会诱发症状的食物。注意根据患者不同特点进行心理治疗。对于受寒的患者,应提醒病人不要食用生冷食品以免诱发或加重病情,应注意保暖,避免受寒。对于食积的患者,应建议患者饮食以清淡、易消化为原则,避免过食过饱。且不要食用生冷、油腻、黏性大(糯米等)的食品。对于肝气犯胃的患者,要注意避免恼怒,保持心情舒畅。

任务实施

按照工作过程完成以上情景案例。

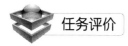

任务评价

功能性消化不良的任务评价表

情景案例:一中年男子来药店买药,自述腹痛、腹胀、不想吃饭,想自己买些药来缓解症状,请问药师应如何问病售药? 患者买药后,药师应如何指导患者合理用药? 应如何进行预防建议?		得分
问病问题:	问此问题的目的:	
问题 1: 问题 2: 问题 3: 问题 4: 问题 5:		
西医诊断: 原因:	中医诊断: 原因:	
西医用药:	中医用药:	
用药指导:		
预防:		
参与程度		
总分		

评 价 标 准

项目	分值	评价方法
问病问题	20分	每个问题4分,问题合理得2分,目的正确得2分
诊断	10分	西医诊断正确得3分,不正确不得分;原因正确得2分,部分正确得1分,不正确不得分。中医诊断正确得3分,不正确不得分;原因正确得2分,部分正确得1分,不正确不得分
用药	20分	西药选择合理得10分,不合理不得分;中药选择合理得10分,不合理不得分
用药指导	30分	西药用药指导不良反应和注意事项两项均叙述全面、准确得15分,不良反应和注意事项缺一项者扣7分,每一项中不完整者扣3分。中药用药指导不良反应和注意事项叙述全面、准确得15分,不良反应和注意事项缺一项者扣7分,每一项中不完整者扣3分
预防	10分	预防措施3点以上并且合理者得10分,不足3点的,每缺一点扣3分;每一点部分合理者得1分
参与程度	10分	积极参与、态度端正者得10分,参与较积极、态度较端正者得5分;不积极参与且态度不端正者不得分
总计	100分	

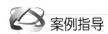 案例指导

一、初步确定患者的疾病

患者:我现在腹痛、腹胀、不想吃饭,您看有什么适合我用的药吗?

药师:您有这些症状多长时间了? 您到医院看过没有?

患者:大概有两三天了,开始没介意,现在看还没缓解,先来药店买些药。

药师:您是否做过相应的检查? 有没有呕血、吞咽困难、黑便、体重下降等症状?

患者:没有做过检查,也没有这些症状。

药师:根据您的情况,初步诊断属于功能性消化不良。

二、合理为患者选择用药

患者:那我应该吃点什么药呢?

药师:您可以选择健胃消食片,健胃消食。用于脾胃虚弱之食积,症见不思饮食,嗳腐酸臭,脘腹胀痛,消化不良;您也可以选择保和丸或是大山楂丸,另外,您还可以配合服用吗丁啉,增强胃肠动力。能更好地消除胃胀、嗳气、吐酸水的症状。

药师:您以前有药物过敏史吗? 平时身体怎么样? 肝肾有问题吗? (询问患者是否有该药的禁忌证。)

患者:我没有过敏史,平时身体比较健康,肝肾都没问题。

三、正确为患者指导用药

患者:好吧,那我就买保和丸和吗丁啉吧。那么应该怎么服用呢?

药师:保和丸饭前服用,每次 8 丸,每日 3 次。吗丁啉每次 1 片,每日 3 次。饭前 15~30 分钟服。

四、对患者进行合理的预防建议

患者:服药期间我还需要注意什么吗?

药师:您服药期间不能喝酒,不能吃辛辣生冷的食品,饮食要清淡,避免受凉,注意休息,对您的康复是很有利的。另外如果服用 3 天后,症状不见好转,建议您赶快就医。

任务七 慢性胃炎的中西药用药指导

任务导入

情景案例 一男子来药店买药,自述近日常觉上腹部饱胀、疼痛,食欲减退。请问药师应如何问病售药? 患者买药后,药师应如何指导患者合理用药? 应如何进行预防建议?

任务目标

▲ 会初步判断病人是否患有慢性胃炎。

▲ 会为慢性胃炎患者合理推荐中西药物。

▲ 会对慢性胃炎患者进行正确的中西药用药指导。

▲ 会对慢性胃炎患者进行合理的预防建议。

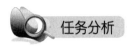

任务分析

	工作过程	所需知识
工作过程 1	通过询问,判断患者是否可能患有慢性胃炎	慢性胃炎的概述、临床表现、问病重点
工作过程 2	合理为慢性胃炎患者推荐中西药物	慢性胃炎的治疗原则、常用中西药及其特点、用药注意
工作过程 3	对慢性胃炎患者进行正确的中西药用药指导	
工作过程 4	对慢性胃炎患者进行合理的预防建议	慢性胃炎的预防

任务资讯

慢性胃炎概述

　　慢性胃炎是胃黏膜的慢性炎症性病变,本病十分常见,占接受胃镜检查病人的 80%～90%,男性多于女性,随年龄增长发病率逐渐增高。国际上将慢性胃炎分为浅表性胃炎、萎缩性胃炎、特殊类型胃炎三大类。慢性浅表性胃炎是指不伴有胃黏膜萎缩性改变的慢性胃炎,多与幽门螺杆菌感染有关。慢性萎缩性胃炎是指胃黏膜易发生萎缩性改变的慢性胃炎,常伴有肠上皮化生。慢性胃炎的发生除了与幽门螺杆菌有关,还与自身免疫、十二指肠液反流,以及酒精、非甾体抗炎药等刺激有关。根据慢性胃炎的临床表现,属于中医"痞满"、"胃脘痛"等范畴。痞满是指病人自觉脘腹胀满不适,触之无形,按之柔软。多与暴饮暴食、忧思恼怒,以及素体脾胃功能不足有关。

慢性胃炎的临床表现

　　本病常见症状是上腹部饱胀和隐痛,或食欲减退,反酸嗳气等。常因进食冷、硬、辛辣食物加重。但症状无特异性。萎缩性胃炎病人可伴有贫血、消瘦、腹泻等,并可出现出血。

慢性胃炎的西医治疗与用药

　　本病西医无特效疗法,一般无症状者不用治疗。有症状者应寻找病因,有针对性地治疗。

1. 对于活动期幽门螺杆菌感染相关的胃炎,应给予灭菌治疗。目前以一种胶体铋剂或一种质子泵抑制剂加上两种抗生素为主流的根除方案。抗生素如氨苄青霉素(或四环素)、甲硝唑(或替硝唑)、克拉霉素等。本法副作用较多,可出现食欲不振、恶心、呕吐等表现,患者不易接受。

表 1-28　抗幽门螺杆菌药

通用名	主要成分	适应证	用法用量
氨苄青霉素片	氨苄青霉素	临床主要应用于大肠杆菌、变形杆菌等敏感菌引起的尿路、呼吸道、肠道等感染	空腹口服。2～6g/日,分3～4次服用
甲硝唑片	甲硝唑	用于治疗肠道和肠外阿米巴病(如阿米巴肝脓肿、胸膜阿米巴病等)。还可用于治疗阴道滴虫病、小袋虫病和皮肤利什曼病、麦地那龙线虫感染等。目前还广泛用于厌氧菌感染的治疗	厌氧菌感染:口服,每日0.6～1.2g,分3次服,7～10天为一个疗程
克拉霉素片	克拉霉素	适用于克拉霉素敏感菌所引起的下列感染 ①鼻咽感染:扁桃体炎、咽炎、鼻窦炎 ②下呼吸道感染:急性支气管炎、慢性支气管炎急性发作和肺炎 ③皮肤软组织感染:脓疱病、丹毒、毛囊炎、疖和伤口感染 ④急性中耳炎、肺炎支原体肺炎、沙眼衣原体引起的尿道炎及宫颈炎等 ⑤也用于军团菌感染,或与其他药物联合用于鸟分枝杆菌感染、幽门螺杆菌感染的治疗	成人口服,常用量一次0.25g,每12小时1次;重症感染者一次0.5g,每12小时1次。根据感染的严重程度应连续服用6～14天

2. 对于出现消化不良症状而伴有慢性胃炎的患者,症状的出现可能与慢性胃炎无直接联系,故可参照"功能性消化不良"一节的西药治疗方法进行对症治疗。抑酸或抗酸药、促进胃肠动力药、胃黏膜保护药均可使用。

慢性胃炎的中医辨证选药

本病归属中医学当中的"痞满"、"胃脘痛"范畴。

一、痞满

痞满的治疗首先应辨有邪无邪。有邪为实,无邪为虚。其次辨虚实寒热。痞满的病变脏腑在脾胃,病机关键是中焦气机阻滞,升降失司。常虚实夹杂。治疗原则为实者泻之,虚者补之,虚实夹杂者消补并行。可辨证选用"胃胀类"非处方中成药,也可辨证选药(表1-29)。

表1-29 痞满的辨证论治

证型	症状	治法	方药	主要成分
脾胃虚弱	脘腹痞闷,时缓时急,喜温喜按,不知饥,不欲食,身倦乏力,四肢不温,少气懒言,大便溏薄。舌质淡,苔薄白,脉沉弱	补气健脾,升清降浊	①枳术丸:具有健脾消食,行气化湿的功效。用于脾胃虚弱,脘腹胀满,食少不化等	枳实(炒)、白术(炒)
			②香砂六君丸:具有益气健脾化痰的功效。用于脾虚气滞,痰湿蕴脾	党参、白术(炒)、茯苓、陈皮、半夏(制)、木香、砂仁、甘草(蜜炙)、生姜、大枣
痰湿中阻	脘腹痞满,闷塞不舒,胸膈满闷,头晕目眩,头重如裹,身重肢倦,咳嗽痰多,恶心呕吐,不思饮食,口淡不渴,小便不利,舌胖大,有齿痕,苔白厚腻,脉沉滑	去湿化痰,理气和中	①不换金正气散:具有燥湿化痰,理气和中的功效。用于脾胃不和,痰湿中阻,胸膈满闷,寒热往来等	苍术、橘皮、半夏曲、厚朴(姜制)、藿香、炙甘草
			②健胃宽胸丸:具有健胃宽胸,除湿化痰的功效,用于胸腹胀满,气滞不舒,脾胃不和,痰饮湿盛等	白术(麸炒)、香附(醋制)、黄芩、苍术、茯苓、山楂、厚朴(姜制)、莱菔子(炒)、生姜、六神曲(麸炒)、清半夏、枳实(麸炒)、陈皮、连翘
			③藿香正气软胶囊:具有解表化湿,理气和中的功效。用于暑湿感冒,恶寒发热,头胀头痛,胸膈满闷,心腹疼痛,恶心呕吐,肠鸣泄泻等	苍术、陈皮、厚朴(姜制)、白芷、茯苓、大腹皮、生半夏、甘草浸膏、广藿香油、紫苏叶油

续表

证型	症状	治法	方药	主要成分
饮食停滞	脘腹满闷，痞塞不舒，按之尤甚，嗳腐吞酸，恶心呕吐，厌食，大便不调，苔厚腻，脉弦滑	消食和胃，行气消痞	①越鞠保和丸：具有疏肝解郁，开胃消食的功效，用于气滞胀满，消化不良等	香附(醋制)、苍术、川芎、六神曲(麸炒)、栀子(姜制)、槟榔、木香
			②大山楂丸：具有开胃消食的功效。用于饮食停滞，脘腹胀满等	山楂、六神曲(麸炒)、麦芽(炒)
肝郁气滞	脘腹不舒，痞塞满闷，胸胁胀满，心烦易怒，善太息，恶心嗳气，大便不爽，因情志加重，苔薄白，脉弦	疏肝解郁，理气消痞	①四磨汤口服液：具有顺气降逆，消积止痛之功。用于中老年气滞，食积导致的脘腹胀满、腹痛、便秘等	木香、枳壳、乌药、槟榔
			②舒肝片：具有疏肝解郁，开胃消食的功效。用于肝郁气滞，两胁刺痛，消化不良，呕吐酸水等	砂仁、豆蔻、延胡索(醋制)、陈皮、茯苓、川楝子、沉香、木香、白芍、片姜黄、枳壳、厚朴
			③开郁顺气丸：具有开郁理气，健胃消食的功效，用于胸膈胀满，两胁胀痛，胃脘痞闷，消化不良	柴胡、青皮、槟榔片、香附、木香、枳壳、酒芍、山栀、黄芩、姜夏、川芎、神曲、厚朴、砂仁、广皮、苍术、乌药、茯苓、沉香、当归、甘草、桔梗、莱菔子

二、胃脘痛

具体治法可参见可"胃痉挛"一节下"胃脘痛的辨证论治"。

慢性胃炎的问病重点

药师应重点询问患者胃部不适的感觉，疼痛的性质，以及因何种原因加重。还要询问患者是否做过相应检查,是否服用过其他药物,是否有近期体重减轻、便血等症状,如果有要建议病人及时就医,以防延误病情。本病在不做检查的情况下,容易与消化性溃疡混淆。也要注意同急性胃炎相鉴别。

 小贴士

急性胃炎的特点:急性发作,可有上腹部疼痛或不适,以及恶心呕吐,可伴有上消化道出血。其症状类似慢性胃炎急性发作,但本病无慢性病史。

慢性胃炎的合理用药

服用西药治疗慢性胃炎时,可参照"功能性消化不良"一节的合理用药项。

服用中药治疗慢性胃炎时,要注意忌口,同时由于本病多虚实夹杂,在用药上,也可以消补并用。胃病的患者要注意,使用刺激性比较小的药,对治疗有利。同理,使用刺激性较小的食品,也会对治疗有利。

慢性胃炎的预防

注意饮食卫生,避免暴饮暴食及食入不干净的食品。避免空腹服用非甾体抗炎药、肾上腺皮质激素。同时还要注意精神方面的调摄。饮食作息要规律,胃病要"三分治七分养",故要重视平时的预防。

 任务实施

按照工作过程完成以上情景案例。

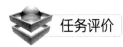 任务评价

慢性胃炎的任务评价

情景案例:一男子来药店买药,自述近日常觉上腹部饱胀、疼痛,食欲减退。请问药师应如何问病售药? 患者买药后,药师应如何指导患者合理用药? 应如何进行预防建议?		得分
问病问题:	问此问题的目的:	

续表

问题 1:		
问题 2:		
问题 3:		
问题 4:		
问题 5:		
西医诊断:	中医诊断:	
原因:	原因:	
西医用药:	中医用药:	
用药指导:		
预防:		
参与程度		
总分		

评 价 标 准

项目	分值	评价方法
问病问题	20 分	每个问题 4 分,问题合理得 2 分,目的正确得 2 分
诊断	10 分	西医诊断正确得 3 分,不正确不得分;原因正确得 2 分,部分正确得 1 分,不正确不得分。中医诊断正确得 3 分,不正确不得分;原因正确得 2 分,部分正确得 1 分,不正确不得分
用药	20 分	西药选择合理得 10 分,不合理不得分;中药选择合理得 10 分,不合理不得分
用药指导	30 分	西药用药指导不良反应和注意事项两项均叙述全面、准确得 15 分,不良反应和注意事项缺一项者扣 7 分,每一项中不完整者扣 3 分。中药用药指导不良反应和注意事项叙述全面、准确得 15 分,不良反应和注意事项缺一项者扣 7 分,每一项中不完整者扣 3 分
预防	10 分	预防措施 3 点以上并且合理者得 10 分,不足 3 点的,每缺一点扣 3 分;每一点部分合理者得 1 分
参与程度	10 分	积极参与、态度端正者得 10 分,参与较积极、态度较端正者得 5 分;不积极参与且态度不端正者不得分
总计	100 分	

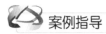 案例指导

一、初步确定患者的疾病

患者：我现在腹痛、腹胀、嗳气、吐酸水，您看有什么适合我用的药吗？

药师：您有这些症状多长时间了？您到医院看过没有？是不是得过慢性胃炎？

患者：的确是，我曾经到医院看过，说是慢性胃炎，这一段时间又犯了，大概有两三天了，开始没介意，现在还没缓解，就先来药店买些药。

药师：您的大便怎么样？不发黑吧？

患者：大便还正常，不发黑。

二、合理为患者选择用药

患者：那我应该吃点什么药呢？

药师：您以前有药物过敏史吗？平时身体怎么样？肝肾有问题吗？（询问患者是否有该药的禁忌证。）

患者：我没有过敏史，平时身体比较健康，肝肾都没问题。

药师：建议您可以服用斯达舒，制酸止痛的效果会快些，另外您还可以同时服用三九胃泰颗粒，消炎止痛，理气健胃，适用于各种慢性胃炎。中西药合用，效果会更好。

三、正确为患者指导用药

患者：好吧，那我就买斯达舒和三九胃泰吧。那么应该怎么服用呢？

药师：斯达舒饭后服用，一次 1 丸，一日 3 次。三九胃泰颗粒用开水冲服，一次 1 袋，一日 2 次。饭前 15～30 分钟服。

四、对患者进行合理的预防建议

患者：服药期间我还需要注意什么吗？

药师：您服药期间不能喝酒，不能吃辛辣生冷的食品，饮食要清淡，避免受凉，注意休息，对您的康复是很有利的。另外，如果服用 7 天后，症状不见好转，建议您赶快就医。

任务八 消化性溃疡的中西药用药指导

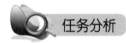

情景案例 一男子因胃痛3个月,到医院检查,查出患有胃溃疡,医生开出雷贝拉唑钠肠溶片、阿莫西林克拉维酸钾干混悬剂、克拉霉素缓释片,以及加味左金丸。患者到医院药房拿药。请问药师应如何指导患者合理用药?应如何进行预防建议?

任务目标

▲ 会对消化性溃疡患者进行正确的中西药用药指导。
▲ 会对消化性溃疡患者进行合理的预防建议。

任务分析

	工作过程	所需知识
工作过程 1	通过患者临床诊断,得知患者患有消化性溃疡	消化性溃疡的概述、临床表现、问病重点
工作过程 3	对消化性溃疡患者进行正确的中西药用药指导	消化性溃疡的治疗原则、常用中西药及其特点、用药注意
工作过程 3	对消化性溃疡患者进行合理的预防建议	消化性溃疡的预防

任务资讯

消化性溃疡病概述

消化性溃疡病是指主要发生在胃和十二指肠球部的慢性溃疡。临床以慢性周期性、节律性上腹部疼痛为特点。多在秋冬或冬春发病。或因情绪不良、服用消炎药诱发。根据以上症状,可初步诊断本病,确诊需要进行胃镜检查、上消化道钡餐造影,必要时做组织活检。临床根据患病部位的不同,分为胃溃疡和十二指肠溃疡。西医认为,本病的发生与幽门螺杆菌感染、胃酸和胃蛋白酶、非甾体抗炎药、酒精等刺激消化道黏膜有关，此外与心理、高盐饮食和遗传也有不同程度的关系。根据本病的特点，可归属与"胃痛"范畴。中医认为本病与过食辛辣刺激性食物、情绪急躁、饥饱失常、劳倦过度以及先天禀赋有一定的联系。以上原因可导致脾胃升降失常，气机阻滞而发生胃痛。病机主要是"不通则痛"。气候因素可加重本病。

消化性溃疡的临床表现

上腹痛为其主要症状。多数患者为轻度或中度剑突下持续性疼痛。可被胃酸中和剂或进食缓解。可为钝痛、灼痛、胀痛或剧痛。或仅为饥饿样不适感。十二指肠溃疡的节律性疼痛为两餐之间的饥饿痛。持续不减，一直到下次进餐后缓解，有些患者还表现为夜间痛。胃溃疡的节律痛表现为餐后 1 小时发生疼痛，经过 1～2 小时后逐渐缓解。至下餐进食后再重复上述规律。本病容易出现消化道出血、穿孔、幽门梗阻和癌变的并发症。本病出现的胃痛要与冠心病心绞痛、胆道病相鉴别。

 小贴士

冠心病心绞痛的疼痛特点：典型心绞痛发作是突然发生的位于胸骨体上段或中段之后的压榨性、闷胀性或窒息性疼痛，亦可能波及大部分心前区，可放射至左肩、左上肢前内侧，达无名指和小指，偶可伴有濒死的恐惧感觉，往往迫使病人立即停止活动，重者还出汗。疼痛历时 1～5 分钟，很少超过 15 分钟；休息或含有硝酸甘油片，在 1～2 分钟内（很少超过 5 分钟）消失。常在身体劳累、情绪激动（发怒、焦急、过度兴奋）、受寒、饱食、吸烟时发生，贫血、心动过速或休克亦可诱发。不典型的心绞痛，疼痛可位于胸骨下段、左心前区或上腹部，放射至颈、下颌、左肩胛部或右前胸，疼痛可很快消失或仅有左前胸不适，发闷感。

胆道病的疼痛特点：右上腹或上腹部发生持续性绞痛或胀痛，阵发性加重，可向右肩肋部或右背部放射。多在夜间突然发作。

消化性溃疡的西医治疗与用药

本病的治疗目的是消除病因，缓解症状，愈合溃疡，防止复发以及防治并发症。针对病因的治疗如根治幽门螺杆菌，有可能彻底治愈溃疡病。治疗消化性溃疡的药物主要分为抑制胃酸分泌药和黏膜保护药。常与根除幽门螺杆菌药配合使用。

一、抑制胃酸分泌药

本类药要包括中和胃酸药和抑制胃酸分泌药。通过减弱攻击因子来促进溃疡的愈合。抗酸药有中和胃酸的作用,可迅速缓解症状。但促进溃疡愈合则需要大剂量一日内多次服药,故而目前多作为加强止痛的辅助治疗。目前临床上常用的是抑制胃酸分泌药,包括 H$_2$ 受体阻滞剂(如西咪替丁、雷尼替丁、法莫替丁、尼扎替丁等)以及质子泵抑制剂(奥美拉唑、兰索拉唑、泮托拉唑、雷贝拉唑)(表 1-30)。

攻击因子:胃酸、胃蛋白酶、幽门螺旋杆菌、酒精、非甾体抗炎药。
防御因子:黏液、黏膜屏障、自我修复功能。

表 1-30　抑制胃酸分泌药

通用名	主要成分	适应证	用法用量
法莫替丁片	法莫替丁	适用于消化性溃疡病(胃、十二指肠溃疡),应激性溃疡、急性胃黏膜出血、胃泌素瘤以及反流性食管炎等	口服。一次 20mg,一日 2 次,早晚各 1 次;或一次 40mg,临睡前服用,4～6 周为一个疗程。溃疡愈后的维持量减半。肾功能不全者应调整剂量
盐酸雷尼替丁胶囊	盐酸雷尼替丁	用于缓解胃酸过多所致的胃痛、胃灼热(烧心)、反酸	口服。成人一次 1 粒,一日 2 次。于清晨和睡前服用
奥美拉唑肠溶片	奥美拉唑	治疗十二指肠溃疡、胃溃疡和反流性食管炎;与抗生素联合用药,治疗感染幽门螺杆菌的十二指肠溃疡;治疗非甾体类抗炎药相关的消化性溃疡和胃十二指肠糜烂;预防非甾体类抗炎药引起的消化性溃疡、胃十二指肠糜烂或消化不良症状;亦用于慢性复发性消化性溃疡和反流性食管炎的维持治疗;用于胃-食管反流病的烧心感和反流的对症治疗;溃疡样症状的对症治疗及酸相关性消化不良;用于卓-艾氏综合征的治疗	每日晨起口服 20mg,1 次/日,日剂量超过 80mg/日时请分 2 次服用

二、黏膜保护药

包括硫糖铝、枸橼酸铋钾、米索前列醇(表 1-31),通过增强防御因子来缓解症状,促进溃疡愈合。

表 1-31　黏膜保护药

通用名	主要成分	适应证	用法用量
硫糖铝片	硫糖铝	用于治疗胃、十二指肠溃疡及胃炎	成人:口服,一次 1g,一日 4 次,饭前 1 小时及睡前空腹嚼碎服用。小儿遵医嘱
枸橼酸铋钾颗粒	枸橼酸铋钾	本品为抗消化性溃疡药。用于治疗胃溃疡、十二指肠溃疡、复合溃疡、多发溃疡及吻合口溃疡等	口服。成人一次 1 包,一日 4 次,前 3 次于三餐前半小时、第 4 次于晚餐后 2 小时服用;或一日 2 次,早晚各服 2 包
米索前列醇片	米索前列醇	消化性溃疡。预防因使用非甾体抗炎药所致的胃肠道溃疡	$200\mu g$/次,4 次/日,三餐后及睡前服用

三、根除幽门螺杆菌的三联疗法

1. 含铋剂的三联疗法　指含有铋制剂的药物与两种抗生素配合使用。如枸橼酸铋钾＋四环素(或阿莫西林)＋甲硝唑(或替硝唑)。2 周为一个疗程。

2. 含有质子泵抑制剂的三联疗法　指拉唑类药物中的一种与两种抗生素配合使用。如奥美拉唑＋阿莫西林＋克拉霉素,1 周为一个疗程。

3. 含有 H_2 受体阻滞剂的三联疗法　指替丁类药物中的一种与两种抗生素配合使用。如雷尼替丁＋阿莫西林＋甲硝唑。

四、常用的治疗消化性溃疡的非处方药(表 1-32)

表 1-32　常用的治疗消化性溃疡的非处方药

通用名	主要成分	适应证	用法用量
铝碳酸镁片	铝碳酸镁	用于急、慢性胃炎,胃、十二指肠溃疡,反流性食管炎,与胃酸有关的胃部不适症状,如胃痛、胃灼烧、酸性嗳气、饱胀等,还可预防非甾体类药物的胃黏膜损伤	口服。一次 1～2 片,一日 3 次。餐后 1～2 小时、睡前或胃部不适时服用

通用名	主要成分	适应证	用法用量
复方铝酸铋片	铝酸铋、重质碳酸镁、碳酸氢钠、甘草浸膏	适用于各种胃病及十二指肠溃疡,可缓解胃酸过多引起的胃痛、胃烧灼感、反酸、慢性胃炎	口服,成人一次 2 片,一日 3 次,饭后嚼碎服
维 U 颠茄铝胶囊Ⅱ	氢氧化铝、维生素 U、颠茄流浸膏	用于胃、十二指肠溃疡、慢性胃炎、胃酸过多、胃痉挛等	口服。成人一次 1 粒,一日 3 次

消化性溃疡的中医辨证选药

本病归属中医学当中的"胃脘痛"范畴。本病首先辨虚实,一般新病多实,久病多虚。实证多见胃痛拒按,食后痛甚,虚证多见胃痛喜按,食后缓解。其次辨寒热。治疗上根据中焦气机阻滞,升降失司的特点,以理气和胃止痛为基本原则。具体治法可参见可"胃痉挛"一节下"胃脘痛的辨证论治"。

消化性溃疡的问病重点

药师应重点询问患者胃部疼痛的特点、时间规律以及加重缓解因素。应询问患者是否做过相应检查,是否服用过其他药物,近期是否有体重减轻、便血等症状,是否胃痛反复不愈,如果有要建议患者及时就医,以防延误病情。本病在不做检查的情况下,容易与慢性胃炎混淆。溃疡发作频繁时,不要忘记排除胃泌素瘤。

消化性溃疡的合理用药

中和胃酸药目前不单独使用。一般作为辅助治疗药。西咪替丁不良反应较多,目前多应用雷尼替丁、法莫替丁和尼扎替丁。过用质子泵抑制剂可能导致胃酸分泌持续减少,而造成消化不良,需要注意用量和服用时间。硫糖铝常见便秘的不良反应,应予以注意。米索前列醇会引起腹泻,而且还会引起子宫收缩,故孕妇忌用。抗生素的使用要注意用量和时间,避免长时间大量应用,以免破坏正常菌群。

服用中药治疗消化性溃疡时,应注意严格忌口,避免食用有刺激性的食物。而且要注意情绪的调控,避免着急上火。理气止痛药长时间服用会伤气耗阴,对于气阴虚的患者不要长时间服用或者配合益气养阴药服用。

消化性溃疡的预防

本病应注意饮食有节,饥饱适度,不过食辛辣油腻生冷食品,少吃腌制的食品。同时注意精神调摄,使患者有良好的乐观情绪,有利于疾病的恢复和避免复发。

 任务实施

按照工作过程完成以上情景案例。

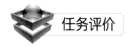 任务评价

消化性溃疡的任务评价表

情景案例:一男子因胃痛 3 个月,到医院检查,查出患有胃溃疡,医生开出雷贝拉唑钠肠溶片、阿莫西林克拉维酸钾干混悬剂、克拉霉素缓释片,以及加味左金丸。患者到医院药房拿药。请问药师应如何指导患者合理用药? 应如何进行预防建议?	得分
用药指导:	
预防:	
参与程度	
总分	

评 价 标 准

项目	分值	评价方法
用药指导	60 分	西药用药指导不良反应和注意事项两项均叙述全面、准确得 30 分,不良反应和注意事项缺一项者扣 15 分,每一项中不完整者扣 6 分。中药用药指导不良反应和注意事项叙述全面、准确得 30 分,不良反应和注意事项缺一项者扣 15 分,每一项中不完整者扣 6 分
预防	30 分	预防措施 3 点以上并且合理者得 30 分,不足 3 点的,每缺一点扣 10 分;每一点部分合理者得 5 分
参与程度	10 分	积极参与、态度端正者得 10 分,参与较积极、态度较端正者得 5 分;不积极参与且态度不端正者不得分
总计	100 分	

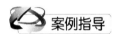 案例指导

一、正确为患者指导用药

患者:您好,这几种药又有中药又有西药,需要分来吃吗?

药师:您好,首先中西药最好隔开 2 个小时服用。加味左金丸每次 1 袋,早晚各 1 次,温水送服就可以了。

患者:这个中药是管什么用的啊?

药师:这个药能清肝泻火、降逆止痛。对于您消化性溃疡的胃脘胀满,痛连两胁,胸闷嗳气,心烦易怒,嘈杂吐酸都有帮助。

患者:那西药呢? 这 3 种药可以同时吃吗?

药师:是可以的。雷贝拉唑钠肠溶片和克拉霉素缓释片这两种药,每次 1 片,每日 1 次,温水送服;阿莫西林克拉维酸钾分散片,每次 2 片,每日 3 次,可直接用水吞服,也可放入适量水中搅拌至混悬状态后服用。如果出现胃部不适,可以再联系医生为您调整药物。

二、对患者进行合理的预防建议

患者:那好吧,我需要注意什么吗?

药师:消化性溃疡与饮食和情绪关系比较大,您平时应注意饮食有节,饥饱适度,不过食辛辣油腻生冷食品,少吃腌制的食品。同时注意精神调摄,有良好的情绪,有利于疾病的恢复和避免复发。

患者:谢谢。

任务九 腹泻的中西药用药指导

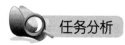

任务导入

情景案例 一男子来药店买药,自述昨天傍晚吃了半个凉西瓜,夜间就腹痛,连续腹泻5次,水样便,腹泻后疼痛稍缓,过一会又继续反复病情。请问药师应如何问病售药?患者买药后,药师应如何指导患者合理用药?应如何进行预防建议?

任务目标

▲ 会初步判断病人是否患有腹泻。

▲ 会为腹泻患者合理推荐中西药物。

▲ 会对腹泻患者进行正确的中西药用药指导。

▲ 会对腹泻患者进行合理的预防建议。

任务分析

	工作过程	所需知识
工作过程1	通过询问,判断患者是否可能患有腹泻	腹泻的概述、临床表现、问病重点
工作过程2	合理为腹泻患者推荐中西药物	腹泻的治疗原则、常用中西药及其特点、用药注意
工作过程3	对腹泻患者进行正确的中西药用药指导	
工作过程4	对腹泻患者进行合理的预防建议	腹泻的预防

任务资讯

腹泻的概述

腹泻是指排便次数增多,粪质稀薄,或带有黏液、脓血或未消化的食物。可分为急性腹泻和慢性腹泻。超过2个月者属于慢性腹泻。急性腹泻可由肠道感染、急性中毒、全身感染等引起。慢性腹泻可由慢性胃炎、溃疡性结肠炎、胃酸缺乏、慢性细菌性痢疾、结肠息肉、功能性消化不良、肠道菌群紊乱、慢性胆囊炎和肠道肿瘤等导致。腹泻类似于中医所描述的"泄泻"。主要由于感受外邪、饮食不节、情志失调、脾胃虚弱或命门火衰导致。

腹泻的临床表现

急性腹泻起病急,病程较短,多为感染或食物中毒所致。慢性腹泻起病缓慢,病程较长,多见于慢性感染,非特异性炎症,吸收不良,肠道肿瘤或神经功能紊乱。急性感染性腹泻每天排便次数可多达 10 次以上,若为细菌感染,常伴有黏液血便或脓血便。慢性腹泻每天排便数次,可为稀便,亦可带黏液,脓血,多见于慢性痢疾、炎症性肠病等。粪便中带黏液而无病理成分者常见于肠易激综合征。急性腹泻常伴有腹痛,尤以感染性腹泻较明显。小肠疾病的腹泻疼痛在脐周,便后腹痛缓解不明显,结肠疾病疼痛多在下腹,便后疼痛常可缓解。

腹泻的西医治疗与用药

对于一般胃肠炎、肠道菌群紊乱引起的腹泻,可用吸附类止泻药、抗生素以及调节肠道菌群药治疗(表 1-33)。

表 1-33　常用治疗腹泻的西药

通用名	主要成分	适应证	用法用量
盐酸小檗碱片	盐酸小檗碱	用于敏感菌引起的肠道感染、腹泻	口服。成人 1～3 片/次,3 次/日;儿童请遵医嘱
蒙脱石散	蒙脱石	用于成人及儿童的急、慢性腹泻,同时可作为消化道疾病引起的相关疼痛症状的辅助治疗。本品不是解痉剂	50ml 温水冲服,混匀后服用。成人 1 袋/次,3 次/日;1 岁以下,1 袋/日,分 3 次服用;1～2 岁,1～2 袋/日,分 3 次服用;2 岁以上,2～3 袋/日,分 3 次服用
乳酸菌素片	乳酸菌素	用于肠内异常发酵、消化不良、肠炎、小儿腹泻	咀嚼,成人 1.2～2.4g/次,3 次/日;儿童0.4～0.8g/次,3 次/日

续表

通用名	主要成分	适应证	用法用量
双歧三联活菌胶囊	双歧杆菌、乳酸杆菌、肠球菌	主要治疗肠道菌群失调引起的腹泻、腹胀	口服,2～3粒/次,2～3次/日。儿童酌减,避免与抗生素同服
口服补液盐Ⅰ	氯化钠、氯化钾、碳酸氢钠、葡萄糖等	防治各种原因导致的急、慢性腹泻,脱水,也可以作为静脉补液后的维持治疗	取1袋,用500ml温水溶解后饮用,用量50ml/kg,4～6小时内饮用完毕

腹泻的中医辨证选药

本病归属中医学中的"泄泻"范畴。湿邪为泄泻的主要病理因素,脾虚湿盛是其发病关键。治疗当以运脾化湿为大法。泄泻的治疗首先分暴泻和久泻,暴泻以湿盛为主,要分清寒热和是否夹杂外邪。久泻以脾虚为主,当健脾为治。可辨证选择"泄泻类"中药非处方药治疗,也可辨证选药(表1-34)。

表1-34　泄泻的辨证论治

证型	症状	治法	方药	主要成分
寒湿泄泻(暴泻)	泄泻清稀,可如水样,腹痛肠鸣,脘闷食少,苔白腻,脉濡缓。若兼有外感风寒,则见恶寒发热,头痛身痛,苔薄白,脉浮	芳香化湿,解表散寒	①藿香正气水:具有解表化湿,理气和中的功效,用于暑湿感冒,恶寒发热,头胀头痛,胸膈满闷,心腹疼痛,恶心呕吐,肠鸣泄泻等	苍术、陈皮、厚朴(姜制)、白芷、茯苓、大腹皮、生半夏、甘草浸膏、广藿香油、紫苏叶油
			②六合定中丸:具有解表化湿,理气消食的功效,用于寒湿泄泻,兼有食积,便下臭秽	广藿香、紫苏叶、香薷、木香、桔梗、白扁豆(去皮)、檀香、茯苓、枳壳(去心、麸炒)、木瓜、陈皮、山楂(炒)、厚朴(姜炙)、甘草、麦芽(炒)、谷芽(炒)、六神曲(麸炒)

续表

证型	症状	治法	方药	主要成分
湿热泄泻（暴泻）	泄泻腹痛,泻下急迫,或泻下不爽,大便黄褐色,气味臭秽,肛门灼热,烦热口渴,小便短黄,苔黄腻,脉滑数	清热利湿	①加味香连丸:具有祛湿清热,化滞止痢的功效,用于湿热凝结引起的红白痢疾,腹痛下坠	木香、黄连(姜炙)、黄芩、黄柏(酒炙)、白芍、当归、厚朴(姜炙)、枳壳(去瓤麸炒)、槟榔、延胡索(醋炙)、吴茱萸(甘草炙)、甘草(蜜炙)
			②葛根芩连片:具有解肌清热止泻的功效,用于腹痛泄泻,身热烦渴	葛根、黄芩、黄连、炙甘草
			③木香槟榔丸:具有行气导滞,泄热通便的功效,用于湿热内停,赤白痢疾,里急后重,胃肠积滞,脘腹胀痛,大便不通等	木香、槟榔、枳壳(炒)、陈皮、青皮(醋炒)、香附(醋制)、三棱(醋制)、黄连、黄柏(酒炒)、大黄等13味
			④肠炎宁片:具有清热利湿,行气的功效,用于湿热蕴结胃肠所致的腹泻,小儿消化不良	地锦草、黄毛耳草、樟树根、香薷、枫树叶
伤食泄泻（暴泻）	腹痛肠鸣,粪便臭如败卵,泻后痛减,脘腹胀满,嗳腐酸臭,不思饮食,苔厚腻,脉滑	消食导滞	①复方鸡内金片:具有健脾开胃,消食化积的功效,用于脾胃不和引起的食积胀满,饮食停滞,呕吐泄泻等	鸡内金、六神曲
			②枫蓼肠胃康口服液:具有清热除湿化滞的功效,用于急性胃肠炎,属伤食泄泻型及湿热泄泻型者,证见腹痛腹满,泄泻臭秽,恶心呕腐或有发热恶寒,苔黄脉数等,亦可用于食滞胃痛而证见胃脘痛,拒按,恶食欲吐,嗳腐吞酸,舌苔厚腻或黄腻脉滑数者	牛耳枫、辣蓼

续表

证型	症状	治法	方药	主要成分
脾虚泄泻（久泻）	大便时溏时泻，迁延反复，完谷不化，饮食减少，食后脘闷不舒，进食油腻则大便次数明显增加，面色萎黄，神疲乏力，舌淡苔白，脉细弱	健脾益气	①参苓白术丸：具有健脾、益气的功效。用于脾胃虚弱，食少便溏	人参、茯苓、白术（炒）、山药、白扁豆（炒）、莲子、薏苡仁（炒）、砂仁、桔梗、甘草
			②补脾益肠丸：具有补中益气，健脾和胃，涩肠止泻的功效，用于脾虚泄泻症，临床表现为腹泻腹痛，腹胀，肠鸣	黄芪、党参（米炒）、砂仁、白芍、白术（土炒）、肉桂、延胡索（制）、干姜（炮）、防风、木香、补骨脂（盐制）、赤石脂（煅）、当归、荔枝核、炙甘草
			③香砂理中丸：具有健脾和胃，温中行气的功效，用于脾胃虚寒，气滞腹痛，反胃泄泻	人参、白术（炒）、干姜（炮）、甘草（炙）、木香、砂仁（炒）
肾虚泄泻（久泻）	黎明前脐腹作痛，肠鸣即泻，泻下完谷，泻后则安，形寒肢冷，腰膝酸软，舌淡苔白，脉沉细	温补脾肾，固涩止泻	①肉蔻四神丸：具有温中散寒，补脾止泻的功效，用于大便失调，黎明泻泄，肠鸣腹痛，不思饮食，面黄体瘦，腰酸腿软等	补骨脂（盐水制）、木香、肉豆蔻（面粉煨）、罂粟壳、诃子肉、白芍、干姜、白术（麸炒）、吴茱萸（甘草水制）
			②附子理中丸：具有温中健脾的功效，用于脾胃虚寒，脘腹冷痛，呕吐泄泻，手足不温等	附子、党参、白术、甘草、干姜
			③固本益肠丸：具有健脾温肾，涩肠止泻的功效，用于脾肾阳虚所致慢性泄泻	党参、黄芪、延胡索、白术、补骨脂、山药、炮姜、白芍、赤石脂等14味

续表

证型	症状	治法	方药	主要成分
肝郁泄泻（久泻）	平素胸胁胀闷，嗳气食少，每因恼怒、情绪紧张发生腹痛泄泻，腹中雷鸣，攻窜作痛，矢气频作，舌淡红，脉弦	抑肝扶脾	①小柴胡颗粒：具有解表散热，疏肝和胃的功效，用于往来寒热，胸胁苦满，不欲饮食，心烦喜呕，口苦咽干目眩，泄泻等	柴胡、姜半夏、黄芩、党参、甘草、生姜、大枣
			②逍遥丸：具有疏肝健脾养血的功效，用于肝郁脾虚血弱，肝胃不和导致的月经不调，情绪抑郁，腹痛泄泻等	柴胡、当归、白芍、白术(炒)、茯苓、炙甘草、薄荷

腹泻的问病重点

药师应重点询问患者是如何发病的，是否有不洁饮食史，是否与食用油腻食物有关，是否与紧张焦虑有关。大便的性状是什么，有无脓血、黏冻，是否腐臭，是否伴有其他症状如发热、腹痛、里急后重、贫血、水肿等，腹泻加重与缓解的因素等。如发现脓血便，发热，以及全身症状明显的患者，应建议其到医院就诊。

 小贴士

1. 溃疡性结肠炎腹泻的特点　大便常带血或黏液血便。大便多为糊状，重者为稀水便。病变正在直肠者，分辨表面可见鲜血，病变在直肠以上者，血混于粪便中。

2. 细菌性痢疾腹泻的特点　临床可见发热、腹痛、里急后重以及黏液脓血便。多发生在夏秋，患病前一周有不洁饮食或与病人接触过。

腹泻的合理用药

对于腹泻不要见泻立即止泻，腹泻也是人体自身排毒的反应，所以对于因吃坏东西或因食过量食物引起的腹泻，可以等患者泻几次后再用药。对于含有乳酸菌或双歧杆菌的药，不能与抗生素、抗酸药等同时使用。对于心脑肾功能不全的患者，慎用补液盐。

对于中药止泻剂，要正确辨证使用，分清寒热虚实。尤其对于暴泻，如果寒热弄混，很快会使病情加重。当然对于寒热错杂，虚实夹杂的腹泻来讲，联合用药也是必要的。但暴泻一般不与补益药同时使用。要做到除邪务尽。否则会变为慢性腹泻。患病期间，患者不要食用辛辣油腻生冷的食物，不要吃海鲜，以防加重病情，腹泻次数多的要多饮水，防止脱水。

腹泻的预防

平时要养成良好的卫生习惯，不吃变质腐烂的食物，不饮生水，生吃瓜果要洗净。注意不要受暑感寒，对于慢性腹泻可以尝试食疗。

 小贴士

平时常服薏米山药粥，可起到预防和辅助治疗腹泻的作用。服用方法：薏米洗净后用水泡一夜后加山药片煮粥，也可加小米，效果更佳。

 任务实施

按照工作过程完成以上情景案例。

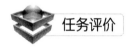 任务评价

腹泻的任务评价

情景案例：一男子来药店买药，自述昨天傍晚吃了半个凉西瓜，夜间就腹痛，连续腹泻5次，水样便，腹泻后疼痛稍缓，过一会又继续反复病情。请问药师应如何问病售药？患者买药后，药师应如何指导患者合理用药？应如何进行预防建议？		得分
问病问题：	问此问题的目的：	
问题1： 问题2： 问题3： 问题4： 问题5：		
西医诊断： 原因：	中医诊断： 原因：	
西医用药：	中医用药：	

续表

用药指导:	
预防:	
参与程度	
总分	

评 价 标 准

项目	分值	评价方法
问病问题	20分	每个问题4分,问题合理得2分,目的正确得2分
诊断	10分	西医诊断正确得3分,不正确不得分;原因正确得2分,部分正确得1分,不正确不得分。中医诊断正确得3分,不正确不得分;原因正确得2分,部分正确得1分,不正确不得分
用药	20分	西药选择合理得10分,不合理不得分;中药选择合理得10分,不合理不得分
用药指导	30分	西药用药指导不良反应和注意事项两项均叙述全面、准确得15分,不良反应和注意事项缺一项者扣7分,每一项中不完整者扣3分。中药用药指导不良反应和注意事项叙述全面、准确得15分,不良反应和注意事项缺一项者扣7分,每一项中不完整者扣3分
预防	10分	预防措施3点以上并且合理者得10分,不足3点的,每缺一点扣3分;每一点部分合理者得1分
参与程度	10分	积极参与、态度端正者得10分,参与较积极、态度较端正者得5分;不积极参与且态度不端正者不得分
总计	100分	

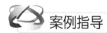 案例指导

一、初步确定患者的疾病

患者:您好,我昨天晚上在大街上吃烧烤,后半夜就开始拉肚子,已经拉了4次了,肚子非常难受,您看有什么适合我用的药吗?

药师:您开始大便是什么样的? 现在的大便是什么样的? 有没有脓? 是水样的吗?

患者:开始是有脓,有点血丝,现在的就是水样的了。

药师:您恶心、呕吐吗? 觉得发烧吗?

患者:不呕吐,稍微有些恶心,觉得身上有些发热。

药师:那您觉得排泄物,尤其是排出去的水液多不多?

患者:觉得挺多的,您看我这眼窝都陷进去了。

药师:好,根据您描述的症状,您属于吃了不干净的饮食导致的急性感染性腹泻。

二、合理为患者选择用药

患者:那我应该吃点什么药呢?

药师:您可以选择葛根芩连微丸,或是加味香连丸、黄连素都可以,葛根芩连微丸除了抗菌消炎,还可以解表退热。加味香连丸除了抗菌止泻退热外,止痛的效果更好。黄连素作用就是抗菌止泻。由于您已经有了眼窝下陷这样的失水的表现,一定要加服口服补液盐以补充电解质。另外,除了上述的药物外,建议您再购买微生态制剂培菲康或是乳酸菌素片以补充肠道有益菌,这样更容易恢复。

药师:您以前有药物过敏史吗? 平时身体怎么样? 肝肾有问题吗? (询问患者是否有该药的禁忌证。)

患者:我没有过敏史,平时身体比较健康,肝肾都没问题。

三、正确为患者指导用药

患者:好吧,那我就买加味香连丸、口服补液盐和培菲康吧。那么应该怎么服用呢?

药师:加味香连丸每次1袋,每日3次,温开水送服。膳食纤维每次2片,每日2次;随餐食用。

四、对患者进行合理的预防建议

患者:服药期间我还需要注意什么吗?

药师:您服药期间不能吃辛辣生冷的食品,饮食要清淡,多喝水。对

您的康复是很有利的。另外如果服用 3 天后，症状不见好转，建议您赶快就医。

任务十　便秘的中西药用药指导

任务导入

情景案例　一男子来药店买药，自述近日来因为吃辣椒多，导致大便秘结不畅，伴有肛门灼热，腹胀。请问药师应如何问病售药？患者买药后，药师应如何指导患者合理用药？应如何进行预防建议？

任务目标

▲ 会初步判断病人是否患有便秘。

▲ 会为便秘患者合理推荐中西药物。

▲ 会对便秘患者进行正确的中西药用药指导。

▲ 会对便秘患者进行合理的预防建议。

任务分析

	工作过程	所需知识
工作过程 1	通过询问，判断患者是否可能患有便秘	便秘的概述、临床表现、问病重点
工作过程 2	合理为便秘患者推荐中西药物	便秘的治疗原则、常用中西药及其特点、用药注意
工作过程 3	对便秘患者进行正确的中西药用药指导	
工作过程 4	对便秘患者进行合理的预防建议	便秘的预防

 任务资讯

便秘的概述

便秘是指大便次数减少，一般每周少于 3 次，排便困难，粪便干结。便秘是临床上的常见症状，多长期持续存在。病因以肠道疾病为多，可因为缺乏纤维素饮食、工作生活压力大、老年人活动过少、肠易激综合征、肠道菌群紊乱、痔疮、肠梗阻、肠粘连以及应用吗啡类、抗胆碱类、钙通道阻滞剂类、神经阻滞药、镇静剂、抗抑郁药、含钙和铝的制酸剂等原因导致。便秘在中医学范畴中也称为"便秘"，是由于大肠传导失司，导致大便秘结，排解困难的病症。多见于过食辛辣、寒凉，情绪抑郁或恼怒引发。中药对于便秘有确切且稳定的疗效。

便秘的临床表现

急性便秘患者多有腹胀、腹痛、恶心、呕吐，多见于肠梗阻患者。慢性便秘多见食欲减退、口苦、腹胀、下腹不适感等轻度症状。排出的粪便质地坚硬，排便时可出现左腹或下腹痉挛性疼痛或下坠感。慢性习惯性便秘多见于中老年人，特别是经产妇。

便秘的西医治疗与用药

对于便秘，除了要找到病因，针对病因进行治疗外，还可以使用缓泻剂来帮助排便。胃肠炎、肠道菌群紊乱引起的腹泻，可用吸附类止泻药、抗生素以及调节肠道菌群药治疗（表1-35）。

表1-35 常用治疗便秘的西药

通用名	主要成分	适应证	用法用量
乳果糖口服溶液	乳果糖、半乳糖、乳糖	用于慢性或习惯性便秘、肝性脑病	剂量可根据患者情况进行调节，参考剂量如下：15岁以上儿童及成人，起始剂量30ml/日，维持10～25ml/日；儿童酌减。早餐时一次服用，可与果汁、牛奶等混合饮用
比沙可啶片	比沙可啶	适用于急、慢性便秘，习惯性便秘	整粒吞服，不得咀嚼，服药前后2小时不服用牛奶和制酸制剂，口服，5～10mg/次，1次/日
羧甲基纤维素钠颗粒	羧甲基纤维素钠颗粒	用于轻、中度便秘的治疗	口服，成人一次2g，一日3次，用约240ml温开水冲服

续表

通用名	主要成分	适应证	用法用量
甘油栓	甘油	用于年老体弱者便秘的治疗	直肠给药(塞入肛门内)。成人一次1枚
开塞露	硫酸镁/甘油	用于儿童、年老体弱者便秘的治疗	将容器顶端刺破或剪开,涂以油脂少许,缓慢插入肛门,然后将药液挤入直肠内,儿童一次10ml
口服双歧杆菌活菌制剂	青春型双歧杆菌	用于肠道菌群失调引起的肠功能紊乱,如急、慢性腹泻,便秘等	餐后口服。成人一次1~2片,早晚各1次。儿童酌减
枯草杆菌、肠球菌二联活菌多维颗粒剂	活菌冻干粉,屎肠球菌,枯草杆菌,维生素 C、B_1、B_2、B_6、B_{12} 等	适用于因肠道菌群失调引起的腹泻、便秘、胀气、消化不良等	用低于40℃的水或牛奶冲服,也可直接服用。2周岁以下:一次1袋,一日1~2次;2周岁以上:一次1~2袋,一日1~2次

便秘的中医辨证选药

本症归属中医学中的"便秘"范畴。便秘的治疗要注意排便周期、粪质、有无其他伴随症状。有些病人症见排便周期延长、大便干结;有些则见排便周期不延长,大便不干结,但是排出不畅;还有一些病人排便周期延长,大便不干结,也不难受,不属于便秘。大便干结难下,肛门灼热通常属于燥热便秘;大便不甚干结,大排出不畅,便下无力,多为气虚。可辨证选择"便秘类"中药非处方药治疗,也可辨证选药(表1-36)。

表1-36　便秘的辨证论治

证型	症状	治法	方药	主要成分
胃肠积热	大便干结,腹胀腹痛,面红身热,口干口臭,心烦不宁,小便短赤,舌苔黄燥,舌红,脉滑数	泄热导滞,润肠通便	①新清宁片:具有清热解毒,活血化瘀以及缓泻的功效,用于内结实热,喉肿牙痛,目赤便秘等	熟大黄经加工制成的片

续表

证型	症状	治法	方药	主要成分
			②三黄片:具有清热解毒,泻火通便的功效,用于三焦热盛,目赤肿痛,咽喉肿痛,尿赤便秘等	大黄、盐酸小檗碱、黄芩浸膏
			③牛黄清胃丸:具有清胃泻火,润燥通便的功效,用于心胃火盛,头晕目眩,口舌生疮,牙龈肿痛,乳蛾咽痛,便秘尿赤等	牛黄、大黄、栀子、黄芩、黄柏、石膏、番泻叶、桔梗、玄参、甘草等17味
			④复方芦荟胶囊:具有清肝泄热,润肠通便,宁心安神的功效,用于心肝火盛,大便秘结,腹胀腹痛,烦躁失眠等	芦荟、青黛、朱砂、琥珀
			⑤六味安消胶囊:具有和胃健脾,导滞消积,行血止痛的功效,用于胃痛胀满,消化不良,便秘,痛经等	土木香、大黄、山奈、寒水石(煅)、诃子、碱花
气机不畅	大便干结,或不干结但欲便不出,或便而不爽。肠鸣矢气,腹胀胸闷,嗳气食少,舌苔薄腻,脉弦	顺气导滞	①四磨汤口服液:具有顺气降逆,消积止痛的功效,用于中老年气滞、食积导致的脘腹胀满,腹痛,便秘	木香、枳壳、乌药、槟榔
			②木香槟榔丸:具有行气导滞,泄热通便的功效,用于湿热内停,赤白痢疾,里急后重,胃肠积滞,脘腹胀痛,大便不通等	木香、槟榔、枳壳(炒)、陈皮、青皮(醋炒)、香附(醋制)、三棱(醋制)、黄连、黄柏(酒炒)、大黄等13味

证型	症状	治法	方药	主要成分
脾肾阳虚	大便或干或不干,排出困难,小便清长,面色㿠白,四肢不温,腹中冷痛,得温则减,腰膝冷痛,舌淡胖,苔白,脉沉迟	温阳通便	①苁蓉通便口服液:具有滋阴补肾,润肠通便的功效,用于老年便秘,产后便秘	肉苁蓉、何首乌、枳实(麸炒)、蜂蜜
			②便通胶囊:具有健脾益肾,润肠通便的功效,用于健脾益肾,润肠通便。用于脾肾不足,肠腑气滞所致的便秘。症见:大便秘结或排便乏力,神疲气短,头晕目眩,腰膝酸软等;原发性习惯性便秘,肛周疾患所引起的便秘见以上证候者	沙参、杏仁、首乌、生地、番泻叶等
气虚便秘	大便不甚干硬,有便意但不易便出,汗出气短,便后乏力,神疲懒言,舌淡脉虚	补气润肠	①补中益气丸:具有补中益气,升阳举陷的功效,用于脾胃虚弱,中气下陷,体倦乏力,食少腹胀,久泻脱肛,子宫脱垂等	黄芪(蜜炙)、党参、甘草(蜜炙)、白术(炒)、当归、升麻、柴胡、陈皮
			②芪蓉润肠口服液:具有益气养阴,健脾滋肾,润肠通便的功效,用于气阴两虚,脾肾不足,大肠失于濡润而致的虚证便秘	黄芪、肉苁蓉、白术、太子参等
阴虚肠燥	大便干结如羊粪,形瘦头晕,颧红耳鸣,心烦少寐,潮热盗汗,腰膝酸软,舌红少苔,脉细数	滋阴通便	①麻仁润肠丸:具有润肠通便的功效,用于肠胃积热,胸腹胀满,大便秘结等	火麻仁、苦杏仁(去皮炒)、大黄、木香、陈皮、白芍
			②麻仁滋脾丸:具有润肠通便,健胃消食的功效,用于胸腹胀满,大便干结不通,饮食无味,烦躁不宁等	大黄(制)、火麻仁、当归、厚朴(姜制)、苦杏仁(炒)、枳实(麸炒)、郁李仁、白芍

便秘的问病重点

药师应重点询问患者所指便秘的具体情况、大便的次数、大便的量,以及是否有力排出等,以确定是否为便秘。询问便秘的起病原因,是否与饮食、情绪、压力等有关,是否长时间服用泻药帮助排泄,是否吃过导致便秘的药物以及其他身体症状。如伴有腹部包块、便血、贫血或梗阻等应建议病人及时就医,以免延误病情。

 小贴士

肠梗阻便秘:除便秘外,多伴有呕吐、腹胀、肠绞痛等。

便秘的合理用药

对于便秘首先要对因治疗,西药缓泻药只起到对症治疗的作用,不可常用,以防加重病情或产生依赖性。同时注意孕妇慎用。糖尿病患者禁用乳果糖。

对于中药通便药,首先要辨清证候,分清虚实寒热,否则会进一步加重病情。如果是因为过食辛辣生冷导致的便秘,治疗期间要停止食用这些食物,以防加重病情。含有大黄的制剂用于平素脾胃不好的人要谨慎,注意用药时间,防止过伤脾胃。

 小贴士

决明子泡水可治便秘:取决明子 5g,用 90℃以上的热水浸泡 10 分钟后饮用,可有效防止便秘的发生。注意,脾胃虚寒者慎用。

便秘的预防

平时要养成定时排便的习惯,因排便不规律导致的便秘,临床上也不少见。饮食上多吃一些含有粗纤维的食物,少吃细粮,可促进排便。此外要做到生活有规律,不熬夜,定时起卧,这些都可有效地防止便秘的发生。

 任务实施

按照工作过程完成以上情景案例。

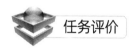 任务评价

便秘的任务评价

情景案例：一男子来药店买药，自述近日来因为吃辣椒多，导致大便秘结不畅，伴有肛门灼热，腹胀。请问药师应如何问病售药？患者买药后，药师应如何指导患者合理用药？应如何进行预防建议？	得分
问病问题：	问此问题的目的：
问题1：	
问题2：	
问题3：	
问题4：	
问题5：	
西医诊断：	中医诊断：
原因：	原因：
西医用药：	中医用药：
用药指导：	
预防：	
参与程度	
总分	

评 价 标 准

项目	分值	评价方法
问病问题	20分	每个问题4分，问题合理得2分，目的正确得2分
诊断	10分	西医诊断正确得3分，不正确不得分；原因正确得2分，部分正确得1分，不正确不得分。中医诊断正确得3分，不正确不得分；原因正确得2分，部分正确得1分，不正确不得分

续表

项目	分值	评价方法
用药	20分	西药选择合理得10分,不合理不得分;中药选择合理得10分,不合理不得分
用药指导	30分	西药用药指导不良反应和注意事项两项均叙述全面、准确得15分,不良反应和注意事项缺一项者扣7分,每一项中不完整者扣3分。中药用药指导不良反应和注意事项叙述全面、准确得15分,不良反应和注意事项缺一项者扣7分,每一项中不完整者扣3分
预防	10分	预防措施3点以上并且合理者得10分,不足3点的,每缺一点扣3分;每一点部分合理者得1分
参与程度	10分	积极参与、态度端正者得10分,参与较积极、态度较端正者得5分;不积极参与且态度不端正者不得分
总计	100分	

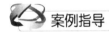 案例指导

一、初步确定患者的疾病

患者:我已经3天没有大便了,肚子非常难受,您看有什么适合我用的药吗?

药师:您平常有什么疾病吗?

患者:没有,我平常身体挺好的。

药师:您以前有过便秘发生吗?

患者:有过,可是不厉害,就是大便干,不好排,喝点蜂蜜水,吃点香蕉就行,可是这次都不管用了。

药师:那您觉得肚子疼不疼,胀不胀?

患者:有一点疼,就是胀得厉害。

药师:那您这些天是不是工作比较紧张,或是您有什么着急上火的事情?

患者:是呀,单位刚接了个合同,整天加班抢进度,家里孩子的功课还要抽空看。

药师:好,根据您的症状,您属于热结便秘。

二、合理为患者选择用药

患者:那我应该吃点什么药呢?

药师:您可以选择调中四消丸,消食化滞,利水止痛。适用于停食腹胀脘痛,二便不利。您也可以选用四磨汤口服液,另外,您还可以配合服用一些纤维素,能有促进排便的作用。

药师:您以前有药物过敏史吗? 平时身体怎么样? 肝肾有问题吗? (询问患者是否有该药的禁忌证。)

患者:我没有过敏史,平时身体比较健康,肝肾都没问题。

三、正确为患者指导用药

患者:好吧,那我就买调中四消丸和纤维素吧。那么应该怎么服用呢?

药师:调中四消丸每次 6g,每日 1 次,温开水送服。膳食纤维每次 2 片,每日 2 次,随餐食用。

四、对患者进行合理的预防建议

患者:服药期间我还需要注意什么吗?

药师:您服药期间不能吃辛辣生冷的食品,饮食要清淡,多喝水,注意不要久坐,增加运动。对您的康复是很有利的。另外如果服用 3 天后,症状不见好转,建议您赶快就医。

任务十一　慢性胆囊炎的中西药用药指导

任务导入

情景案例　一男子确诊为慢性胆囊炎,伴见两胁胀痛,生气后症状加重,口干口苦。社区医院医师给患者开了柴胡舒肝丸。患者到社区医院药房拿药。请问药师应如何指导患者合理用药? 应如何进行预防建议?

任务目标

▲ 会对慢性胆囊炎患者进行正确的中西药用药指导。

▲ 会对慢性胆囊炎患者进行合理的预防建议。

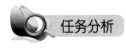

任务分析

	工作过程	所需知识
工作过程 1	通过患者临床诊断,得知患者患有慢性胆囊炎	慢性胆囊炎的概述、临床表现、问病重点
工作过程 2	对慢性胆囊炎患者进行正确的中西药用药指导	慢性胆囊炎的治疗原则、常用中西药及其特点、用药注意
工作过程 3	对慢性胆囊炎患者进行合理的预防建议	慢性胆囊炎的预防

任务资讯

慢性胆囊炎的概述

胆囊炎分为急性胆囊炎和慢性胆囊炎。急性胆囊炎是由于胆囊管阻塞、化学刺激和细菌引起的急性胆囊炎性病变。约 70% 以上的病人合并有胆囊结石,称为结石性胆囊炎,未合并结石者称为非结石性胆囊炎。本病以女性多见,多见于肥胖者。慢性胆囊炎是胆囊慢性炎症性病变,可由结石、慢性感染、化学刺激以及急性胆囊炎反复发作导致。慢性胆囊炎属于中医"胁痛"、"黄疸"等病证范畴。主要是由于饮食不节、寒温失调、结石梗阻、肝气郁滞以及外邪侵袭等影响到胆腑的正常功能,造成胆气内郁,胆液失于通降。

> 急性胆囊炎临床上表现为发热(38 ~ 39℃)、右上腹剧烈绞痛、压痛,阵发性加重,可向右后背部放射,可伴呕吐、轻度黄疸、外周血白细胞计数增高等表现,多在夜间发作。

慢性胆囊炎的临床表现

慢性胆囊炎主要表现为反复发作性上腹部疼痛,疼痛可向右侧背部放射。腹痛多在晚上或脂肪餐后加重。可伴有厌油腻、腹胀等消化道症状,很少出现恶寒高热与黄疸症状。

慢性胆囊炎的西医治疗与用药

对于慢性胆囊炎,西医主张手术切除胆囊,这是唯一根治的办法。如果内科治疗病情可以得以控制,可免除手术治疗。治疗上主要是消炎、利胆,常用的西药见表 1-37。

表 1-37　消炎利胆药

通用名	主要成分	适应证	用法用量
曲匹布通片	曲匹布通	用于治疗胆石症、胆囊炎、胆管炎、胆囊运动障碍和胆囊切除后综合征及慢性胰腺炎等	口服,每次 40mg,每日 3 次,饭后立即服用。2~4 周为 1 个疗程
利胆素片	羟甲盐酸胺	用于治疗胆道炎、胆囊炎、肝原性黄疸、急性肠炎、结肠炎、胃炎、十二指肠炎等	口服:1g/次,3 次/日,连服 2~4 日后,改为每次 0.5g,3~4 次/日

慢性胆囊炎的中医辨证选药

本病归属中医学中的"胁痛"等范畴。治疗上首先要辨明外感内伤。外感多由湿热所致,内伤多有肝郁气滞、血瘀阴虚导致。其次要辨别证候的虚实,实证多以气滞血瘀、湿热为主,虚证多以阴虚不足,脉络失养。本病又多虚实夹杂,可补泻配合治疗。治疗上可辨证选择中药非处方药治疗,也可辨证选药(表 1-38)。

表 1-38　慢性胆囊炎的辨证论治

证型	症状	治法	方药	主要成分
肝气郁结	两胁胀痛,窜痛,可由于情绪引起或加重,胸闷不舒,纳谷不馨,时常嗳气,或寒热往来,口苦咽干,苔薄,脉弦数	疏肝理气	①柴胡舒肝丸:具有疏肝理气,消胀止痛的功效,用于气郁不舒,胸胁胀痛等	茯苓、白芍(酒炒)、陈皮、枳壳(炒)、甘草、桔梗、豆蔻、香附(醋制)、厚朴(姜制)、山楂(炒)、柴胡、苏梗、三棱(醋制)、莪术(炒)、当归、防风、黄芩、木香、大黄(酒炒)、半夏、六神曲(炒)、薄荷、槟榔(炒)、青皮(炒)、乌药

续表

证型	症状	治法	方药	主要成分
			②疏肝止痛丸:具有疏肝理气,和胃止痛的功效,用于肝胃不和,肝气郁结,胸胁胀满,呕吐酸水,脘腹疼痛等	柴胡、当归、黄芩、白芍、赤芍、香附(醋制)、郁金、木香、延胡索(醋制)、白术(炒)、半夏(制)、川楝子等18味
			③小柴胡颗粒:具有解表散热,疏肝和胃的功效,用于寒热往来,胸胁苦满,心烦喜呕,口苦咽干	柴胡、姜半夏、黄芩、党参、甘草、生姜、大枣
肝胆郁热	胁肋疼痛,痛引肩背,口苦咽干,大便秘结,小便短赤,舌红,苔黄,脉滑	清肝胆热,理气止痛	①加味逍遥丸:具有疏肝健脾,清热解郁,养血调经的功效,用于肝郁化火,胸胁胀痛,烦闷急躁,乳房或少腹胀痛等	柴胡、当归、白芍、白术(炒)、茯苓、甘草、牡丹皮、栀子(姜炙)、薄荷
			②当归龙荟丸:具有清肝胆、泻郁热的功效,用于肝胆火旺,心烦不宁,头晕目眩,胁肋疼痛,脘腹胀痛,大便秘结等	大黄、当归、黄柏、黄连、黄芩、龙胆、芦荟、木香、青黛、麝香、栀子
			③消炎利胆片:具有清热、祛湿、利胆的功效。治疗肝胆湿热引起的口苦、胁痛,用于急慢性胆道感染、胆囊炎、胆管炎等	大黄、蒲蒌、功劳木、白芷、冰片、猪胆汁

续表

证型	症状	治法	方药	主要成分
瘀血内停	胁肋疼痛经久不愈，痛若针刺，时轻时重，入夜更甚，痛处不移且疼痛拒按，舌质紫黯，或有瘀斑，脉沉涩	活血化瘀，通络止痛	①血府逐瘀胶囊：具有活血祛瘀，行气止痛的功效，用于瘀血停滞胸中而见胸痛、头痛，痛如针刺而有定处，或呃逆干呕、烦急、心悸失眠、午后潮热等	桃仁、红花、当归、川芎、生地、赤芍、牛膝、柴胡等
			②五灵止痛胶囊：具有行气止痛，通经活络，祛瘀散结，开窍辟秽的功效，适用于因气滞血瘀，邪闭所致的胸胁痛、胃脘痛、痛经、腹痛，亦可用于扭挫伤、骨折等痛症	五灵脂、蒲黄、冰片
肝阴不足	胁肋隐痛，绵绵不休，口干咽燥，心烦头晕，舌红少苔，脉细弦	柔肝养阴	①杞菊地黄丸：具有滋肾养肝的功效，用于肝肾阴虚，眩晕耳鸣，羞明畏光，视物昏花（配合疏肝药使用）	枸杞子、菊花、熟地黄、山茱萸（制）、牡丹皮、山药、茯苓、泽泻
			②养肝口服液：具有补肾柔肝，安神益智的功效，用于肝炎、神经衰弱属肝肾亏虚引起的头晕目眩，头痛，胁痛，乏力，腰膝酸软，不寐等症状的改善	地黄、制何首乌、北沙参、麦冬、黄精（制）、当归、白芍、阿胶、续断、五味子、远志、砂仁、益母草

慢性胆囊炎的问病重点

药师应重点询问患者疼痛的部位，疼痛的严重程度，以及是否有发热、恶寒以及黄疸，以排除急性胆囊炎、急腹症等较重疾病。还要关注患者是否有过急性胆囊炎史、胃肠疾病史，以便合理用药。

慢性胆囊炎的合理用药

在服药期间,应该限制患者进食脂肪类食品,限制患者饮酒以及食用辛辣食物。对于肥胖的患者应该减轻体重。如患者属于慢性胆囊炎急性发作,应该静滴抗生素。舒胆通对于有过敏史者、孕妇禁用,完全性胆道梗阻及急性胰腺炎患者慎用。

对于中药治疗来说,要注意疏肝理气药可能会伤阴,所以对于阴虚患者要慎用含有疏肝理气功效的药,但是既疏肝又养阴的中成药很少,所以一般对于肝阴虚胁痛型的病人,要将养肝阴药和疏肝药联合使用,但要用燥烈性不强的疏肝药,如加味逍遥丸。同时也要注意,治疗肝胆郁热的中成药对于又兼有脾胃虚的患者要慎用,因其含有清热成分,可能会加重脾胃虚弱。

慢性胆囊炎的预防

要养成定时吃早点的习惯,平时应多吃瓜果蔬菜,少吃肉类,不要暴饮暴食,戒烟限酒,保持大便通畅。注意情绪的调节,尽量不发脾气,不暴躁。

 任务实施

按照工作过程完成以上情景案例。

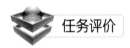 **任务评价**

慢性胆囊炎的任务评价

情景案例:一男子确诊为慢性胆囊炎,伴见两胁胀痛,生气后症状加重,口干口苦。社区医院医师给患者开了柴胡舒肝丸。患者到社区医院药房拿药。请问药师应如何指导患者合理用药? 应如何进行预防建议?	得分
用药指导:	
预防:	
参与程度	
总分	

评 价 标 准

项目	分值	评价方法
用药指导	60 分	用药指导不良反应和注意事项两项均叙述全面、准确得 60 分,不良反应和注意事项缺一项者扣 30 分,每一项中不完整者扣 15 分
预防	30 分	预防措施 3 点以上并且合理者得 30 分,不足 3 点的,每缺一点扣 10 分;每一点部分合理者得 5 分
参与程度	10 分	积极参与、态度端正者得 10 分,参与较积极、态度较端正者得 5 分;不积极参与且态度不端正者不得分
总计	100 分	

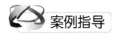 案例指导

一、正确为患者指导用药

患者:您好,请问这个柴胡舒肝丸怎么吃啊?

药师:您好,这个是大蜜丸,每次 1 丸,每日 2 次,早晚服用就可以了。

患者:我是慢性胆囊炎,这个药是舒肝丸,是治我这个的吗?

药师:这个药能疏肝理气,消胀止痛。用于肝气不舒,胸胁痞闷,食滞不清,呕吐酸水。您是慢性胆囊炎,症状符合中医的肝气不舒,所以应该有比较好的效果。

患者:那这个药需要吃多久呢?

药师:医生给您开的是 2 盒,也就是 10 天的量,吃完以后您再找医生,根据您服药后的反应来决定。因为您这个慢性胆囊炎是慢性病,所以需要服用一段时间的。

二、对患者进行合理的预防建议

患者:那好吧,我需要注意什么吗?

药师:慢性胆囊炎的预防需要养成定时吃早点的习惯,平时应多吃瓜果蔬菜,少吃高脂肪的食物,少吃甜食,不要暴饮暴食,尽量不喝酒,保持大便通畅。尽量不发脾气。

任务十二 尿路感染的中西药用药指导

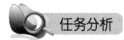

任务导入

　　情景案例　一年轻女性患者由于受凉,发热38℃,同时出现小便时尿频、尿急、尿道灼痛、尿血的症状,医生诊断为急性膀胱炎,并开了甲磺酸左氧氟沙星片和尿感宁颗粒。患者到医院药房拿药。请问药师应如何指导患者合理用药?应如何进行预防建议?

任务目标

▲ 会对尿路感染患者进行正确的中西药用药指导。
▲ 会对尿路感染患者进行合理的预防建议。

任务分析

	工作过程	所需知识
工作过程1	通过询问患者临床诊断,得知患者患有尿路感染	尿路感染的概述、临床表现、问病重点
工作过程2	对尿路感染患者进行正确的中西药用药指导	尿路感染的治疗原则、常用中西药及其特点、用药注意
工作过程3	对尿路感染患者进行合理的预防建议	尿路感染的预防

任务资讯

尿路感染的概述

　　尿路感染根据感染部位的不同,可分为上尿路感染(肾盂肾炎)和下尿路感染(膀胱炎、尿道炎)(表1-39)。许多病原微生物都可引起尿路炎症,其中以细菌感染为多。本病是常见的感染性疾病,女性居多。男性通常极少发生尿路感染,50岁以后因为前列腺肥大,导致发生频率较多。对于有症状的尿路感染,以育龄已婚女性最常见。导致尿路感染发生的原因主要有尿路结石、尿路创伤性检查、性生活过频或不洁、女性尿道解剖特点、尿道周围感染以及机体抵抗力下降导致的尿路抵抗力减退而发生感染。本病需进行尿检确诊。本病类似于中医"淋证"范畴。淋证可分为石淋、热淋、劳淋、膏淋、血淋、气淋等,是因肾、膀胱气化失司,水道不利而导致的以小便频急、淋漓不尽、尿道涩痛、小腹拘急、痛引腰腹为主要表现的一类病证。多由过食肥甘厚腻辛辣之品,饮酒过多,脾肾不足和肝郁气滞等原因导致。

尿路感染的临床表现

表 1-39　尿路感染的西医分类及表现

分类	特点	主要症状	伴随症状
膀胱炎	占尿路感染的60%左右,育龄妇女多见,常发生于性生活后。月经后、妇科手术后以及老年妇女也易发。多继发于尿道炎、阴道炎	尿频、尿急,排尿过程中尿痛,排尿终不痛。慢性膀胱炎症状相同但轻微	耻骨弓上不适,微腰痛,可出现血尿,可发低热
尿道炎	多见于女性	尿道外口红肿,男性出现尿道分泌物,先黏液性后脓性。女性分泌物少,可见尿频、尿急、尿痛、脓尿。慢性尿道炎症状多不明显	耻骨上方和会阴部有不适感
急性肾盂肾炎	育龄妇女多见,起病急骤	高热、寒战、尿频、尿急、尿痛、排尿困难等膀胱刺激症状	头痛、全身酸痛、腰酸痛、腹部绞痛、食欲不振、恶心

尿路感染的西医治疗与用药

急性期西医治疗一般以抗菌消炎为主,且应选择肾毒性较小的并且在肾脏及尿液中浓度高的抗生素(表 1-40)。对于急性膀胱炎、尿道炎早期,要积极使用抗生素控制感染。初次感染可选用磺胺类药物,也可使用喹诺酮类药物。慢性反复发作的患者可选用头孢菌素类、甲硝唑、氨基糖苷类抗生素或半合成青霉素类。

表 1-40 常用治疗尿路感染的抗生素

通用名	主要成分	适应证	用法用量
甲磺酸左氧氟沙星片	甲磺酸左氧氟沙星	用于敏感菌引起的皮肤、软组织、骨关节、淋巴组织等感染	口服，0.1～0.2g/次，2～3次/日
联磺甲氧苄啶片	磺胺嘧啶、磺胺甲噁唑、甲氧苄啶	对本品敏感的细菌所致的尿路感染、肠道感染、成人慢性支气管炎急性发作、急性中耳炎等	口服，2片/次，2次/日。首剂加倍
诺氟沙星胶囊	诺氟沙星	主要用于敏感菌引起的泌尿系统、皮肤、软组织、肠道细菌感染等	饭前口服，0.1～0.2g/次，3次/日。忌与金属制剂（如钙、铁等）同服

尿路感染中医辨证选药

淋证表现很多，所以在治疗中，首先要分清虚实。实证多初期或起病急骤，以膀胱湿热为主；虚证多为久病，以脾肾两虚为主。把握急则治其标，缓则治其本的原则，实则清利，虚则补益。可辨证选择中药非处方药治疗，也可辨证选药（表1-41）。

表 1-41 尿路感染的辨证论治

证型	症状	治法	方药	主要成分
膀胱湿热	起病多急骤，小便频数，炽热灼痛。少腹拘急胀痛，或发寒热，腰痛拒按，口苦，或大便秘结，舌红苔黄腻，脉滑数	清热利湿通淋	①八正胶囊：具有清热、利尿、通淋的功效，用于湿热下注，小便短赤，淋漓涩痛，口干咽燥等	栀子、车前子(炒)、瞿麦、萹蓄、滑石、大黄、川木通、灯心草、甘草
			②三金片：具有清热解毒，利湿通淋，益肾的功效。用于下焦湿热，热淋，小便短赤，淋沥涩痛；急、慢性肾盂肾炎，膀胱炎，尿路感染属肾虚湿热下注证者	金樱根、菝葜、羊开口、金沙藤、积雪草

续表

证型	症状	治法	方药	主要成分
			③尿感宁颗粒:具有清热解毒,通淋利尿的功效。用于急性尿路感染、急性膀胱炎、急性肾盂肾炎、慢性膀胱炎和慢性肾盂肾炎出现尿频、尿急、尿痛者	海金沙藤、连钱草、凤尾草、葎草、紫花地丁
			④癃清片:具有清热解毒,凉血通淋的功效。用于热淋所致的尿频、尿急、尿痛、尿短、腰痛、小腹坠胀等	金银花、黄连、黄柏、白花蛇舌草、败酱草、牡丹皮、赤芍、泽泻、车前子、仙鹤草
热灼阴伤	小便频数,艰涩疼痛,尿色淡红,腰膝酸软,头晕耳鸣,口燥咽干,五心烦热,舌红,苔少,脉细数	滋阴补肾,清热通淋	知柏地黄丸:具有滋阴清热的功效,用于阴虚火旺,潮热盗汗,耳鸣遗精,小便短少,口干舌燥等	知母、黄柏、熟地黄、山药、山茱萸(制)、牡丹皮、茯苓、泽泻
脾肾两虚	小便淋漓,时作时止,遇劳则发,小便灼热,或疼痛,神疲乏力,少气懒言,腰膝酸软,纳呆食少。舌淡或胖而有齿痕,苔薄白,脉沉细	健脾补肾	无比山药丸:本药具有健脾补肾的功效,用于脾肾两虚,食少肌瘦,腰膝酸软,目眩耳鸣等	山茱萸、泽泻、熟地、茯苓、巴戟天、牛膝、赤石脂、山药、杜仲、菟丝子、肉苁蓉、五味子

尿路感染的问病重点

应着重询问患者的起病原因、持续时间、是否反复发作,有无发热、寒战、腹部剧痛等症状,以及是否用过药物。有些妇科疾病如阴道炎引起的尿路刺激征与尿路感染相似,要注意鉴别。

尿路感染的合理用药

尿路感染西医主要以抗感染治疗为主,辅以一般治疗如饮食、休息等。但对于排尿机制存在障碍(如结石、尿路狭窄、前列腺肥大等)的患者,抗生素治疗效果较差,应综合治疗。要根据患者的性别、年龄、感染部位以及是否为妊娠、哺乳来综合考虑,合理用药,避免顾此失彼。

对于中药治疗尿路感染,多数成药均为清热利湿通淋药,这些药对于初起且以湿热为主的患者比较有效,但对于反复发作的感染,效果却不佳,主要因为久病多虚,患者有一定的虚损存在,机体不能对药物产生良好的反应而抗邪。此时应照顾患者体质,采取标本兼顾的办法治疗。久病患者常兼杂脾虚或肾虚,脾虚患者可配合香砂六君丸服用,肾虚患者根据肾虚的性质灵活选药。

尿路感染的预防

应多饮水,多排尿,尽量不吃辛辣油腻食品,饮食宜清淡,女性患者应注意保持会阴清洁,洗澡尽量淋浴,性生活后应排尿。

 任务实施

按照工作过程完成以上情景案例。

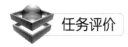 任务评价

尿路感染的任务评价

情景案例:一年轻女性患者由于受凉,发热 38℃,同时出现小便时尿频、尿急、尿道灼痛、尿血的症状,医生诊断为急性膀胱炎,并开了甲磺酸左氧氟沙星片和尿感宁颗粒。患者到医院药房拿药。请问药师应如何指导患者合理用药?应如何进行预防建议?	得分
用药指导:	

续表

预防：	
参与程度	
总分	

评 价 标 准

项目	分值	评价方法
用药指导	60分	西药用药指导不良反应和注意事项两项均叙述全面、准确得30分,不良反应和注意事项缺一项者扣15分,每一项中不完整者扣6分。中药用药指导不良反应和注意事项叙述全面、准确得30分,不良反应和注意事项缺一项者扣15分,每一项中不完整者扣6分
预防	30分	预防措施3点以上并且合理者得30分,不足3点的,每缺一点扣10分;每一点部分合理者得5分
参与程度	10分	积极参与、态度端正者得10分,参与较积极、态度较端正者得5分;不积极参与且态度不端正者不得分
总计	100分	

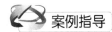 案例指导

一、正确为患者指导用药

患者:您好,请问医生给我开的这两个药都是中药吗?

药师:您好,甲磺酸左氧氟沙星片是西药,尿感宁颗粒是中成药。

患者:那这两个药应该怎么吃呢?

药师:甲磺酸左氧氟沙星片一日2次,一次1片,疗程5～7天,温水送服就可以;尿感宁颗粒开水冲服,一次1袋,一日3～4次。

患者:这两个药可以一起吃吗?

药师:这两个药应该间隔2个小时服用,不要同时服用。

患者:服药期间我还需要注意什么吗?

药师:服药期间要多饮温开水以冲刷尿路,有助于尿路感染的治疗。

二、对患者进行合理的预防建议

患者:其他还有什么注意的吗?

药师:要注意平时忌烟酒和辛辣、刺激性的食物。多饮水。可以多吃富含维生素 C 的水果,少吃甜食,避免受凉。另外,可以适当锻炼增强体质,提高抗病能力。

任务十三 缺铁性贫血的中西药用药指导

任务导入

情景案例 一年轻女性来药店买药,自述近半年来经常头晕眼花,疲乏无力,面色㿠白,月经量一直很大,体检时检查是缺铁性贫血,医生建议进行补铁治疗。请问药师应如何问病售药?患者买药后,药师应如何指导患者合理用药?应如何进行预防建议?

任务目标

▲ 会初步判断病人是否患有缺铁性贫血。

▲ 会为缺铁性贫血患者合理推荐中西药物。

▲ 会对缺铁性贫血患者进行正确的中西药用药指导。

▲ 会对缺铁性贫血患者进行合理的预防建议。

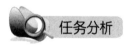 任务分析

	工作过程	所需知识
工作过程 1	通过询问患者临床诊断,得知患者患有缺铁性贫血	缺铁性贫血的概述、临床表现、问病重点
工作过程 2	合理为缺铁性贫血患者推荐中西药物	缺铁性贫血的治疗原则、常用中西药及其特点、用药注意
工作过程 3	对缺铁性贫血患者进行正确的中西药用药指导	
工作过程 4	对缺铁性贫血患者进行合理的预防建议	缺铁性贫血的预防

任务资讯

缺铁性贫血的概述

铁是红细胞中血红蛋白的组成成分,铁元素缺乏时,红细胞合成血红蛋白减少,使得红细胞体积变小,携带氧的能力下降。由于体内缺少铁质,继而红细胞内也出现铁的缺乏,从而影响血红蛋白合成而引发的贫血称为缺铁性贫血。根据病因的不同,可将其分为铁摄入不足、供不应求、吸收不良、转运障碍、丢失过多或利用障碍。偏食、孕妇、月经过多、哺乳、胃肠道疾病、肝病、慢性炎症、各种失血等都会导致缺铁性贫血的发生,属于最常见的贫血。在发展中国家,婴幼儿和育龄妇女发病较多。根据其临床表现,可归属于中医"虚劳"、"萎黄"等范畴。多是由于饮食不节、失血过多、久病体虚以及虫积导致。

缺铁性贫血的临床表现

贫血表现为乏力倦怠、头晕头痛、眼花耳鸣、心悸气短、纳差、苍白、心率加快。组织缺铁表现为烦躁、易怒、注意力不集中、体力耐力下降,口腔炎、舌炎、口角皲裂、毛发干枯、脱落、指(趾)甲缺乏光泽等。除以上表现外,还包括缺铁原发病的表现如消化性溃疡、肿瘤、痔疮导致的黑便、妇女月经过多等。

缺铁性贫血的西医治疗与用药

本病的治疗首先必须找到病因,不针对病因而只针对贫血的治疗是乏效的。在治疗原发病的同时,可以服用补铁剂(表 1-42)。

表 1-42 常用补铁剂

通用名	主要成分	适应证	用法用量
硫酸亚铁片	硫酸亚铁	用于各类因胃切除、痔疮、寄生虫、溃疡等引起的缺铁性贫血的预防治疗	口服,3 次/日。成人 0.3～0.6g/次;小儿 0.1～0.3g/次。饭后服用。禁止与浓茶、牛奶、高钙、鞣酸蛋白、碱性药物、四环素等同服
富马酸亚铁颗粒	富马酸亚铁	用于各种原因(如慢性失血、营养不良、妊娠、儿童发育期)引起的缺铁性贫血	口服。成人:一次 0.2g,一日3～4次;儿童:一次 0.1g,一日 1～3 次

续表

通用名	主要成分	适应证	用法用量
葡萄糖酸亚铁口服液	葡萄糖酸亚铁	用于因痔疮、慢性失血、月经过多、孕妇、哺乳期妇女、儿童发育期所致的缺铁性贫血	口服。12岁以上儿童及成人一次15~20ml,一日2~3次
乳酸亚铁片	乳酸亚铁	用于各类因胃切除、痔疮、寄生虫、溃疡等引起的缺铁性贫血的预防治疗	口服。0.15~0.6g/次,3次/日
琥珀酸亚铁片	琥珀酸亚铁	用于明确原因的慢性失血、营养不良、妊娠、儿童发育期等引起的缺铁性贫血	口服。成人一次0.2~0.4克,一日1次;6岁以上儿童一次0.1克,一日1次。饭后服用
维铁片	$FeSO_4$、维生素C、烟酸胺、泛酸钙、维生素B_1	由于各种病因所致的缺铁性贫血症及需补充多种B族维生素的患者	口服。一次1片,一日1次,饭后吞服或遵医嘱

缺铁性贫血中医辨证选药

本病大多为虚证,在辨证上要辨别虚损的部位和程度。脾胃乃人气血生化之源,故脾虚为本病的关键。又因为气为血之帅、血为气之母,所以补气也可以帮助生血。久病及肾,补肾也是常用方法。同时要重视原发病的控制,消除病因。可辨证选择"虚证类"中药非处方药治疗,也可辨证选药(表1-43)。

表1-43 缺铁性贫血的辨证论治

证型	症状	治法	方药	主要成分
脾胃虚弱	面色萎黄,口唇色淡,爪甲色白,神疲乏力,少气懒言,食少便溏,舌淡白,脉细弱	健脾养血	①人参健脾丸:具有补气健脾的功效,用于体倦乏力,胃脘不适,食少纳差	人参、白术、山药、木香、砂仁、黄芪、当归、酸枣仁、远志
			②香砂六君丸:具有益气健脾化痰的功效。用于脾虚气滞,痰湿蕴脾	人参、白术(麸炒)、茯苓、甘草(蜜炙)、黄芪(蜜炙)、当归、木香、远志(去心甘草炙)、龙眼肉、酸枣仁(炒)

续表

证型	症状	治法	方药	主要成分
气血两虚	面色苍白,倦怠乏力,头晕目眩,食欲不振,毛发干枯,爪甲色白,失眠心悸,健忘头晕,舌淡胖,苔薄,脉濡细	益气健脾,养血补心	①人参归脾丸:具有益气补血,健脾养心的功效,用于气血不足,心悸,失眠等	人参、白术(麸炒)、茯苓、甘草(蜜炙)、黄芪(蜜炙)、当归、木香、远志(去心甘草炙)、龙眼肉、酸枣仁(炒)
			②健脾生血颗粒:具有健脾和胃,养血安神的功效,用于心脾两虚性缺铁性贫血,症见面色萎黄或无华,食少纳差,烦躁多汗,倦怠乏力等	党参、茯苓、白术(炒)、鸡内金(炒)、硫酸亚铁等
			③人参养荣丸:具有温补气血的功效。用于心脾不足,气血两亏,形瘦神疲,食少便溏,病后虚弱等	人参、白术(土炒)、茯苓、黄芪(炙)、当归、熟地黄、白芍(麸炒)、陈皮、远志(制)、肉桂、五味子(酒蒸)、甘草(炙)
			④阿胶补血颗粒:具有益气补血的功效。用于久病体弱,气虚血亏	阿胶、熟地黄、党参、黄芪、枸杞子、白术
			⑤八珍丸:具有补气益血的功效。用于气血两虚,面色萎黄,食欲不振,四肢乏力,月经过多等	党参、白术(炒)、茯苓、甘草、当归、白芍、川芎、熟地黄
			⑥十全大补丸:具有温补气血的功效。用于气血两虚,面色苍白,气短心悸,头晕自汗,体倦乏力,四肢不温,月经量多等	党参、白术(炒)、茯苓、炙甘草、当归、川芎、白芍(酒炒)、熟地黄、炙黄芪、肉桂

续表

证型	症状	治法	方药	主要成分
			⑦复方阿胶浆:具有补气养血的功效。用于气血两虚,头晕目眩,心悸失眠,食欲不振及贫血	阿胶、人参、熟地黄、党参、山楂
脾肾不足	面色萎黄或苍白,形寒肢冷,唇甲淡白,浮肿,神疲耳鸣,腰膝酸软,久泻久痢、小便清长,男子阳痿,女子闭经,舌淡胖有齿痕,脉沉细	温补脾肾	①阿胶养血颗粒:具有益气养血,滋补肝肾的功效。用于气血两虚所致老年体弱者	黄芪、当归、党参、阿胶、枸杞子、熟地黄、白芍
			②大补元煎丸:本药具有益气养血,滋补肝肾的功效。用于肝肾不足,气血两亏,精神疲惫,心悸健忘,头晕目眩,四肢酸软等	党参、山药(麸炒)、熟地黄、当归、山茱萸、杜仲(盐炒)、枸杞子、甘草(蜜炙)
			③二仙膏:具有滋阴助阳,益气益血的功效。用于治疗气血两虚,神疲体倦,周身懒软,神经衰弱等	人参、枸杞子、鹿角胶、龟板胶、牛鞭(干)、黄芪(蜜炙)、熟地黄(砂仁拌)、制何首乌、五味子(酒制)、沙苑子(盐炒)、牛膝、核桃仁、黑芝麻(炒)、山药(炒)、远志(制)、丹参
			④肾脾双补口服液:具有补肾健脾的功效。用于脾肾两虚之体倦食少,头晕耳鸣,腰膝酸软	熟地黄、山药、五味子、枸杞子、菟丝子、山茱萸、泽泻、陈皮、鸡内金、山楂、车前子

缺铁性贫血的问病重点

首先应询问患者的性别、年龄，然后观察病人的脸色，以及指甲、嘴唇的颜色。应重点询问是否经过诊断属于缺铁性贫血。应再详细诊断后用药。以防延误病情。还应询问导致贫血的原发病是否治疗。如果没有原发病的治疗，单纯使用补铁的方法很难奏效。

缺铁性贫血的合理用药

西药铁剂只适用于缺铁性贫血，对其他类型的贫血无效，此外，铁剂对胃肠道有刺激性，会引起消化系统症状，故应在饭后服用。血友病、含铁血黄素沉着症、消化性溃疡、溃疡性结肠炎、肝肾功能严重损害、对铁过敏者都应禁服本类药物。铁制剂还能减少多巴类药物和喹诺酮类药物的吸收，故不可一起使用。如果出现呕吐、血便、黄疸、嗜睡等，可能是铁服用过多，应及时去医院处理。

中药治疗缺铁性贫血可以单纯使用养血药，但效果不如益气养血好。对于脾胃虚弱的患者，要注意慎用膏滋类药物，以防滋腻脾胃。心脾两虚证与气血两虚证症状类似，可参考使用。此外，血虚易生热，故而要防止过补上火。对于血虚有热的患者，要使用滋阴养血的药物，防止过用温性大的药物。

缺铁性贫血的预防

首先要重视饮食习惯，不偏食，不挑食，多吃富含铁质的食物，如动物的血及肝脏、鸡蛋、鱼类、奶类、大枣、豆类、坚果、山楂、草莓、菠菜等，以防止铁元素的缺乏。同时要注意原发病的预防。

 任务实施

按照工作过程完成以上情景案例。

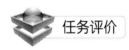 任务评价

缺铁性贫血的任务评价

情景案例：一年轻女性来药店买药，自述近半年来经常头晕眼花，疲乏无力，面色㿠白，月经量一直很大，体检时检查是缺铁性贫血，医生建议进行补铁治疗。请问药师应如何问病售药？患者买药后，药师应如何指导患者合理用药？应如何进行预防建议？	得分

续表

问病问题：	问此问题的目的：	
问题1：		
问题2：		
问题3：		
问题4：		
问题5：		
西医诊断：	中医诊断：	
原因：	原因：	
西医用药：	中医用药：	
用药指导：		
预防：		
参与程度		
总分		

评 价 标 准

项目	分值	评价方法
问病问题	20分	每个问题4分,问题合理得2分,目的正确得2分
诊断	10分	西医诊断正确得3分,不正确不得分;原因正确得2分,部分正确得1分,不正确不得分。中医诊断正确得3分,不正确不得分;原因正确得2分,部分正确得1分,不正确不得分
用药	20分	西药选择合理得10分,不合理不得分;中药选择合理得10分,不合理不得分
用药指导	30分	西药用药指导不良反应和注意事项两项均叙述全面、准确得15分,不良反应和注意事项缺一项者扣7分,每一项中不完整者扣3分。中药用药指导不良反应和注意事项叙述全面、准确得15分,不良反应和注意事项缺一项者扣7分,每一项中不完整者扣3分
预防	10分	预防措施3点以上并且合理者得10分,不足3点的,每缺一点扣3分;每一点部分合理者得1分
参与程度	10分	积极参与、态度端正者得10分,参与较积极、态度较端正者得5分;不积极参与且态度不端正者不得分
总计	100分	

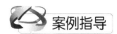 **案例指导**

一、初步确定患者的疾病

患者:你好! 我想买点治贫血的药。

药师:请问您去医院诊断过吗? 医生说是属于哪种类型的贫血了吗? (应首先确认患者是否属于缺铁性贫血,避免诱导性问题。)

患者:去检查过,大夫说是缺铁性贫血。

药师:那大夫开什么药了吗? 现在怎么样?

患者:大夫说吃些补铁的药就可以,你们这儿补铁的有什么药吗?

药师:补铁的有琥珀酸亚铁片、维铁缓释片,还有乳酸亚铁片。

患者:哦,还有别的吗? 中药有这方面的药吗?

二、合理为患者选择用药

药师:有的。请问您现在有什么症状? (应根据病因和伴随症状来为患者选药,可进一步询问症状。)

患者:头晕眼花,乏力。

药师:还有没有其他的症状,比如吃饭好吗? 消化怎么样? 有腹胀便溏的情况吗?

患者:好像是有的。

药师:那有没有腰膝酸软的症状?

患者:那倒没有,就是吃饭不香。

药师:那我推荐您吃点健脾生血颗粒,这个药是复方制剂,除了有硫酸亚铁外,还增加了补脾益气的中药,比较合适您这样有脾虚证候的人。

三、正确为患者指导用药

患者:好吧,我先买两盒吧。应该怎么吃呢?

药师:饭后用开水冲服。成人一次 21g,一日 3 次。

四、对患者进行合理的预防建议

患者:服药期间我还需要注意什么吗?

药师:服铁剂的同时可以服用维生素 C,能帮助促进铁剂的吸收,但应避免与牛奶、茶、咖啡同时服用,以免影响铁的吸收。平时的膳食可以多摄入些富含铁的食物,比如动物肝脏、干豆、鸡蛋等。平时还应加强体育锻炼,增强体质,防止缺铁性贫血的发生。

任务十四 糖尿病的中西药用药指导

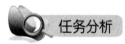

任务导入

情景案例 一男子来药店买药,自述患2型糖尿病10余年,平时口服降糖药瑞格列奈片,现血糖控制得还可以。近日由于劳累,又感腰膝酸软,头晕耳鸣,五心烦热。拿着医院的处方来药店购买瑞格列奈片。请问药师应如何售药?患者买药后,药师应如何指导患者合理用药?应如何进行预防建议?

任务目标

▲ 会为糖尿病患者合理推荐中西药物。

▲ 会对糖尿病患者进行正确的中西药用药指导。

▲ 会对糖尿病患者进行合理的预防建议。

任务分析

	工作过程	所需知识
工作过程1	通过患者临床诊断,得知患者患有糖尿病	糖尿病的概述、临床表现、问病重点
工作过程2	合理为糖尿病患者推荐中西药物	糖尿病的治疗原则、常用中西药及其特点、用药注意
工作过程3	对糖尿病患者进行正确的中西药用药指导	
工作过程4	对糖尿病患者进行合理的预防建议	糖尿病的预防

任务资讯

糖尿病的概述

糖尿病是一组以慢性高血糖为特征的代谢性疾病群。由于体内胰岛素分泌缺陷和(或)其生物效应降低引起的碳水化合物、脂肪、蛋白质代谢异常。久病后可能引起多系统损害,导致心脏、肾脏、眼、血管、神经等组织的慢性进行性病变,引起功能衰竭及昏迷。如果没有得到有效的治疗,则可能发生糖尿病性白内障、糖尿病性视网膜病变、失明、下肢坏疽、尿毒症等严重问题。严重或应激时可发生急性代谢紊乱,如酮症酸中毒、高渗性昏迷等。在我国其死亡率仅次于脑血管病、心血管病、肿瘤,居第四位。糖尿病的病因尚未完全阐明,目前认为主要以遗传、自身免疫以及环境等因素有关。从胰岛 B 细胞合成和分泌胰岛素,经血液循环到达体内任何一个环节发生异常都可能导致糖尿病。包括肥胖、过食、感染、妊娠、体力活动少等都可诱发本病。

糖尿病分为 1 型糖尿病、2 型糖尿病、其他特殊类型糖尿病、妊娠期糖尿病(表 1-44)。其诊断标准为空腹血糖≥7.0mmol/L,口服葡萄糖耐量试验或餐后 2 小时血糖≥11.1mmol/L。

根据其临床表现,类似于中医当中的"消渴"范畴。分为上消、中消和下消。上消表现为口渴多饮,中消表现为消谷善饥,下消表现为多尿。本病主要与先天禀赋不足,饮食不节、情志失调以及劳欲过度有关。

表 1-44 糖尿病的分类

分类	特征
1 型糖尿病	由于胰岛 B 细胞受破坏导致胰岛素绝对缺乏
2 型糖尿病	由于胰岛素抵抗为主,伴有胰岛素分泌不足;或胰岛素分泌不足为主伴有或不伴胰岛素抵抗。本型占所有糖尿病的 90％以上
其他特殊类型糖尿病	包括青年人中成年发病型糖尿病、线粒体基因突变型糖尿病、药物型糖尿病等
妊娠期糖尿病	妊娠过程中初次发现的任何程度的糖耐量异常,无论是否需用胰岛素或单用饮食治疗,无论分娩后这一情况是否持续,都认为是妊娠期糖尿病

糖尿病的临床表现

糖尿病的典型症状是所谓的"三多一少"。即多食、多饮、多尿、体重减少。患者可出现疲乏无力、皮肤瘙痒,尤其是外阴瘙痒、视力模糊等。而相当一部分患者没有"三多一少"的表现,是因为各种并发症而就诊时查出或体检时查出血糖升高。

其常见的并发症有感染(皮肤化脓性感染、皮肤真菌感染、肾盂肾炎、膀胱炎等)、酮症酸中毒昏迷、高渗性非酮症酸中毒昏迷、大血管病变(冠心病、肾动脉硬化、脑血管病、肢体动脉硬化)、微血管病变(糖尿病肾病、糖尿病性视网膜病变、糖尿病心肌病等)、神经病变(周围神经病变、自主神经病变)、眼的病变(黄斑病、白内障、青光眼等)、糖尿病足等。

糖尿病的西医治疗与用药

目前糖尿病的治疗缺乏针对病因的治疗,主要是强调早期治疗、长期治疗和综合治疗,以个体化为原则。国家糖尿病联盟提出的治疗包括:糖尿病健康教育、饮食治疗、体育锻炼、血糖监测和药物治疗。对于药物治疗,糖尿病人要坚持长期服用降糖药。常用的口服降糖药包括磺脲类、双胍类、α-葡萄糖苷酶抑制剂、胰岛素增敏剂、非磺脲类促胰岛素分泌剂等药物。对于 1 型糖尿病以及 2 型糖尿病口服降糖药没有能控制者等情况,需要胰岛素治疗。

一、磺脲类口服降糖药

主要促进胰岛 B 细胞分泌胰岛素,抑制肝糖原异生,减少肝糖输出,增强胰岛素与受体的亲和力。适用于经饮食治疗和体育锻炼未控制的糖尿病等。包括格列本脲片(优降糖)、格列齐特片(达美康)、格列喹酮片(糖适平)、格列波脲、格列美脲等(表 1-45)。

表 1-45　常用磺脲类口服降糖药

通用名	主要成分	适应证	用法用量
格列本脲片	格列本脲	适用于单用饮食控制疗效不满意的轻、中度非胰岛素依赖型糖尿病患者	餐前口服,一日 3 次。剂量可从 1.25mg 开始,依据血糖水平逐渐递增,一般用量为每日 5～10mg,最大用量每日不超过 15mg
格列齐特缓释片	格列齐特	适用于单用饮食控制疗效不满意的轻、中度非胰岛素依赖型糖尿病	口服,仅用于成年人。每日 1 次,剂量为 1～4 片,30～120mg。建议于早餐时服用

通用名	主要成分	适应证	用法用量
格列喹酮片	格列喹酮	单纯饮食治疗不能理想控制的中老年非胰岛素依赖型(即2型)糖尿病,尤其适用于2型糖尿病人伴肾功能不良者	餐前半小时服用,一般日剂量为15～180mg,据个体情况而定。通常日剂量为1片以内者于早晨一次服用,更大剂量应分3次,分别于餐前服用
格列美脲片	格列美脲	本品适用于单纯饮食控制和锻炼未能控制血糖的2型糖尿病患者	初始剂量为1mg,早餐含服。根据血糖监测结果,每1～2周按1、2、3、4、6mg递增,个别患者最大剂量可用至8mg

二、双胍类口服降糖药

主要促进肌肉、脂肪等外周组织摄取和利用葡萄糖,抑制肝糖原异生,减少肝糖输出,延缓肠道内葡萄糖的吸收,减轻胰岛素抵抗、提高葡萄糖转运能力。主要适用于2型糖尿病尤其是肥胖患者。常用药物为二甲双胍(甲福明、降糖片)(表1-46)。

表1-46　常用双胍类口服降糖药

通用名	主要成分	适应证	用法用量
二甲双胍片	二甲双胍	适用于单用饮食和运动治疗不能控制的2型糖尿病患者	进食时或餐后口服。开始用量通常为每次1片(0.5g),每日1次,晚餐时服用,根据血糖和尿糖调整用量,每日最大剂量不超过4片(2g),分2次服用

三、α-葡萄糖苷酶抑制剂

本品通过抑制α-葡萄糖苷酶,使淀粉、蔗糖、麦芽糖等分解为葡萄糖的速度减慢,肠道葡萄糖吸收减慢而降低餐后血糖。常用药物有阿卡波糖(拜唐苹)、伏格列波糖(表1-47)。

表 1-47　常用 α-葡萄糖苷酶抑制剂

通用名	主要成分	适应证	用法用量
阿卡波糖片	阿卡波糖	阿卡波糖片可用于胰岛素依赖型或非胰岛素依赖型的糖尿病,亦可与其他口服降血糖药或胰岛素联合应用	用餐前即刻整片吞服或与前几口食物一起咀嚼服用。剂量从 50mg 始,逐渐增加至 100mg,3 次/日
伏格列波糖片	伏格列波糖	适用于经饮食、运动或其他降糖制剂无效果的糖尿病患者。有效降低糖尿病患者的餐后高血糖	饭前口服,一般成人 200μg/次,3 次/日,剂量可随血糖水平进行调节

四、胰岛素增敏剂(噻唑烷二酮类)

本类药主要是增加肌肉组织对胰岛素的敏感性,促进组织对葡萄糖的利用,改善胰岛素抵抗,适用于 2 型糖尿病尤其是超重或肥胖者、2 型糖尿病伴胰岛素抵抗者,包括罗格列酮、吡格列酮(表 1-48)。

表 1-48　常用胰岛素增敏剂

通用名	主要成分	适应证	用法用量
罗格列酮片	罗格列酮	用于 2 型糖尿病患者,不宜用于 1 型糖尿病或糖尿病酮症酸中毒患者	本品可于空腹或进餐时服用。本品的起始用量为 4mg/日,每日 1 次,每次 1 片,最大日剂量 8mg,分 1～2 次服用。根据血糖水平实施个体化治疗方案
盐酸吡格列酮片	吡格列酮	非胰岛素依赖型糖尿病	起始剂量 15～30mg,最大剂量为 45mg/天,1 次/日。在早餐前服用

五、非磺脲类促胰岛素分泌剂

本类药物与磺脲类降糖机制相类似。模拟生理性胰岛素分泌,降血糖作用快而短,主要用于控制餐后高血糖。包括瑞格列奈、那格列奈(表 1-49)。

表 1-49　常用非磺脲类促胰岛素分泌剂

通用名	主要成分	适应证	用法用量
瑞格列奈片	瑞格列奈	饮食控制、降低体重及运动锻炼不能有效控制高血糖的 2 型糖尿病(非胰岛素依赖型)患者	餐前 30 分钟内服用,推荐起始剂量为 0.5～1mg,以后如需要可每周或每 2 周作调整
那格列奈片	那格列奈	本品可以单独用于经饮食和控制不能有效控制高血糖的 2 型糖尿病病人。也可用于使用二甲双胍不能有效控制高血糖的 2 型糖尿病病人,采用与二甲双胍联合应用,但不能替代二甲双胍。那格列奈不适用于对磺脲类降糖药治疗不理想的 2 型糖尿病病人	餐前 120mg,根据血糖水平调整剂量。与二甲双胍联用时,剂量可减半

糖尿病中医辨证选药

本病的主要病机在于阴虚为本,燥热为标。两者可互为因果。病变主要在肺、脾、肾三脏而以肾为重。如消渴日久,可转为阴阳两虚证,而使变证蜂出。肾阴不足,肝失所养,可导致目疾如雀盲、云翳等。营阴亏损,热度内蕴可导致痈疽疮毒。血虚肺燥,皮肤失养,可导致皮肤瘙痒等。治疗上首辨消渴的病位,区别肺燥、胃热或肾亏。其次辨别阴虚与燥热的程度区别。清热润燥,养阴生津是本病的治疗大法。血瘀可贯穿消渴病的始终,故而活血药的配伍也是必不可少的。目前治疗糖尿病的中成药不多,而且以处方药为主,其原因主要是糖尿病病机复杂,很难有单一的证型,一般都有很多兼杂证。现将主要证型和主要治疗用药介绍如下(表 1-50)。

表 1-50　糖尿病的辨证论治

证型	症状	治法	方药	主要成分
气阴两虚	烦渴多饮,口干舌燥,乏力气短,潮热汗出,尿量多,舌边尖红,或胖淡,苔薄或少,脉细	益气养阴	①参芪降糖片(处方药):具有益气养阴,滋补脾肾的作用,主治消渴证,用于 2 型糖尿病	人参茎叶皂苷、五味子、黄芪、山药、地黄、覆盆子、麦冬、茯苓、天花粉、泽泻、枸杞子

续表

证型	症状	治法	方药	主要成分
			②益津降糖胶囊(处方药):具有益气健脾,生津止渴的功效,用于气阴两虚型消渴病	人参、白术、茯苓、仙人掌、甘草
			③消渴丸(处方药):具有滋肾养阴,益气生津的功效,用于气阴两虚型消渴病	葛根、南五味子、山药、黄芪、地黄、天花粉、格列本脲
气虚内热	口渴易饥,神疲乏力,心烦急躁,小便黄浊,大便干燥。舌淡苔黄,脉濡数	清热益气	金芪降糖胶囊(处方药):具有清热益气的功效,主治气虚内热之消渴病	黄芪、金银花等
肾阴亏损	尿频量多,浑浊如脂膏,或尿甜,腰膝酸软,头晕耳鸣,五心烦热,皮肤瘙痒,苔少,脉细数	滋阴补肾	①六味地黄丸:具有滋补肾阴的功效,用于治疗肾阴虚引起的腰膝酸软,头晕耳鸣等症	熟地黄、山茱萸(制)、牡丹皮、山药、茯苓、泽泻
			②知柏地黄丸:具有滋阴清热的功效,用于阴虚火旺,潮热盗汗,耳鸣遗精,小便短少,口干舌燥	知母、黄柏、熟地黄、山药、山茱萸(制)、牡丹皮、茯苓、泽泻

糖尿病的问病重点

要询问患者的发病史,是否诊断明确,药物治疗情况,有无并发症,以及是否还有不良的生活习惯、饮食习惯等。可以有针对性地给患者以合理建议,杜绝不良习惯。对于患者出现的复杂并发症状应建议患者到医院综合治疗。尤其对于出现酮症酸中毒前兆时,要建议患者立即就医。

小贴士

酮症酸中毒的表现：多数患者在发生意识障碍之前数天有多尿、烦渴多饮和乏力，随之出现纳差、恶心呕吐，多伴头痛、嗜睡、烦躁、呼吸深快、呼气中有烂苹果味道（丙酮味），随后会出现严重失水、尿量减少、皮肤弹性差、眼球下陷、脉细速、血压降低、到晚期可出现各种反射迟钝或消失，嗜睡渐至昏迷。

糖尿病的合理用药

磺脲类药物不良反应主要是低血糖，多见于老年人和肝肾功能不全者。严重低血糖反复发作可引起中枢神经系统不可逆损害，或致死。水杨酸类、磺胺类、保泰松、氯霉素、胍乙啶、利血平以及β受体阻断药可能增强磺脲类药物的降糖作用，噻嗪类利尿药、呋塞米、糖皮质激素类药物可降低其降糖作用。双胍类降糖药禁用于急性感染、充血性心力衰竭、肝肾功能不全或任何缺氧状态的患者，也不宜用于孕妇和哺乳期患者。儿童和老年患者慎用。常见不良反应是口干、口苦、金属味、纳差、恶心、呕吐等。采用餐中或餐后服用可减轻不良反应。α-葡萄糖苷酶抑制剂对于肝肾功能不全者要慎用，不宜用于胃肠功能紊乱者，孕妇、哺乳期妇女、儿童也应慎用。胰岛素增敏剂主要不良反应为水肿，故而有心力衰竭倾向或肝病者慎用。

对于治疗糖尿病的中成药要注意对证使用，但在实际治疗中不容易做到，因为糖尿病患者常常有着复杂的证型，单一用药很难满足个性化需要。所以还是主张用汤剂治疗比较有针对性，当病情稳定后，可以将汤剂做成成药来满足患者的个体化需求。

糖尿病的预防

糖尿病的预防分三级：一级预防是避免发病，二级预防是早期诊断治疗，三级预防是防治或延缓并发症。保持合理膳食，不过劳过逸，防止体重过度增加，避免情绪紧张，进行适当的体育活动等可降低患糖尿病的风险，尤其对于有家族史的人群。使用药物干预可减少糖尿病的发生。提倡食用绿叶蔬菜、豆类、粗粮。山药是很好的降糖食品，可长期煮粥食用。

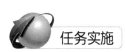 **任务实施**

按照工作过程完成以上情景案例。

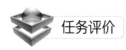 任务评价

糖尿病的任务评价

情景案例:一男子来药店买药,自述患 2 型糖尿病 10 余年,平时服降糖药瑞格列奈片,现血糖控制得还可以。近日由于劳累,又感腰膝酸软,头晕耳鸣,五心烦热。拿着医院的处方来药店购买瑞格列奈片。请问药师应如何售药?患者买药后,药师应如何指导患者合理用药?应如何进行预防建议?		得分
问病问题:	问此问题的目的:	
问题 1: 问题 2: 问题 3: 问题 4: 问题 5:		
西医诊断: 原因:	中医诊断: 原因:	
西医用药:	中医用药:	
用药指导:		
预防:		
参与程度		
总分		

评 价 标 准

项目	分值	评价方法
问病问题	20 分	每个问题 4 分,问题合理得 2 分,目的正确得 2 分
诊断	10 分	西医诊断正确得 3 分,不正确不得分;原因正确得 2 分,部分正确得 1 分,不正确不得分。中医诊断正确得 3 分,不正确不得分;原因正确得 2 分,部分正确得 1 分,不正确不得分
用药	20 分	西药选择合理得 10 分,不合理不得分;中药选择合理得 10 分,不合理不得分
用药指导	30 分	西药用药指导不良反应和注意事项两项均叙述全面、准确得 15 分,不良反应和注意事项缺一项者扣 7 分,每一项中不完整者扣 3 分。中药用药指导不良反应和注意事项叙述全面、准确得 15 分,不良反应和注意事项缺一项者扣 7 分,每一项中不完整者扣 3 分
预防	10 分	预防措施 3 点以上并且合理者得 10 分,不足 3 点的,每缺一点扣 3 分;每一点部分合理者得 1 分
参与程度	10 分	积极参与、态度端正者得 10 分,参与较积极、态度较端正者得 5 分;不积极参与且态度不端正者不得分
总计	100 分	

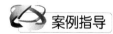 案例指导

一、初步确定患者的疾病

患者:你好! 我想买点瑞格列奈片。

药师:请问您去医院诊断过吗?

患者:是的。我是 2 型糖尿病,我这有医生的处方。

药师:好的。我们这里有瑞格列奈片。

患者:不过我最近由于搬家,一直劳累,觉得腰膝酸软,头晕耳鸣,失眠,心

烦,手脚心热,有没有什么药物能缓解啊?

　　药师:那您这是阴虚火旺的症状,糖尿病患者经常会出现阴虚。

二、合理为患者选择用药

　　患者:那有没有什么药能够治疗阴虚火旺呢?

　　药师:有的。您可以试试知柏地黄丸。

　　患者:这个药有什么用呢?

　　药师:知柏地黄丸具有滋阴清热的功效,用于阴虚火旺,潮热盗汗,耳鸣遗精,小便短少,口干舌燥。能够缓解您糖尿病阴虚火旺的症状。

三、正确为患者指导用药

　　患者:好吧,我先买一盒吧。应该怎么吃呢?

　　药师:知柏地黄丸一次 1 袋,一日 2 次,早晚温水送服就可以了。但要注意跟瑞格列奈片隔开 2 个小时服用。

　　患者:好的。

　　药师:再提醒您一下,瑞格列奈片在餐前 15 分钟内服用。要注意监测血糖水平,防止出现低血糖。

四、对患者进行合理的预防建议

　　患者:服药期间我还需要注意什么吗?

　　药师:保持合理膳食,不过劳过逸,防止体重过度增加,避免情绪紧张。

任务十五　高脂血症的中西药用药指导

任务导入

　　情景案例　一中年男子经常抽烟饮酒,近日两胁胀满,食欲减退。去医院查出患有中度脂肪肝,高胆固醇血症,医生建议减肥和运动,并开了血脂康胶囊。患者到医院药房拿药。请问药师应如何指导患者合理用药?应如何进行预防建议?

任务目标

　　▲ 会对高脂血症患者进行正确的中西药用药指导。

　　▲ 会对高脂血症患者进行合理的预防建议。

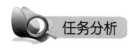

任务分析

	工作过程	所需知识
工作过程 1	通过询问患者临床诊断,得知患者患有高脂血症	高脂血症的概述、临床表现、问病重点
工作过程 2	对高脂血症患者进行正确的中西药用药指导	高脂血症的治疗原则、常用中西药及其特点、用药注意
工作过程 3	对高脂血症患者进行合理的预防建议	高脂血症的预防

任务资讯

高脂血症的概述

血脂是血液中脂质的总称,包括总胆固醇(TC)、甘油三酯(TG)、磷脂(PL)、游离脂肪酸(FFA)等。脂蛋白是由蛋白质、胆固醇、甘油三酯和磷脂组成。脂蛋白可分为高密度脂蛋白(HDL)、中间密度脂蛋白(IDL)、低密度脂蛋白(LDL)、极低密度脂蛋白(VLDL)、乳糜微粒(CM)。由于脂肪代谢或转运异常使血浆中的一种或几种值高于正常值称为高脂血症,包括高胆固醇血症和高甘油三酯血症,或两者兼有。现在统称为脂代谢异常。临床上分为原发性和继发性两种。原发性属于遗传性脂代谢紊乱疾病,与基因缺陷和环境因素相互作用有关,占大多数。继发性是由全身疾病引起,常见于控制不良的糖尿病、饮酒、甲状腺功能减退症、口服避孕药等。本病与心血管疾病有密切的关系。本病与中医的"痰浊"、"湿阻"或"肥胖"等有相类似的描述。多与过食肥甘厚味,饮酒过多,情志不遂,素体痰湿以及久病脾虚有关。

高脂血症的临床表现

本病可无症状,仅从临床检验中查出相关指标异常(血浆脂质正常参考值见表 1-51),或在发生冠心病等疾病时才发现。本病主要临床表现有黄色瘤和动脉粥样硬化。

表 1-51 血浆脂质正常参考值

名称	安全水平
总胆固醇	<5.2mmol/L
甘油三酯	<1.7mmol/L
低密度脂蛋白胆固醇	<3.12mmol/L
高密度脂蛋白胆固醇	>1.04mmol/L

高脂血症的西医治疗与用药

西医认为,本病当在饮食及生活方式治疗一段时间后,血脂水平还达不到目标的,或者有家族性遗传时,需要考虑药物治疗。治疗本病的目的是预防动脉粥样硬化的发生与发展,甚至可以逆转粥样斑块的进展,降低冠心病和心肌梗死的发病率和病死率。药物治疗需要长期坚持,在血脂恢复正常后,还要继续减量服药一段时间。血脂调节药主要有贝特类、他汀类。

一、贝特类

本类药物可降低血液中的极低密度脂蛋白、总胆固醇、甘油三酯、低密度脂蛋白胆固醇的水平,主要适用于高甘油三酯血症和以甘油三酯升高为主的混合性高脂血症。主要包括氯贝丁酯、本扎贝特、非诺贝特、吉非贝齐等(表 1-52)。本类药物主要不良反应是胃肠道反应,另外还可能出现转氨酶一过性升高。

表 1-52 贝特类降脂药

通用名	主要成分	适应证	用法用量
氯贝丁酯胶囊	氯贝丁酯	临床用于高脂血症、动脉硬化症等	饭后口用。0.25～0.5g/次,3 次/日
阿昔莫司胶囊	阿昔莫司	用于 Ⅱ～Ⅴ 型高脂血症的治疗	口服,250mg/次,2～3 次/日
吉非罗齐胶囊	吉非罗齐	用于高脂血症。适用于 Ⅱb 型、严重Ⅳ或Ⅴ型高脂蛋白血症、冠心病危险性大而饮食控制、减轻体重等治疗无效者	一次 0.3～0.6g,一日 2 次,早餐及晚餐前 30 分钟服用

二、他汀类

本类药物主要适用于高胆固醇血症,对于轻、中度高甘油三酯血症也有一定疗效,如洛伐他汀、辛伐他汀、普伐他汀、氟伐他汀、阿托他汀(表 1-53)。本类药主要的不良反应有恶心、胃肠功能紊乱、失眠、乏力、皮疹,少数大剂量服用的患者可有转氨酶升高,肌肉疼痛等。尤其与其他调节血脂类药物联合应用时要特别小心。

表 1-53 他汀类降脂药

通用名	主要成分	适应证	用法用量
洛伐他汀片	洛伐他汀	用于原发性高胆固醇血症(Ⅱa 及Ⅱb 型),也用于合并高胆固醇、高甘油三酯血症	初始剂量:1 次/日,20mg/次,晚餐时服用。必要时于 4 周内调整剂量,日最大剂量 80mg,分 1～2 次服用
普伐他汀片	普伐他汀	同上	口服,5mg/次,2 次/日,可根据情况调至一日 20mg
阿托伐他汀片	阿托伐他汀	用于原发性高胆固醇血症、混合型高脂血症或饮食控制无效的高胆固醇血症等	10mg/日,根据情况于 4 周内增加至 80mg/日

高脂血症中医辨证选药

本病的治疗应辨明证候的虚实、是否兼杂等。本病主要病机是痰湿阻滞,故而健脾化湿可为大法。本病的辨证论治参见表 1-54。

表 1-54 高脂血症的辨证论治

证型	症状	治法	方药	主要成分
痰浊中阻	形体肥胖,头晕心悸,胸脘痞满,腹胀纳少,倦怠乏力,恶心吐涎,口渴不欲饮,舌淡胖,有齿痕,苔腻,脉濡	健脾化痰	①脂必妥片(处方药):具有健脾消食,除湿祛痰,活血化瘀的功效。用于痰瘀阻滞,症见气短、乏力,头晕,胸闷,腹胀,食少纳呆等;高脂血症;也可用于高脂血症及动脉粥样硬化引起的其他心脑血管疾病的辅助治疗	山楂、白术、红曲等

续表

证型	症状	治法	方药	主要成分
			②二陈颗粒:具有燥湿化痰,理气和胃的功效。用于咳嗽痰多,胸脘胀闷,恶心呕吐等	陈皮、半夏(制)、茯苓、甘草,辅料为生姜
			③血脂康胶囊(处方药):具有除湿祛痰,活血化瘀,健脾消食的功效。用于脾虚,痰瘀阻滞证的气短、乏力、头晕、头痛、胸闷、腹胀、食少纳呆等;高脂血症;也可用于由高脂血症及动脉粥样硬化引起的心脑血管疾病的辅助治疗	红曲
脾胃积热	消谷善饥,形体胖实,脘腹胀满,面红口渴,心烦易怒,舌红,苔黄腻,脉弦滑	清泻胃火	①牛黄清胃丸:具有清胃泻火,润燥通便的功效。用于心胃火盛,头晕目眩,口舌生疮,牙龈肿痛,乳蛾咽痛,便秘尿赤等	牛黄、大黄、栀子、黄芩、黄柏、石膏、番泻叶、桔梗、玄参、甘草等17味
			②越鞠保和丸:具有疏肝解郁,开胃消食的功效。用于气郁停滞,倒饱嘈杂,胸腹胀痛,消化不良	枸杞子、菊花、熟地黄、山茱萸(制)、牡丹皮、山药、茯苓、泽泻
肝肾亏虚	头晕耳鸣,失眠多梦,口燥咽干,腰膝酸软,两胁胀痛,五心烦热,舌红少苔,脉细数	补肝肾,清虚热	①杞菊地黄丸:具有滋肾养肝的功效。用于肝肾阴亏的眩晕、耳鸣、目涩畏光、视物昏花等	枸杞子、菊花、熟地黄、山茱萸(制)、牡丹皮、山药、茯苓、泽泻
			②降脂灵颗粒(处方药):具有补肝益肾,养血,明目,黑发,降脂的功效。用于肝肾阴虚,头晕目昏、发须早白,可作为高脂血症及高血压、冠心病的辅助药物	制何首乌、枸杞子、黄精、山楂、决明子

高脂血症的问病重点

本病应重点询问患者的确切检查结果,属于哪种高脂血症,此外通过观察患者的体质和询问患者的饮食起居等,了解致病因素。还要了解患者的用药史,是否有药物禁忌证和配伍禁忌。当患者出现冠心病等并发症,一定要建议其及时就医。

高脂血症的合理用药

他汀类药物与其他调节血脂类药物联合应用时要特别小心,以防加重不良反应。不宜用于儿童、孕妇、哺乳期妇女。贝特类药物对于肝肾功能不全者、孕妇、哺乳期妇女忌用。本类药可增加抗凝药的作用,联合用药时,抗凝药剂量要减少。

服用中成药同时,要注意滋阴与化痰的矛盾。对于痰湿和阴虚同时存在的患者,要选择化痰不伤阴、滋阴不助痰的药物治疗。中药中的薏苡仁有化湿的作用,可作为本病的辅助治疗。山楂有降血脂的作用,也可泡水服用。

高脂血症的预防

调整饮食结构,主要原则是低热量、低胆固醇、低脂、低糖和高纤维素的饮食。注意减肥,饮食要规律,不要偏食。适量运动,起居有常,可以预防本病。

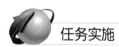

任务实施

按照工作过程完成以上情景案例。

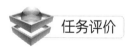

任务评价

高脂血症的任务评价

情景案例:一中年男子经常抽烟饮酒,近日两胁胀满,食欲减退。去医院查出患有中度脂肪肝,高胆固醇血症,医生建议减肥和运动,并开了血脂康胶囊。患者到医院药房拿药。请问药师应如何指导患者合理用药?应如何进行预防建议?	得分

续表

用药指导:	
预防:	
参与程度	
总分	

评 价 标 准

项目	分值	评价方法
用药指导	60分	用药指导不良反应和注意事项两项均叙述全面、准确得60分,不良反应和注意事项缺一项者扣30分,每一项中不完整者扣15分
预防	30分	预防措施3点以上并且合理者得30分,不足3点的,每缺一点扣10分;每一点部分合理者得5分
参与程度	10分	积极参与、态度端正者得10分,参与较积极、态度较端正者得5分;不积极参与且态度不端正者不得分
总计	100分	

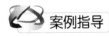 案例指导

一、正确为患者指导用药

患者:您好,请问这个血脂康胶囊能不能治疗我这个高胆固醇啊?

药师:您好,血脂康胶囊有调节异常血脂的作用,可降低血胆固醇、甘油三酯、低密度脂蛋白胆固醇,升高高密度脂蛋白胆固醇。所以是能治疗高胆固醇的。

患者:那这是中药还是西药啊?

药师:是中药。本药能除湿祛痰,活血化瘀,健脾消食。用于脾虚痰瘀阻滞证的气短、乏力、头晕、头痛、胸闷、腹胀、食少纳呆等,治疗高脂血症。

患者:那这个药怎么吃呢? 我看说明书是轻、中度患者 2 粒/日,晚饭后服用。重度患者 2 粒/次,2 次/日,早、晚饭后服用。

药师:您医生的处方上是 2 粒/次,2 次/日,所以应该早晚各吃一次,饭后服用,每次 2 粒。

患者:这药有什么副作用吗? 我听说降血脂药伤肝。

药师:这个是中药,比较安全,偶可引起肠胃不适,一般无需停药。

二、对患者进行合理的预防建议

患者:那好吧,我需要注意什么吗?

药师:您应该调整饮食结构,主要原则是低热量、低胆固醇、低脂、低糖和高纤维素的饮食。适量运动,起居有常。

任务十六　失眠的中西药用药指导

任务导入

情景案例　一中年女性来药店买药,自述近一周来失眠,早上起来不解乏,伴见烦躁,起急,起口疮,口干口渴,欲饮凉水。想买点药来缓解症状,请问药师应如何问病售药? 患者买药后,药师应如何指导患者合理用药? 应如何进行预防建议?

任务目标

▲ 会初步判断病人是否患有失眠。

▲ 会为失眠患者合理推荐中西药物。

▲ 会对失眠患者进行正确的中西药用药指导。

▲ 会对失眠患者进行合理的预防建议。

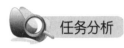
任务分析

	工作过程	所需知识
工作过程 1	通过询问,判断患者是否可能患有失眠	失眠的概述、临床表现、问病重点
工作过程 2	合理为失眠患者推荐中西药物	失眠的治疗原则、常用中西药及其特点、用药注意
工作过程 3	对失眠患者进行正确的中西药用药指导	
工作过程 4	对失眠患者进行合理的预防建议	失眠的预防

任务资讯

失眠的概述

失眠是指不能获得正常睡眠为特征的一类病证,主要表现为入睡难,早醒,睡眠深度不够,睡后不能消除疲劳等。很多原因都能导致失眠的发生,如环境改变、工作压力过大、饮食不当、情绪变化、精神性疾病、呼吸系统疾患、心血管系统疾患、胃肠系统疾患以及一些药物等。中医学称之为"不寐",多由情志所伤、饮食不节、病后体虚、年老、禀赋不足、心虚胆怯等导致的心神失养、心神不安而引发。

失眠的临床表现

失眠可分为短暂性失眠、短期失眠和长期失眠。短暂性失眠一般是因为环境的改变、情绪因素导致;短期失眠一般是由于工作学习压力大引起的紧张状态有关;长期失眠则多由精神系统疾病或药物成瘾导致。失眠的症状主要有:入睡难、早醒、夜间多次醒来。这些症状又都可伴随多梦。病人时常感到白天精力不足,乏力困倦,反应不灵敏,烦躁等。

失眠的西医治疗与用药

对于因为环境变化、情绪等因素导致的不严重的失眠,可使用非处方镇静助眠药进行治疗(表 1-55)。如氯美扎酮、谷维素等。但由于精神系统疾病或药物成瘾等引起的严重失眠,则需要有医生诊断用药,通常使用镇静催眠药来治疗,这类药属于处方药,主要使用苯二氮䓬类如(地西泮、三唑仑、氯硝西泮等)。

表 1-55 常用镇静催眠药

通用名	主要成分	适应证	用法用量
氯美扎酮片	氯美扎酮	用于焦虑、紧张、激动、恐惧、精神性疾病及慢性疲劳等引起的烦躁失眠	成人,0.2g/次,3 次/日。儿童用量酌减
谷维素片	谷维素	用于自主神经功能失调、更年期综合征等	10~20mg/次,3次/日
地西泮片	地西泮	用于失眠,尤其对焦虑型失眠更好	每晚睡前服用,5~10mg/次
三唑仑片	三唑仑	用于各类型失眠,尤其是入睡困难者更佳	成人,睡前服用,0.125~0.25mg/次,总量不超过 0.5mg。年老体弱者减半,连用不超过 2 周

失眠中医辨证选药

中药对于各种原因导致的失眠均有较好的疗效。进行中药治疗时,首先要辨脏腑。如急躁易怒失眠,多是由肝火上扰心神导致;脘腹胀满而失眠,主要是由于脾胃宿食停滞,子盗母气导致;如心烦心悸、五心烦热、头晕耳鸣而失眠,则多由阴虚火旺,心肾不交导致。其次要辨虚实。实证失眠多由心火亢盛或肝火扰心导致,表现为心烦易怒、口苦咽干、便秘溲赤。虚证失眠则多因脾失运化、肝不藏血、肾不藏精导致。表现为体质瘦弱,面色无华,神疲乏力等。治疗上实证泻其有余,如疏肝解郁、清泻心火、消导化痰等。治疗虚证要补其不足,如养心安神、健脾安神、补肝肾安神等。在辨证的基础上配合使用安神药,并辅以精神治疗,以达到良好的效果。可辨证选择"不寐类"中药非处方药治疗,也可辨证选药(表 1-56)。

表 1-56 失眠的辨证论治

证型	症状	治法	方药	主要成分
心火炽盛	心烦不寐,躁扰不宁,口干舌燥,小便短赤,口舌生疮,舌尖红,苔薄黄,脉数有力或细数	清心安神	①朱砂安神丸:具有镇心安神,清心养血的功效,用于心烦失眠,心悸怔忡,夜寐多梦,记忆力减退等病症	朱砂、黄连、地黄、当归、甘草
			②宁心安神胶囊:具有镇惊安神,宽胸宁心的功效,用于更年期综合征,神经衰弱症	黄连、琥珀、石菖蒲、远志、茯苓、丹参、甘草、红枣、小麦、磁石、珍珠母
肝郁化火	急躁易怒,多梦不寐,甚者彻夜不眠,头晕脑胀,目赤耳鸣,口干口苦,便秘溲赤,舌红苔黄,脉弦数	清肝泻火,镇心安神	①加味逍遥丸:具有疏肝清热,健脾养血的功效,用于肝郁血虚,肝脾不和,两胁胀痛,头晕目眩,倦怠食少,月经不调,脐腹胀痛等	柴胡、当归、白芍、白术(炒)、茯苓、甘草、牡丹皮、栀子(姜炙)、薄荷
			②泻肝安神丸:具有清肝泻火,重镇安神的功效,用于失眠,心烦,惊悸,神经衰弱等	龙胆、黄芩、栀子、珍珠母、牡蛎、龙骨、柏子仁、酸枣仁、远志、当归、地黄、麦冬、蒺藜、茯苓、车前子、泽泻、甘草
			③解郁安神颗粒:具有疏肝解郁,安神定志的功效,用于情志不舒,肝郁气滞等精神刺激所致的心烦,焦虑,失眠,健忘,更年期综合征,神经官能症等	柴胡、郁金、栀子、胆南星、茯苓、石菖蒲、远志、百合、酸枣仁、龙齿、浮小麦、炙甘草、大枣、半夏、当归、白术

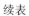

续表

证型	症状	治法	方药	主要成分
痰热内扰	胸脘痞闷,心烦不寐,恶心嗳气,头沉目眩,口苦,舌红苔黄腻,脉滑数	清热化痰,宁心安神	①神安胶囊:具有清热化痰,安神定惊的功效,用于痰热扰心之失眠,口干,口苦等	酸枣仁、琥珀、朱砂、胆南星等
			②复方柴胡安神颗粒:具有交通心肾,化痰安神的功效,用于神经衰弱属痰浊扰心,心肾不交者,症见失眠多梦,心烦易怒等	桂枝、白芍、牡蛎、龙骨、柴胡、半夏、五味子、竹茹、丹参、炒枣仁、炙甘草、大枣、黄连、生姜、大黄
心气虚寒	失眠头晕,气短乏力,健忘怕冷,心慌气短,面色淡白,舌淡胖,苔薄白,脉细弱	补养心气,养心安神	①柏子养心丸:具有补气养血安神的功效,用于心气虚寒,心悸易惊,失眠多梦,健忘等	柏子仁、党参、炙黄芪、川芎、当归、茯苓、远志(制)、酸枣仁、五味子(蒸)、朱砂等13味
			②七叶神安片:具有益气安神,活血止痛,止血的功效,用于心气不足,失眠心悸,胸痹心痛等	三七叶总皂苷
心血亏虚	失眠多梦,头晕健忘,神疲乏力,唇甲色淡,面色㿠白,舌淡,苔薄白。脉细。甚则血虚生热,虚烦不眠	补养心血,养心安神	①枣仁安神液:具有补心安神的功效,用于健忘,头晕,失眠等	酸枣仁(炒)、丹参、五味子(醋炙)
			②琥珀安神丸:具有育阴养血,补心安神的功效,用于心血不足,怔忡健忘,心悸失眠,虚烦不安等	生地、玄参、天门冬、麦门冬、丹参、当归、琥珀、龙骨、人参、茯苓、大枣、甘草、柏子仁、五味子、酸枣仁、远志、合欢皮、桔梗

续表

证型	症状	治法	方药	主要成分
			③同仁安神丸:具有养血益气,镇惊安神的功效,用于心血不足引起的心烦体倦,怔忡健忘,少眠多梦,心神不安等	黄连、甘草、熟地黄、地黄、当归、黄芪、酸枣仁、龙齿、茯苓、柏子仁、远志(甘草炙)、朱砂
			④养血安神片:具有养血安神的功效,用于阴虚血少,头眩心悸,失眠健忘等	首乌藤、鸡血藤、熟地黄、地黄、合欢皮、墨旱莲、仙鹤草
			⑤安神补心丸:具有养心安神的功效。用于心血不足,虚火内扰所致的心悸失眠,头晕耳鸣等	丹参、石菖蒲、五味子
阴虚及阴虚火旺	心悸不安,心烦不寐,腰膝酸软,头晕耳鸣,健忘遗精,口干津少,五心烦热,舌红少苔,脉细数	滋阴降火,清心安神	①天王补心丸:具有滋阴养血,补心安神的功效,用于心阴不足,心悸健忘,失眠多梦,大便干燥等	丹参、当归、石菖蒲、党参、茯苓、五味子、麦冬、天冬、地黄、玄参、远志(制)、酸枣仁(炒)、柏子仁、桔梗、甘草、朱砂
			②知柏地黄丸:具有滋阴清热的功效,用于阴虚火旺,潮热盗汗,耳鸣遗精,小便短少,口干舌燥等	知母、黄柏、熟地黄、山药、山茱萸(制)、牡丹皮、茯苓、泽泻
			③养心安神丸:具有补肾益智,养心安神的功效,用于心肾不交引起的少眠多梦,头晕心悸,耳鸣健忘,倦怠无力等	首乌藤、鸡血藤、熟地黄、地黄、合欢皮、墨旱莲、仙鹤草

136

续表

证型	症状	治法	方药	主要成分
			④乌灵胶囊:具有补肾健脑,养心安神的功效,适用于神经衰弱的心肾不交证。症见失眠,健忘,神疲乏力,腰膝酸软,脉细或沉无力等	乌灵菌粉
			⑤百乐眠胶囊:具有滋阴清热,养心安神的功效,用于肝郁阴虚型失眠症,症见入睡困难,多梦易醒,醒后不眠,头晕乏力,烦躁易怒,心悸不安等	百合、刺五加(生)、首乌藤、合欢花、珍珠母、石膏、酸枣仁、茯苓、远志、玄参、地黄(生)、麦冬、五味子、灯心草、丹参,辅料为淀粉
心脾两虚	多梦易醒,心悸健忘,神疲乏力,食少纳呆,头晕目眩,四肢倦怠,面色萎黄,舌淡苔薄,脉细无力	补益心脾,养心安神	人参归脾丸:具有益气补血,健脾养心的功效,用于气血不足,心悸,失眠等	人参、白术(麸炒)、茯苓、甘草(蜜炙)、黄芪(蜜炙)、当归、木香、远志(去心甘草炙)、龙眼肉、酸枣仁(炒)
心胆气虚	心烦不寐,多梦易醒,心悸胆怯,气短自汗,倦怠乏力,舌淡,脉弦细	益气镇惊,安神定志	安神定志丸:具有镇惊安神,益气宁心的功效,用于心气虚,易惊,心悸失眠,多梦,气怯神疲,舌质淡,脉细弱等	远志、石菖蒲、茯苓、朱砂、龙齿、党参

失眠的问病重点

应重点询问失眠的时间、类型,有无明显诱因,是否兼有其他疾病,是否有明确诊断。观察患者的性别、年龄、说话的语气、精神状态等。如果发现患者语无伦次,不知所云,或有伴有剧烈头痛,应建议患者及时就医。

失眠的合理用药

应用西药治疗失眠,要注意药物的成瘾性以及耐药性,所以应该用一种药一段时间后换药,避免一种药长期服用。服药期间不能饮酒。对于司机以及操作机械者工作期间以及青光眼、前列腺肥大患者禁用氯美扎酮。本类药物也不宜与奋乃静、氯丙嗪同服。

中药安神药的服用时间一般是在睡前 1 个半小时左右。中药治疗一定要辨证准确,否则可能加重病情。朱砂安神丸、天王补心丸含有朱砂,不能久服。外感患者不宜服用本类药物。

失眠的预防

本病属于心神病,要格外注意精神的调养,五志不过,心态平和,不急不躁。同时保持睡眠环境的安静,睡前不宜用脑过度和过度兴奋,不宜饮茶及咖啡,适当进行体育锻炼。饮食有节,不过饥过饱,保持大便通畅,这些都对于改善睡眠有良好的帮助。

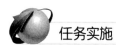

按照工作过程完成以上情景案例。

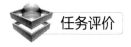

失眠的任务评价

情景案例:一中年女性来药店买药,自述近一周来失眠,早上起来不解乏,伴见烦躁,起急,起口疮,口干口渴,欲饮凉水。想买点药来缓解症状,请问药师应如何问病售药？ 患者买药后,药师应如何指导患者合理用药？ 应如何进行预防建议？		得分
问病问题:	问此问题的目的:	
问题 1:		
问题 2:		
问题 3:		
问题 4:		
问题 5:		

西医诊断： 原因： 西医用药：	中医诊断： 原因： 中医用药：	
用药指导：		
预防：		
参与程度		
总分		

评 价 标 准

项目	分值	评价方法
问病问题	20分	每个问题4分,问题合理得2分,目的正确得2分
诊断	10分	西医诊断正确得3分,不正确不得分;原因正确得2分,部分正确得1分,不正确不得分。中医诊断正确得3分,不正确不得分;原因正确得2分,部分正确得1分,不正确不得分
用药	20分	西药选择合理得10分,不合理不得分;中药选择合理得10分,不合理不得分
用药指导	30分	西药用药指导不良反应和注意事项两项均叙述全面、准确得15分,不良反应和注意事项缺一项者扣7分,每一项中不完整者扣3分。中药用药指导不良反应和注意事项叙述全面、准确得15分,不良反应和注意事项缺一项者扣7分,每一项中不完整者扣3分
预防	10分	预防措施3点以上并且合理者得10分,不足3点的,每缺一点扣3分;每一点部分合理者得1分
参与程度	10分	积极参与、态度端正者得10分,参与较积极、态度较端正者得5分;不积极参与且态度不端正者不得分
总计	100分	

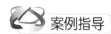 案例指导

一、初步确定患者的疾病

患者:最近我总失眠,我想买点治失眠的药。

药师:您是最近总睡不着还是睡不好呢?(应首先确认患者是否属于失眠,避免诱导性问题。)

患者:想睡却睡不着,有时候睡不到 1 小时就醒了,一直到天亮也不睡。

药师:这种情况有多久了?

患者:大概 1 周吧。

药师:那最近是遇到烦心的事了?(询问病因,有助于诊断。)

患者:是的。总是去想,越想越睡不着。

药师:所以才会引起失眠,治疗失眠首先就是控制自己不去想这些事,其次才是药物治疗。

患者:是的,那有什么药能治吗?

二、合理为患者选择用药

药师:治疗失眠的药有很多,但要看您属于那种类型的失眠了。您除了睡不着和容易醒外还有其他的症状吗? 比如头晕吗? 饮食怎么样? 爱生气吗?(应根据病因和伴随症状来为患者选药,可进一步询问症状。)

患者:头晕,吃饭也不太好,最近脾气也急,总想发火,看什么都不顺眼。

药师:哦,听起来您的状况应该是属于肝郁阴虚型的了,那我推荐您用百乐眠吧,这个药就是针对您这种证候的。

患者:那我看看。

三、正确为患者指导用药

患者:好吧,我先买 2 盒吧。应该怎么吃呢?

药师:口服,一次 4 粒,一日 2 次,14 天为一个疗程。

四、对患者进行合理的预防建议

患者:服药期间我还需要注意什么吗?

药师:用药期间不宜吃葱姜蒜、海鲜发物及寒凉等刺激性食物。另外还要忌烟、酒及辛辣、油腻食物。要保持情绪乐观,切忌生气恼怒。作息要有规律。可以适度进行体育锻炼,但睡前不宜进行剧烈运动,可以用热水泡脚,喝杯热牛奶以助睡眠。

任务十七　晕动病的中西药用药指导

任务导入

　　情景案例　一女中学生来药店买药,自述有晕车史,后天要去外地旅游,需长时间坐长途汽车,想买点药来避免晕车,请问药师应如何问病售药? 患者买药后,药师应如何指导患者合理用药? 应如何进行预防建议?

任务目标

▲ 会初步判断病人是否患有晕动病。

▲ 会为晕动病患者合理推荐中西药物。

▲ 会对晕动病患者进行正确的中西药用药指导。

▲ 会对晕动病患者进行合理的预防建议。

任务分析

	工作过程	所需知识
工作过程 1	通过询问,判断患者是否可能患有晕动病	晕动病的概述、临床表现、问病重点
工作过程 2	合理为晕动病患者推荐中西药物	晕动病的治疗原则、常用中西药及其特点、用药注意
工作过程 3	对晕动病患者进行正确的中西药用药指导	
工作过程 4	对晕动病患者进行合理的预防建议	晕动病的预防

任务资讯

晕动病的概述

　　晕动病是晕车、晕船、晕机和由于摇摆、旋转、加速度运动等引起的一种疾病,又称为晕动症。其发生是由于运动对前庭器的过度刺激所致。本病的个体易感性变化较大,2～12 岁易感性最高。本病还可能与视觉刺激有关。此

141

外,通风不良、不悦气味、情绪因素、睡眠不足、过度疲劳、饥饱失常也能促使本病发生。

晕动病的临床表现

本病多在乘坐交通工具数分钟或数小时后发生,通常先出现唾液分泌增多,面色苍白,出冷汗,头晕等,随后就会发生上腹部不适感,恶心呕吐和心动过缓。呕吐后,患者感到无力,注意力不集中等。呕吐频繁可导致脱水、电解质紊乱、血压下降和精神抑郁。

晕动病的西医治疗与用药

患者发病后,应将患者安排到运动刺激小、安静通风的地方,闭目仰卧或半卧。头部抬高固定。呕吐剧烈、脱水和低血压者应静脉补充体液和电解质。本病的药物治疗主要是抗组胺药和抗胆碱能类药物。其作用机制主要是抑制迷走神经至呕吐神经中枢的外周自主神经传入的冲动,或抑制前庭小脑通路的传导而发挥抗恶心呕吐的作用。

一、抗组胺药(表 1-57)

表 1-57　抗组胺药

通用名	主要成分	适应证	用法用量
盐酸苯海拉明片	盐酸苯海拉明	用于乘车、船、飞机等交通工具引起的晕动病	饭后服用或上车前半小时口服,25～50mg/次
茶苯海明片	苯海拉明、氨茶碱	用于乘车、妊娠等原因导致的恶心、呕吐	上车前半小时口服,25～50mg/次
盐酸异丙嗪片	盐酸异丙嗪	用于乘车、船、飞机等交通工具引起的晕动病	旅行前口服,12.5～25mg/次,必要时每日2次

二、抗胆碱药(表 1-58)

表 1-58　抗胆碱药

通用名	主要成分	适应证	用法用量
氢溴酸东莨菪碱片	东莨菪碱	晕动病	口服。0.3～0.6mg/次,0.6～1.2mg/日。最大剂量0.6mg/次,1.2mg/日

续表

通用名	主要成分	适应证	用法用量
盐酸地芬尼多片	盐酸地芬尼多	各种原因引起的眩晕症、恶心呕吐、自主神经紊乱、晕动病等	口服。成人25～50mg/次,3次/日;6个月以上儿童,每次0.9mg/kg,3次/日

晕动病中医辨证选药

本病中医治疗可分为外治和内治两种,外治法主要是应用具有芳香开窍,清凉醒脑提神的药物治疗。内服药则使用能芳香辟秽,降逆止呕的药物进行治疗。可选择"晕动病类"中药非处方药治疗,也可辨证选药。

一、外用药(表 1-59)

表 1-59　常用治疗晕动病的中成药

通用名	主要成分	功效	适应证	用法用量
风油精	薄荷脑、水杨酸甲酯、樟脑等	清凉,止痛,祛风,止痒	用于晕车、晕船、蚊虫叮咬、感冒伤风、胃痛、腹泻等	旅行前外涂于两侧太阳穴、风池穴、人中穴、印堂穴,并按揉片刻
清凉油	薄荷脑、樟脑、桉油、丁香油、氨水等	清凉散热,醒脑提神	用于晕动病,也用于蚊虫叮咬	旅行前外涂两侧太阳穴、风池穴、人中穴、印堂穴,并按揉片刻
仁丹	陈皮、檀香、砂仁、肉桂、薄荷脑、冰片等	清暑开窍	用于胸闷、头晕、晕车船	一次 10～20 粒,含化或温开水冲服
御制平安丸	苍术(炒)、陈皮、厚朴(炙)、甘草、山楂(焦)、神曲、麦芽(炒)、枳实(炒)、红豆蔻、白豆蔻、草豆蔻、肉豆蔻、沉香、木香、檀香、丁香	温中和胃,行气止痛,降逆止呕,消食导滞	用于晕车船,恶心呕吐,脘腹胀痛等	口服,一次1.5～3g,一日1次,用温开水或姜汤送服

续表

通用名	主要成分	功效	适应证	用法用量
藿香正气软胶囊	苍术、陈皮、厚朴(姜制)、白芷、茯苓、大腹皮、生半夏、甘草浸膏、广藿香油、紫苏叶油	解表化湿,理气和中	用于暑湿感冒,恶寒发热,头胀头痛,胸膈满闷,心腹疼痛,恶心呕吐,肠鸣泄泻等	口服,一次2~4粒,一日2次

晕动病的问病重点

应重点询问患者是否为明确的晕动病,是否不乘车船也头晕恶心。如果有可疑症状,如创伤等,应建议患者及时就医。

晕动病的合理用药

使用西药抗晕动病药物,要注意青光眼、哮喘以及前列腺肥大的患者慎用。要注意各药的服用时间,服用不要过量。

晕动病的预防

在乘坐交通工具前,应避免过饥或过饱、饮酒和过度疲劳。旅途中应闭目,不要看晃动物体,不要读书、看视频等。还应主动服用抗晕动病药物,预防发病。

任务实施

按照工作过程完成以上情景案例。

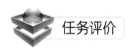

任务评价

晕动病的任务评价

情景案例:一女中学生来药店买药,自述有晕车史,后天要去外地旅游,需长时间坐长途汽车,想买点药来避免晕车,请问药师应如何问病售药? 患者买药后,药师应如何指导患者合理用药? 应如何进行预防建议?	得分

续表

问病问题:	问此问题的目的:	
问题1: 问题2: 问题3: 问题4: 问题5:		
西医诊断: 原因:	中医诊断: 原因:	
西医用药:	中医用药:	
用药指导:		
预防:		
参与程度		
总分		

评 价 标 准

项目	分值	评价方法
问病问题	20分	每个问题4分,问题合理得2分,目的正确得2分
诊断	10分	西医诊断正确得3分,不正确不得分;原因正确得2分,部分正确得1分,不正确不得分。中医诊断正确得3分,不正确不得分;原因正确得2分,部分正确得1分,不正确不得分

续表

项目	分值	评价方法
用药	20 分	西药选择合理得 10 分,不合理不得分;中药选择合理得 10 分,不合理不得分
用药指导	30 分	西药用药指导不良反应和注意事项两项均叙述全面、准确得 15 分,不良反应和注意事项缺一项者扣 7 分,每一项中不完整者扣 3 分。中药用药指导不良反应和注意事项叙述全面、准确得 15 分,不良反应和注意事项缺一项者扣 7 分,每一项中不完整者扣 3 分
预防	10 分	预防措施 3 点以上并且合理者得 10 分,不足 3 点的,每缺一点扣 3 分;每一点部分合理者得 1 分
参与程度	10 分	积极参与、态度端正者得 10 分,参与较积极、态度较端正者得 5 分;不积极参与且态度不端正者不得分
总计	100 分	

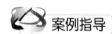 案例指导

一、初步确定患者的疾病

患者:你好! 我想买点治晕动病的药。你们这儿有什么药吗?

药师:您是一坐车船就觉得头晕恶心吗?(应首先确认患者是否属于晕动病,避免诱导性问题。)

患者:是的。

药师:治晕动病的主要是西药,眩晕停、飞赛乐都可以。

患者:哦,还有别的吗? 中药有这方面的药吗?

二、合理为患者选择用药

药师:有的。清凉油、驱风油都有这种作用。

患者:清凉油我用过,效果不太好,我还是选择用西药吧。这两个药哪个药的效果好?

药师:飞赛乐就可以。但患有青光眼的患者不能用。

患者:我没有这个病,请问这两个药哪个更安全?

药师:相对而言,飞赛乐的不良反应较少。

三、正确为患者指导用药

患者:好吧,我买飞赛乐吧。应该怎么吃呢?

药师:口服,成人乘车(船、机)前半小时口服 1 片,必要时在 4～5 小时后可再服 1 片。

四、对患者进行合理的预防建议

患者:我还需要注意什么吗?

药师:注意在上车半小时前服用,这个药是供预防眩晕用的,如已出现明显的晕车(船、机)症状再服用则效果明显降低。

项目二

儿科常见病的中西药用药指导

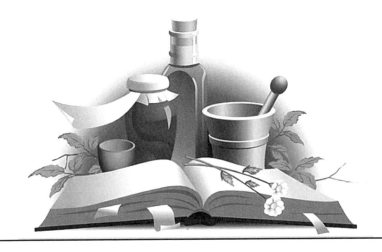

任务一 小儿感冒的中西药用药指导

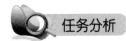

任务导入

　　情景案例　一女性来药店买药,自述自己2岁大的女儿前天晚上吹空调着凉,昨日开始发热、头痛、流清鼻涕,今日流黄涕,没有咳嗽。请问药师应如何问病售药? 患者买药后,药师应如何指导患者合理用药? 应如何进行预防建议?

任务目标

　▲ 会初步判断病人是否患有小儿感冒。
　▲ 会为小儿感冒患者合理推荐中西药物。
　▲ 会对小儿感冒患者进行正确的中西药用药指导。
　▲ 会对小儿感冒患者进行合理的预防建议。

任务分析

	工作过程	所需知识
工作过程1	通过询问,判断患者是否可能患有小儿感冒	小儿感冒的概述、临床表现、问病重点
工作过程2	合理为小儿感冒患者推荐中西药物	小儿感冒的治疗原则、常用中西药及其特点、用药注意
工作过程3	对小儿感冒患者进行正确的中西药用药指导	
工作过程4	对小儿感冒患者进行合理的预防建议	小儿感冒的预防

任务资讯

小儿感冒的概述

　　对于小儿疾病,要了解小儿的特点以及用药注意,才能既安全又有效地治疗小儿疾病。小儿得病后发展非常迅速,如果没有及时治疗就会发生转归。

小儿感冒如果治疗不及时,就会可能转归出现肺炎等严重并发症,所以一定要在出现症状时及时治疗,避免并发症。小儿疾病,阳病、热病居多,病位在脾肺的居多。

　　小儿形气不足,卫外防御功能不足,容易感受外邪,小儿感冒是儿科的常见病和多发病,一年四季均可发生,冬春两季尤为明显。相当于中医"感冒"范畴。发病机制与成人类似。在气候变化,冷热失常,沐浴着凉,调护不当的情况下容易发病。

小儿感冒的临床表现

　　与成人感冒相似,主要表现为恶寒发热,鼻塞流涕,可伴有咳嗽。严重时可出现高热、抽风等。

小儿感冒的西医治疗与用药

　　小儿感冒的药物治疗原则与成人相似,但要注意给药量(表 2-1)。

表 2-1　小儿常用抗感冒药

通用名	主要成分	适应证	用法用量
小儿氨酚黄那敏颗粒	对乙酰氨基酚、马来酸氯苯那敏、人工牛黄	用于缓解小儿感冒或流感引起的发热、头痛、鼻塞、流涕	12 岁以下按体重给药:12～14kg 0.5～1 袋/次16～20kg 1～1.5 袋/次22～26kg 1.5～2 袋/次28～32kg 2～2.5 袋/次一日 3 次,温水冲服
小儿氨酚烷胺颗粒	对乙酰氨基酚、盐酸金刚烷胺、人工牛黄、咖啡因、马来酸氯苯那敏	用于缓解儿童普通感冒及流行性感冒引起的发热、头痛、四肢酸痛、打喷嚏、流鼻涕、鼻塞、咽痛等症状,也可用于儿童流行性感冒的预防和治疗	口服。1～2 岁儿童一次半包,2～5 岁一次 1 包,5～12 岁一次 1～2 包,一日 2 次。温开水冲服

小儿感冒中医辨证选药

　　本病属于中医"感冒"范畴,本病重在辨别风热、暑湿、表里、虚实、夹杂等。治疗感冒以疏风解表为基本原则,根据具体证型分别治疗。但小儿为稚阴稚阳之体,故而发汗不应太过。小儿感冒化热迅速,寒热夹杂居多,故而常常辛凉与辛温并用。可辨证选择"小儿感冒类"中药非处方药治疗,也可辨证选药(表 2-2)。

表 2-2　小儿感冒的辨证论治

证型	症状	治法	方药	主要成分
风热感冒	发热重,恶风,有汗或汗少,头痛,鼻塞,流浊涕,喷嚏,咳嗽,痰稠色白或黄,咽红肿痛,口干口渴,舌红苔薄黄,脉浮数或指纹浮紫	辛凉清解	①小儿感冒颗粒:具有清热解表的功效,用于风热感冒	广藿香、菊花、连翘、大青叶、板蓝根、地黄、地骨皮、白薇、薄荷、石膏
			②小儿热速清口服液:具有清热解毒利咽的功效,用于风热感冒	柴胡、黄芩、板蓝根、葛根、金银花、水牛角、连翘、大黄
			③小儿风热合剂:具有辛凉解表,清热解毒,止咳利咽的功效,用于小儿风热感冒	金银花、连翘、板蓝根、薄荷、柴胡、牛蒡子、荆芥穗、石膏、黄芩、栀子、桔梗、赤芍、芦根、苦杏仁(炒)、淡竹叶、枳壳、六神曲(炒)、僵蚕、防风、甘草
			④小儿退热口服液:具有疏风解表,解毒利咽的功效,用于小儿风热感冒	广藿香、菊花、连翘、大青叶、板蓝根、地黄、地骨皮、白薇、薄荷、石膏
			⑤珠珀猴枣散:具有清热定惊的功效,用于小儿风热引起的发热,咳嗽痰鸣,不思饮食,烦躁易惊,舌质红,苔黄,脉浮数等症	茯神、薄荷、钩藤、双花、防风、神曲、麦芽、天竺黄、甘草、梅片、真珠、琥珀、猴枣

续表

证型	症状	治法	方药	主要成分
暑湿感冒	发热,无汗或汗出热不解,头晕头痛,鼻塞,身重困倦,胸闷恶心,口渴心烦,食欲不振,或呕吐腹泻,小便短黄,舌红苔黄腻,脉数或指纹紫滞	清暑解表	①金银花露:具有清热解毒的功效,用于小儿痱毒,暑热,口渴等	金银花
			②小儿暑感宁糖浆:具有清暑解表,退热的功效,用于小儿暑季外感发烧,头痛少汗,咽喉肿痛,食欲不振,二便不畅等	香薷、佩兰、扁豆花、黄连、黄芩、厚朴、青蒿、芦根、滑石粉、甘草、苦杏仁、薄荷、荆芥穗
			③藿香正气滴丸:具有解表化湿,理气和中的功效,用于外感风寒,内伤湿滞,头痛昏重,脘腹胀痛,呕吐泄泻,胃肠型感冒。用于头痛昏重,脘腹胀痛,呕吐泄泻,胃肠型感冒等	广藿香、紫苏叶、白芷、白术、陈皮、半夏、厚朴、茯苓、桔梗、甘草、大腹皮、生姜、大枣
气虚感冒	反复外感,体温不高,汗多,面色淡白,怕冷恶风,鼻塞流清涕,肢软乏力,纳食不香,舌淡苔薄白,脉细弱	益气解表	馥感啉口服液:具有清热解毒,平喘止咳,益气疏表的功效,用于小儿气虚感冒引起的发热,咳嗽,气喘,咽喉肿痛	鬼针草、野菊花、西洋参、黄芪、板蓝根、香菇、浙贝母、麻黄、前胡、甘草

小儿感冒的问病重点

由于一般本病是由家长代为叙述,所以一定要尽量问清楚症状,如外感的起因,发热的程度,是否怕冷,是否咳嗽,痰的情况,饮食,大小便,以及用过何种药物。

本病与某些急性传染病的早期症状类似,如麻疹、百日咳、水痘、流行性脑脊髓膜炎等,应注意鉴别。小儿感冒常常夹痰,夹食,夹惊。夹痰者高热,口渴,咳痰黄稠,气粗,便干。夹食者胃热重,高热,咳嗽,纳减,恶心,呕吐,腹胀,便干或便出不消化食物。夹惊者高热咳嗽,烦躁不宁,谵语惊惕,甚者抽风。出现如上症状,应建议患者立即就医。

 小贴士

麻疹的典型特点:典型麻疹见于未接种或初免失败者。此型分三期:①前驱期:主要表现为中度以下发热、咳嗽、流涕、畏光、流泪、结合膜充血,2～3 天颊黏膜可见灰白色针尖大小的小点,周边有毛细血管扩张的麻疹黏膜斑;②出疹期(病后 3～4 天):发热增高,从耳后发际开始出现直径为 1～3mm 大小的淡红色斑丘疹,逐渐蔓延至颈部、躯干,直至四肢。疹间皮肤正常,压之褪色,重者皮疹密集成黯红色,此期全身中毒症状加重,可出现惊厥、抽搐、谵妄、舌尖缘乳头红肿似猩红热样舌,体查浅表淋巴结及肝脾可肿大,重者肺部可闻湿啰音,胸片可见弥漫性肺部浸润小点。③恢复期:出疹高峰后,发热渐退,病情缓解,皮疹依出疹先后顺序隐退,留有棕褐色瘢痕,1～2 周消失,整个病程约10 天。成人麻疹较小儿重、发热高、皮疹多,但并发肺炎者少。

小儿感冒的合理用药

尽量选择专为小儿设计的西药抗感冒药。其合理用药同内科病“感冒”项下的“合理用药”的西药部分。

服用中成药感冒药期间,不宜同时服用滋补类中成药。糖浆剂对于退热有一定的阻碍作用,特别对于痰多的患儿不宜服用。注意兼杂的问题。小儿一般都会有食积,故而配合消食导滞药对于退热是有利的。同时建议患儿不要吃辛辣油腻生冷食品,特别是油炸食品。

小儿感冒的预防

要经常到户外活动,呼吸新鲜空气。随气候变化增减衣服,不宜过分“捂”。避免与感冒的病人接触,饮食要恰当,不宜太过油腻,避免生冷、过饱等。

 任务实施

按照工作过程完成以上情景案例。

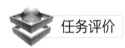 任务评价

小儿感冒的任务评价

情景案例：一女性来药店买药，自述自己 2 岁大的女儿前天晚上吹空调着凉，昨日开始发热、头痛、流清鼻涕，今日流黄涕，没有咳嗽。请问药师应如何问病售药？患者买药后，药师应如何指导患者合理用药？应如何进行预防建议？	得分
问病问题： 问题 1： 问题 2： 问题 3： 问题 4： 问题 5：　　　　　　　　　**问此问题的目的：**	
西医诊断：　　　　　　　　　中医诊断： 原因：　　　　　　　　　　　原因：	
西医用药：　　　　　　　　　中医用药：	
用药指导：	
预防：	
参与程度	
总分	

156

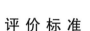

评　价　标　准

项目	分值	评价方法
问病问题	20 分	每个问题 4 分,问题合理得 2 分,目的正确得 2 分
诊断	10 分	西医诊断正确得 3 分,不正确不得分;原因正确得 2 分,部分正确得 1 分,不正确不得分。中医诊断正确得 3 分,不正确不得分;原因正确得 2 分,部分正确得 1 分,不正确不得分
用药	20 分	西药选择合理得 10 分,不合理不得分;中药选择合理得 10 分,不合理不得分
用药指导	30 分	西药用药指导不良反应和注意事项两项均叙述全面、准确得 15 分,不良反应和注意事项缺一项者扣 7 分,每一项中不完整者扣 3 分。中药用药指导不良反应和注意事项叙述全面、准确得 15 分,不良反应和注意事项缺一项者扣 7 分,每一项中不完整者扣 3 分
预防	10 分	预防措施 3 点以上并且合理者得 10 分,不足 3 点的,每缺一点扣 3 分;每一点部分合理者得 1 分
参与程度	10 分	积极参与、态度端正者得 10 分,参与较积极、态度较端正者得 5 分;不积极参与且态度不端正者不得分
总计	100 分	

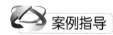

一、初步确定患者的疾病

小孩母亲:我想买点感冒药,我们家孩子这两天老流鼻涕,你这有什么治感冒的药吗?

药师:小朋友多大了? 只是流鼻涕吗? (应首先询问患儿的年龄,先判断孩子所属的年龄段,然后确认患儿是否属于感冒,避免诱导性问题。)

小孩母亲:4 岁了。这两天孩子不怎么愿意吃饭,还老流鼻涕,有时候还咳嗽。

药师:有没有给他量过体温? 发烧吗?

小孩母亲:昨天给他量了,不烧。

药师:好的。最近天气变化,早晚都偏凉,有没有给他增加衣服? (询问病因,有助于诊断。)

小孩母亲:哦! 是的。这两天是有些凉了,前天一大早从他奶奶家出来忘了拿厚衣服了。

药师:那这可能是由于受凉引起的感冒。

二、合理为患者选择用药

小孩母亲:那现在怎么办呢? 吃什么药好呢?

药师:不发热,但是流鼻涕,咳嗽,还有其他的问题吗?(应根据病因和伴随症状来为患儿选药,进一步确定症状。)

小孩母亲:没有了,就是胃口也不太好。

药师:哦,感冒了,浑身不舒服,当然胃口也不会太好。治好了感冒就会恢复正常了,这个不用担心。那现在先选择一个合适的感冒药吧。如果小朋友不是太怕苦的,可以考虑吃点中药。中医认为这属于风寒感冒,可以吃儿感清口服液。如果怕吃药呢,也可以选择西药来用。西药一般都加有矫味剂,不苦,小孩都能接受。

小孩母亲:他吃药比较费劲,我想还是选择西药吧。

药师:那就看看护彤(小儿氨酚黄那敏颗粒)吧,这药口味也是甜的。小朋友还有其他的问题吗?

小孩母亲:没有了。平时都很好,体检也都正常。就是最近有点感冒。

药师:好的。那您看看护彤吧。这个药的效果还不错的。

三、正确为患者指导用药

小孩母亲:好吧,那我买护彤吧。那么应该怎么服用呢?

药师:小朋友有多重? 称过体重吗?

小孩母亲:哦,称过。好像是三十七八斤吧。

药师:哦,好的。一天 3 次,一次 1 袋。

小孩母亲:那您看还要再吃点别的什么药吗?

药师:其他可以不用了。如果您担心会发烧,可以备点退烧药,咳嗽厉害的话,也可以备点咳嗽药。但现在看,没太大必要。

小孩母亲:我希望他能快点好了。多吃点药会不会更好?

药师:感冒总是需要有个过程才能好的,您不能太着急。很多西药感冒药的成分相似,重复服用可能会过量,引起不良反应。

四、对患者进行合理的预防建议

小孩母亲:好吧! 那我还需要注意什么吗?

药师:不要给他吃辛辣生冷的食品,饮食要清淡,多休息,多喝水,及时增减衣服避免受凉。室内要保持通风。

任务二　小儿咳嗽的中西药用药指导

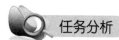

任务导入

　　情景案例　一女性来药店买药,自述自己1岁半的孩子2周前患感冒发热,经治疗,发热痊愈,但咳嗽一直未愈,目前咳嗽,痰多、色黄黏稠,咳声重浊。请问药师应如何问病售药?患者买药后,药师应如何指导患者合理用药?应如何进行预防建议?

任务目标

　　▲ 会初步判断病人是否患有小儿咳嗽。

　　▲ 会为小儿咳嗽患者合理推荐中西药物。

　　▲ 会对小儿咳嗽患者进行正确的中西药用药指导。

　　▲ 会对小儿咳嗽患者进行合理的预防建议。

任务分析

	工作过程	所需知识
工作过程1	通过询问,判断患者是否可能患有小儿咳嗽	小儿咳嗽的概述、临床表现、问病重点
工作过程2	合理为小儿咳嗽患者推荐中西药物	小儿咳嗽的治疗原则、常用中西药及其特点、用药注意
工作过程3	对小儿咳嗽患者进行正确的中西药用药指导	
工作过程4	对小儿咳嗽患者进行合理的预防建议	小儿咳嗽的预防

任务资讯

小儿咳嗽的概述

　　小儿咳嗽是小儿常见的呼吸系统疾患。当刺激性气体、呼吸道内分泌物、异物等刺激呼吸道黏膜里的感受器时,冲动通过传入神经传至位于延髓咳嗽中枢,引起咳嗽。常由呼吸道感染、过敏等导致,是人体的自我保护反应。小儿脏腑娇嫩,外感、内伤均能伤肺而导致咳嗽。小儿咳嗽一年四季均可发生,冬春两季尤为明显。相当于中医"咳嗽"范畴。发病机制与成人类似。在气候变化,冷热失常,沐浴着凉,喂养不当的情况下容易发病。但由于小儿为稚阴稚阳之体,因此,邪入体内化热迅速。临床多见热证。小儿咳嗽的中药治疗效果安全且可靠。

小儿咳嗽的临床表现

小儿咳嗽与成人咳嗽相似。西医学认为,咳嗽无痰或痰量极少称为干性咳嗽,咳嗽伴有咳痰称为湿性咳嗽。中医学认为,有声无痰为咳,有痰无声为嗽。小儿咳嗽主要表现为咳嗽、咳痰,甚则呼吸急促。

小儿咳嗽的西医治疗与用药

小儿咳嗽的西药治疗原则与成人咳嗽类似,但要特别注意使用量,应尽量选择专为小儿研制的止咳化痰药(表 2-3)。

表 2-3　小儿咳嗽的常用西药

通用名	主要成分	适应证	用法用量
愈酚伪麻口服溶液	愈创木酚甘油醚、盐酸伪麻黄碱	用于缓解由感冒、呼吸道过敏或其他相关疾病引起的鼻塞和咳嗽、咳痰、痰液黏稠等症状。	口服,每天 3 次,2 岁以下或 11kg 以下请遵医嘱。2~5 岁,11.0~21.9kg 每次 5ml,6~12 岁,22.0~50.0kg 每次 10ml
右美沙芬缓释混悬液	右美沙芬	用于伴有干咳的感冒、咽喉炎以及其他上呼吸道对症治疗	口服。服用以前充分振摇。成人和 12 周岁以上儿童,常用量每次 10ml,每日 2 次;6~12 岁儿童,常用量每次 5ml,每日 2 次;2~6 岁儿童,常用量每次 2.5ml,每日 2 次

小儿咳嗽中医辨证选药

本病属于中医"咳嗽"范畴,本病重在辨别风热、痰热、食积等。治疗感冒以恢复肺之宣降为基本原则,根据具体证型分别治疗。但小儿为稚阴稚阳之体,化热迅速,因此治疗上以寒凉为主,有痰可参以化痰,食积者参以消食导滞。可辨证选择"小儿咳嗽类"中药非处方药治疗,也可辨证选药(表2-4)。

表2-4　小儿咳嗽的辨证论治

证型	症状	治法	方药	主要成分
风热犯肺	咳声不爽,痰黄黏稠,不易咯出,口渴咽痛,鼻塞流浊涕,或有发热,头痛,微汗,舌苔薄黄,脉浮数或指纹浮紧	辛凉清解,肃肺止咳	①小儿肺热咳喘口服液:具有清热解毒,宣肺化痰的功效,用于热邪犯于肺卫所致发热汗出,微恶风寒,咳嗽,痰黄,或兼喘息,口干而渴等症	麻黄、苦杏仁、生石膏、甘草、金银花、连翘、知母、黄芩、板蓝根、麦冬、鱼腥草
			②小儿清肺化痰颗粒:具有清热化痰,止咳平喘的功效,用于小儿肺热感冒引起的呼吸气促,咳嗽痰喘,喉中作响等	麻黄、石膏、苦杏仁、前胡、黄芩、紫苏子(炒)、葶苈子、竹茹
			③儿童清肺口服液:具有清肺,化痰,止咳的功效,用于面赤身热,咳嗽,痰多,咽痛等	麻黄、苦杏仁(去皮炒)、石膏、甘草、桑白皮(蜜炙)、瓜蒌皮、黄芩、板蓝根、法半夏、浙贝母、橘红、紫苏子(炒)、葶苈子、紫苏叶、细辛、薄荷、枇杷叶(蜜炙)、白前、前胡、石菖蒲、天花粉、青礞石(煅)
			④珠珀猴枣散:具有清热定惊的功效,用于小儿风热引起的发热,咳嗽痰鸣,不思饮食,烦躁易惊,舌质红,苔黄,脉浮数等症	茯神、薄荷、钩藤、双花、防风、神曲、麦芽、天竺黄、甘草、梅片、真珠、琥珀、猴枣

证型	症状	治法	方药	主要成分
			⑤健儿清解液：具有清热解毒，祛痰止咳，消滞和中的功效，用于口腔糜烂，咳嗽咽痛，食欲不振，脘腹胀满等症	金银花、菊花、连翘、山楂、苦杏仁、陈皮
痰热壅肺	咳嗽痰多，色黄黏稠，难以咯出，甚则喉间痰鸣，发热口渴，烦躁不宁，尿少色黄，大便干结，舌质红，苔黄腻，脉滑数或指纹紫	清热宣肺，化痰止咳	①小儿热咳口服液：具有清热宣肺，化痰止咳的功效，用于痰热壅肺证所致的咳嗽，痰黄或喉中痰鸣，发热，咽痛，口渴，大便干；小儿急性支气管炎见上述证候者	麻黄（蜜炙）、生石膏、苦杏仁、连翘、大黄、瓜蒌、桑白皮、败酱草、红花、炙甘草
			②小儿宣肺止咳颗粒：具有宣肺解表，清热化痰的功效，用于小儿外感咳嗽，痰热壅肺所致的咳嗽痰多、痰黄黏稠、咳痰不爽等	麻黄、竹叶、防风、西南黄芩、桔梗、芥子、苦杏仁、葶苈子、马兰、黄芪、山药、山楂、甘草
			③儿童清肺丸：具有清肺，化痰，止嗽的功效，用于小儿风寒外束，肺经痰热，面赤身热，咳嗽气促，痰多黏稠，咽痛声哑等	麻黄、苦杏仁（去皮炒）、石膏、甘草、桑白皮（蜜炙）、瓜蒌皮、黄芩、板蓝根、法半夏、浙贝母、橘红、紫苏子（炒）、葶苈子、紫苏叶、细辛、薄荷、枇杷叶（蜜炙）、白前、前胡、石菖蒲、天花粉、青礞石（煅）

续表

证型	症状	治法	方药	主要成分
食积咳嗽	咳嗽夜重,喉间痰鸣,腹胀,口臭、便秘等。舌黄苔厚腻,脉浮滑或指纹紫滞	清热疏肺,化痰消食	①小儿消积止咳口服液:具有清热疏肺、消积止咳的功效,用于小儿食积咳嗽,属痰热证,症见咳嗽夜重,喉间痰鸣,腹胀,口臭等	山楂(炒)、槟榔、枳实、枇杷叶(蜜炙)、瓜蒌、莱菔子(炒)、葶苈子(炒)、桔梗、连翘、蝉蜕
			②小儿葫芦散:具有化痰消食,镇惊祛风的功效,用于痰喘咳嗽,脘腹胀满,胸膈不利,吐乳不食,小儿惊风	橘红、半夏曲、川贝母、天竺黄、天麻、僵蚕(麸炒)、全蝎、鸡内金(炒)、朱砂、冰片等13味

小儿咳嗽的问病重点

由于一般本病是由家长代为叙述,所以一定要尽量问清楚症状,如咳嗽的起因、咳嗽的声音、痰的情况、饮食、大小便,以及用过何种药物。如咳痰黄稠、腥臭,呼吸表浅增快,鼻扇,伴有发热,则可能为小儿肺炎,出现如上症状,应建议患者立即就医。

小儿咳嗽的合理用药

尽量选择专为小儿设计的西药镇咳药或祛痰药。其合理用药同内科病"咳嗽"项下的"合理用药"的西药部分。

服用中成药期间,不宜同时服用滋补类中成药。痰多且色黄的患儿不宜服用糖浆剂。注意兼杂的问题。小儿一般易食积,故而配合消食导滞药对于治疗咳嗽是有利的。

小儿咳嗽的预防

小儿喂养要得当,避免诱发咳嗽的因素如食积、衣着过多或过少。过食辛辣、油腻、煎炸或生冷食物的小儿较易患本病。此外注意观察其是否为过敏体质。要积极治疗感冒等容易引起咳嗽的因素。

任务实施

按照工作过程完成以上情景案例。

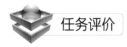 任务评价

小儿咳嗽的任务评价

情景案例:一女性来药店买药,自述自己1岁半的孩子2周前患感冒发热,经治疗,发热痊愈,但咳嗽一直未愈,目前咳嗽,痰多、色黄黏稠,咳声重浊。请问药师应如何问病售药? 患者买药后,药师应如何指导患者合理用药? 应如何进行预防建议?	得分
问病问题: 问此问题的目的:	
问题1:	
问题2:	
问题3:	
问题4:	
问题5:	
西医诊断: 中医诊断: 原因: 原因:	
西医用药: 中医用药:	
用药指导:	
预防:	
参与程度	
总分	

评　价　标　准

项目	分值	评价方法
问病问题	20分	每个问题4分,问题合理得2分,目的正确得2分
诊断	10分	西医诊断正确得3分,不正确不得分;原因正确得2分,部分正确得1分,不正确不得分。中医诊断正确得3分,不正确不得分;原因正确得2分,部分正确得1分,不正确不得分
用药	20分	西药选择合理得10分,不合理不得分;中药选择合理得10分,不合理不得分
用药指导	30分	西药用药指导不良反应和注意事项两项均叙述全面、准确得15分,不良反应和注意事项缺一项者扣7分,每一项中不完整者扣3分。中药用药指导不良反应和注意事项叙述全面、准确得15分,不良反应和注意事项缺一项者扣7分,每一项中不完整者扣3分
预防	10分	预防措施3点以上并且合理者得10分,不足3点的,每缺一点扣3分;每一点部分合理者得1分
参与程度	10分	积极参与、态度端正者得10分,参与较积极、态度较端正者得5分;不积极参与且态度不端正者不得分
总计	100分	

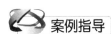

一、初步确定患者的疾病

小孩母亲:我想买点治咳嗽的药,孩子这两天老咳嗽,你这有什么治咳嗽的药吗?

药师:小朋友多大了? 只是单纯的咳嗽吗? 还有其他的症状吗?(应首先询问患儿的年龄,判断孩子所属的年龄段,然后确认患儿是否属于单纯的咳嗽,避免诱导性问题。)

小孩母亲:快3岁了。前几天有点感冒,给她吃了感冒药后好多了,可是这两天开始咳嗽了。

药师:感冒有几天了? 还在吃感冒药吗?

小孩母亲:有那么三四天了吧。感冒药还着吃呢。

药师:哦好的。这可能是感冒引起的咳嗽,感冒到了后期基本都会有这样的症状。

二、合理为患者选择用药

小孩母亲:那应该吃点什么药好呢?

药师:您注意过她有没有痰吗?(应根据病因和伴随症状来为患儿选药,可进一步询问症状。)

小孩母亲:我觉得她是有痰了,在她咳嗽的时候能听见喉管里有声音。

药师:哦好的。那您现在给她吃的是什么感冒药呢?

小孩母亲:我觉得中药的副作用比较小,就给她吃的中药。现在吃的是同仁堂小儿感冒口服液,这药还用再吃吗?

药师:感冒药你可以再吃几天,现在帮您选治疗咳嗽的药吧。既然你治感冒的选的是中药,那现在也选个中药治疗咳嗽吧。小儿化痰止咳颗粒就不错,你可以看看。

小孩母亲:好的。那我先看一下。

药师:小朋友还有其他的问题吗?

小孩母亲:没有。

药师:好的。

三、正确为患者指导用药

小孩母亲:好吧,那我买这个药吧。这个药应该怎么吃呢?

药师:3岁的小朋友一天吃3次,一次吃1袋。

小孩母亲:那您看还要再吃点别的什么药吗? 有人说吃西药快,是这样吗?

药师:可以不用了,吃这两种就可以了。因为前期感冒您用的就是中药,所以咳嗽也尽量选择中药来治疗。不建议多种治疗咳嗽的药物叠加使用,因为这样可能会引起副反应。西药对于缓解症状效果是不错的,您当然也可以选择西药来用,但是服用的时候必须与中药间隔开来。

四、对患者进行合理的预防建议

小孩母亲:哦,好的! 那我还是就吃这两种药吧。其他的我还需要注意什么吗?

药师:用药期间忌食辛辣、生冷、油腻食物。多休息,多喝水,室内要保持通风,注意保暖以防感冒。可以酌情喝点蜂蜜,也可以熬点梨水喝。

任务三　小儿腹泻的中西药用药指导

任务导入

情景案例　一女性来药店买药,自述家里 4 岁的小男孩因过食冷饮,导致腹泻 2 天,泻下清稀。该小儿体瘦,消化功能差,不爱吃饭。想买点药来治疗,请问药师应如何问病售药? 患者买药后,药师应如何指导患者合理用药? 应如何进行预防建议?

任务目标

▲ 会初步判断病人是否患有小儿腹泻。
▲ 会为小儿腹泻患者合理推荐中西药物。
▲ 会对小儿腹泻患者进行正确的中西药用药指导。
▲ 会对小儿腹泻患者进行合理的预防建议。

任务分析

	工作过程	所需知识
工作过程 1	通过询问,判断患者是否可能患有小儿腹泻	小儿腹泻的概述、临床表现、问病重点
工作过程 2	合理为小儿腹泻患者推荐中西药物	小儿腹泻的治疗原则、常用中西药及其特点、用药注意
工作过程 3	对小儿腹泻患者进行正确的中西药用药指导	
工作过程 4	对小儿腹泻患者进行合理的预防建议	小儿腹泻的预防

任务资讯

小儿腹泻的概述

小儿腹泻是以大便次数增多,粪质稀薄,或如水样为特征的一种小儿常见病。分为感染性和非感染性两类,感染性腹泻多由病原微生物通过食入污染的水、食物或通过污染的手传播而进入消化道所致。非感染性腹泻主要由于饮食不当导致。其他如牛奶过敏、胰腺功能障碍、胰液缺乏等均可致非感染性腹泻。本病一年四季均可发生，以夏秋季节发病率最高。2岁以下发病率高。中医认为，小儿易感外邪，且易伤乳，或脾肾阳气不足，均可导致小儿腹泻。如久泄迁延不愈，还可导致小儿疳积。

小儿腹泻的临床表现

大便次数较该患者平时明显增多，重者可达10次以上。大便呈淡黄色或清水样。或夹杂奶块以及未消化的食物，如同蛋花汤。或黄绿稀溏，或色褐而臭，夹少量黏液。可伴有恶心、呕吐、腹痛、发热、口渴等。重症可见小便短少、高热烦渴、神疲乏力、皮肤干瘪、囟门凹陷、目眶下陷、啼哭无泪等脱水症。以及口唇樱红、呼吸深长、腹胀等酸碱平衡失调和电解质紊乱的表现。

小儿腹泻的西医治疗与用药

对于感染性腹泻，需使用抗生素治疗。可选择头孢类、大环内酯类广谱抗生素，也可使用盐酸小檗碱治疗。对于腹泻次数较多的患儿，可能出现脱水现象，要注意补充水及电解质，可复用口服补液盐。

对于非感染性腹泻，可选择蒙脱石散、枯草杆菌、肠球菌二联活菌多维颗粒剂（妈咪爱）进行治疗（表2-5）。

表2-5 小儿腹泻的常用西药

通用名	主要成分	适应证	用法用量
蒙脱石散	蒙脱石	成人及儿童的急慢性腹泻；同时可作为消化道疾病引起的相关疼痛症状的辅助治疗。本品不是解痉剂	50ml温水冲服，摇匀后服用。成人1袋/次，3次/日；1岁以下，1袋/日，分3次服用；1～2岁，1～2袋/日，分3次服用；2岁以上，2～3袋/日，分3次服用
枯草杆菌、肠球菌二联活菌多维颗粒剂	活菌冻干粉，屎肠球菌，枯草杆菌，维生素C、B_1、B_2、B_6、B_{12}等	适用于因肠道菌群失调引起的腹泻、便秘、胀气、消化不良等	用低于40℃的水或牛奶冲服，也可直接服用。2周岁以下：一次1袋，一日1～2次；2周岁以上：一次1～2袋，一日1～2次

小儿腹泻中医辨证选药

本病属于中医"泄泻"范畴,应以八纲辨证为基本,重在辨别寒热虚实。泄泻治疗以健脾化湿为基本原则。可辨证选择小儿"泄泻类"中药非处方药治疗,也可辨证选药(表2-6)。

表2-6　小儿腹泻的辨证论治

证型	症状	治法	方药	主要成分
风寒泄泻	大便清稀,夹有泡沫,臭气不甚,肠鸣腹痛,或伴有恶寒发热,鼻流清涕,咳嗽,舌质淡,苔薄白,脉浮紧,指纹淡红	疏风散寒,化湿和中	①藿香正气滴丸:具有解表化湿,理气和中的功效。用于外感风寒,内伤湿滞,头痛昏重,脘腹胀痛,呕吐泄泻,胃肠型感冒等	广藿香、紫苏叶、白芷、白术、陈皮、半夏、厚朴、茯苓、桔梗、甘草、大腹皮、生姜、大枣
			②儿泻康贴膜:具有温中散寒止泻的功效。适用于小儿非感染性腹泻,中医辨证属风寒泄泻者。症见泄泻、腹痛、肠鸣等	丁香、白胡椒、吴茱萸、肉桂
湿热泄泻	大便水样,或如蛋花汤,泻下急迫,量多次频,气味臭秽,或见少许黏液,腹痛时作,食欲不振,或伴呕恶,神疲乏力,或发热烦恼,口渴,小便短黄,舌红苔黄腻,脉滑数,指纹紫	清肠解热,化湿止泻	①儿泻停颗粒:具有清热燥湿,固肠止泻的功效,用于湿热内蕴型小儿腹泻	茜草藤、乌梅、甘草等
			②双苓止泻口服液:具有清热化湿,健脾止泻的功效,用于湿热内蕴,脾失健运导致的小儿腹泻	猪苓、茯苓、黄芩
			③葛根芩连微丸:具有解肌,清热,止泻止痢的功效。用于泄泻痢疾、身热烦渴、下痢臭秽;菌痢、肠炎	葛根、黄芩、黄连、甘草(蜜炙)等

续表

证型	症状	治法	方药	主要成分
脾虚泄泻	大便稀溏,色淡不臭,多在食后作泻,时轻时重,面色萎黄,形体消瘦,神疲倦怠,舌淡苔白,脉缓弱,指纹淡	健脾益气,健运止泻	①泻痢保童丸:具有健脾化湿,温中止泻的功效,用于小儿脾胃虚弱引起的慢性腹泻,腹中作痛,神疲食少等	人参、白术(麸炒)、茯苓、白扁豆、苍术、广藿香、木香、丁香、檀香、砂仁、肉豆蔻(煨)、肉桂、吴茱萸、芡实(麸炒)、薏苡仁(麸炒)、车前子(盐炙)、滑石、黄连、诃子肉、天冬、麦冬、槟榔
			②丁桂儿脐贴:具有健脾温中,散寒止泻的功效,用于小儿泄泻、腹痛的辅助治疗	丁香、肉桂、荜茇
			③小儿腹泻贴:具有温中健脾,散寒止泻的功效,用于小儿脾胃虚寒轻证,症见腹痛,便溏,纳差,神疲 (注:本品为器械类)	本品由备长碳、磁性火山岩发热微粉、基质、储膏芯等加工而成
			④纯阳正气丸:具有温中散寒的功效。用于暑天感寒受湿,腹痛吐泻,胸膈胀满,头痛恶寒,肢体酸重等	广藿香、半夏、青木香、陈皮、丁香、肉桂、苍术、白术、茯苓、朱砂、硝石(精制)、硼砂、雄黄、金礞石(煅)、麝香、冰片
			⑤健脾八珍糕:具有健脾益胃的功效。用于老年、小儿及病后脾胃虚弱,消化不良,面色萎黄,腹胀便溏等	党参(炒)、白术(炒)、茯苓、山药(炒)、薏苡仁(炒)、莲子、芡实(炒)、白扁豆(炒)、陈皮

证型	症状	治法	方药	主要成分
伤食泄泻	大便稀溏,夹有乳块或不消化食物,气味酸腐,脘腹胀满,便前腹痛,泻后痛减,腹痛拒按,嗳气酸臭,或伴呕吐,不思乳食,夜卧不安,舌苔厚腻,或微黄,脉滑实,指纹滞	运脾和胃,消食导滞	婴儿健脾颗粒:具有健脾、消食、止泻的功效,用于婴儿非感染性腹泻属脾虚夹滞证候者,症见大便次数增多,粪质稀,气味臭,粪中含有未消化的食物,面色无华,乳食少进,腹胀腹痛,睡眠不宁	白扁豆(炒)、山药(炒)、白术(炒)、鸡内金(炒)、川贝母、木香、碳酸氢钠、人工牛黄

小儿腹泻的问病重点

应重点询问患儿腹泻的原因,大便的颜色、质地、味道、次数、夹杂等。要了解患儿是否有腹胀、腹痛、饮食情况、睡眠情况、是否发热以及全身体征,以便判断腹泻的类型。婴幼儿最好在医师指导下用药,对于大便次数增多,水分丢失明显的患儿,有脱水表现者,应立即就医。

小儿腹泻的合理用药

对于症状较轻者,可应用贴膜剂单独治疗。对于症状较重者,贴膜剂与内服药配合使用效果更佳。本类中成药只适合小儿非感染性腹泻,对于感染性腹泻如肠炎、痢疾,应到医院就诊。且应避免长期滥用广谱抗生素,以免肠道菌群失调,加重病情。对于吐泻严重或伤食患儿,要暂时禁食,减轻胃肠负担。

小儿腹泻的预防

注意饮食卫生,不吃变质食品,不能暴饮暴食。饭前便后要洗手。提倡母乳喂养,特别是在夏季及小儿患病时,不宜断奶。遵守添加辅食的原则,科学喂养。加强户外运动,多晒太阳,根据气候变化增减衣物,避免腹部受凉。

任务实施

按照工作过程完成以上情景案例。

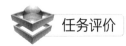 任务评价

小儿腹泻的任务评价

情景案例：一女性来药店买药，自述家里 4 岁的小男孩，因过食冷饮，导致腹泻 2 天，泻下清稀。该小儿体瘦，消化功能差，不爱吃饭。想买点药来治疗，请问药师应如何问病售药？患者买药后，药师应如何指导患者合理用药？应如何进行预防建议？		得分
问病问题：	问此问题的目的：	
问题 1： 问题 2： 问题 3： 问题 4： 问题 5：		
西医诊断： 原因：	中医诊断： 原因：	
西医用药：	中医用药：	
用药指导：		
预防：		
参与程度		
总分		

评 价 标 准

项目	分值	评价方法
问病问题	20分	每个问题4分,问题合理得2分,目的正确得2分
诊断	10分	西医诊断正确得3分,不正确不得分;原因正确得2分,部分正确得1分,不正确不得分。中医诊断正确得3分,不正确不得分;原因正确得2分,部分正确得1分,不正确不得分
用药	20分	西药选择合理得10分,不合理不得分;中药选择合理得10分,不合理不得分
用药指导	30分	西药用药指导不良反应和注意事项两项均叙述全面、准确得15分,不良反应和注意事项缺一项者扣7分,每一项中不完整者扣3分。中药用药指导不良反应和注意事项叙述全面、准确得15分,不良反应和注意事项缺一项者扣7分,每一项中不完整者扣3分
预防	10分	预防措施3点以上并且合理者得10分,不足3点的,每缺一点扣3分;每一点部分合理者得1分
参与程度	10分	积极参与、态度端正者得10分,参与较积极、态度较端正者得5分;不积极参与且态度不端正者不得分
总计	100分	

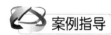 案例指导

一、初步确定患者的疾病

小孩母亲:我想买点治拉肚子的药,孩子这两天拉肚子,你这有什么治拉肚子的好点的药吗?

药师:小朋友几岁了? 除了拉肚子还有其他的症状吗?(应首先询问患儿的年龄,判断孩子所属的年龄段,然后确认患儿是否属于单纯的腹泻,避免诱导性问题。)

小孩母亲:2 岁了。就是拉肚子,别的没什么了。

药师:最近吃什么凉的或者是生的东西了吗?

小孩母亲:没有啊,没吃什么特别的东西,就是这两天睡觉他老蹬被子。

药师:哦,好的。这可能是受凉引起的腹泻。

二、合理为患者选择用药

小孩母亲:那应该吃点什么药好呢?

药师:他拉的是稀水样便吗?(应根据病因和伴随症状来为患儿选药,可进一步询问症状。)

小孩母亲:是的。就是老拉稀。

药师:哦,好的。有几天了?给他吃药了吗?

小孩母亲:前天开始的,我给他吃了点妈咪爱,但是好像不太管用。

药师:妈咪爱是可以治疗腹泻的,作用是调节肠道菌群。但是,如果您觉得效果不好,也可以再看看其他的药。比如说思密达,对于这种腹泻效果比较好。

小孩母亲:那我先看一下。

三、正确为患者指导用药

小孩母亲:我想买思密达这个药,怎么服用呢?

药师:口服,2 岁小儿一天吃 1 袋到 2 袋,分 3 次服用。或者也可以一次吃半袋,一天吃 3 次。要记得用温开水,摇匀后再服用。

小孩母亲:那您看还要再吃点别的什么药吗?我希望他能快点好。

药师:哦,这个,辅助治疗的话,您也可以选择丁桂儿脐贴,可以暖脾胃,治疗受凉引起的腹泻,但是如果肚脐周围皮肤有破损的话就不能用了。

小孩母亲:哦,没有破损。这个怎么用呢?

药师:外用,贴于脐部,一次 1 贴,24 小时换药一次。

四、对患者进行合理的预防建议

小孩母亲:其他我还需要注意什么吗?

药师:用药期间忌食生冷油腻及不易消化的食物。如果出现过敏,就是脐周瘙痒、红肿有皮疹的时候就不能再贴了。其他的就是注意保暖,防止受凉,尤其是脐部。

任务四　小儿厌食的中西药用药指导

任务导入

情景案例　一女性来药店买药,自述自己 4 岁大的儿子最近几周特别不爱吃饭,原来爱吃的东西怎么喂都不吃,大便酸臭,前一段时间老给孩子吃肯德基、麦当劳等,没有其他的症状,现在不知道是得了什么病,想给孩子买点药来缓解症状,请问药师应如何问病售药? 患者买药后,药师应如何指导患者合理用药? 应如何进行预防建议?

任务目标

▲ 会初步判断病人是否患有小儿厌食。

▲ 会为小儿厌食患者合理推荐中西药物。

▲ 会对小儿厌食患者进行正确的中西药用药指导。

▲ 会对小儿厌食患者进行合理的预防建议。

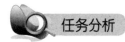**任务分析**

	工作过程	所需知识
工作过程 1	通过询问,判断患者是否可能患有小儿厌食	小儿厌食的概述、临床表现、问病重点
工作过程 2	合理为小儿厌食患者推荐中西药物	小儿厌食的治疗原则、常用中西药及其特点、用药注意
工作过程 3	对小儿厌食患者进行正确的中西药用药指导	
工作过程 4	对小儿厌食患者进行合理的预防建议	小儿厌食的预防

任务资讯

小儿厌食的概述

厌食是小儿时期的一种常见病症,临床以较长时期厌恶进食,食量减少为特征。多由于喂养不当，饮食不节导致。另外，缺乏铁、锌等微量元素也会导致本病的发生。本病可发生于任何季节，但夏季可使症状加重。各年龄段儿童均可发病，1～6周岁儿童多见。城市儿童发病率较高。患儿除了厌食之外，一般无其他明显不适感。预后良好。但当厌食长期不愈者，可能导致患儿抵抗力低下，营养不良，或者影响生长发育。

小儿厌食的临床表现

患儿有喂养不当，病后失调，先天不足或情志失调史，长期食欲不振，厌恶进食，食量明显少于同龄正常儿童，面色少华，形体偏瘦，精神尚可，活动正常，没有其他外感、内伤等疾病。

小儿厌食的西医治疗与用药

对于由微量元素缺乏导致的小儿厌食可补充缺乏的微量元素。对于饮食不节、消化不良导致的小儿厌食，可选择助消化药。

（表 2-7）。

表 2-7　小儿厌食的常用西药

通用名	主要成分	适应证	用法用量
枯草杆菌、肠球菌二联活菌多维颗粒剂	活菌冻干粉，屎肠球菌，枯草杆菌，维生素 C、B_1、B_2、B_6、B_{12} 等	适用于因肠道菌群失调引起的腹泻、便秘、胀气、消化不良等	用低于 40℃ 的水或牛奶冲服，也可直接服用。2 周岁以下：一次 1 袋，一日 1～2 次；2 周岁以上：一次 1～2 袋，一日 1～2 次

小儿厌食的中医辨证选药

本病属于中医"厌食证"范畴。治疗上应以脏腑辨证为基础，主要辨别脾胃运化失常和脾胃气阴不足。本病治疗以运脾开胃为基本大法，灵活配合理气宽中，开胃消食，醒脾化湿药。可辨证选择"小儿厌食类"中药非处方药治疗，也可辨证选药（表 2-8）。

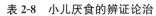

表 2-8　小儿厌食的辨证论治

证型	症状	治法	方药	主要成分
脾胃不和	厌食或拒食,面色少华,精神尚可,大便偏干,舌淡,苔薄白,脉弱	健脾和胃,消食导滞	①小儿消食片:具有消食化滞、健脾和胃的功效,用于脾胃不和,消化不良,食欲不振,便秘,食滞,疳积等	山楂、六神曲(炒)、麦芽(炒)、鸡内金(炒)、槟榔、陈皮
			②肥儿散:具有健脾、消食、化积的功效,用于脾胃不和引起的脾虚泄泻,消化不良,面黄肌瘦,疳积腹胀等	白术(麸炒)、山药、茯苓、甘草(蜜炙)、鸡内金(醋炙)、南山楂
			③小儿增食颗粒:具有消食化滞,健脾和胃的功效,用于食欲不振,停食停乳,嗳气胀满,消化不良等	山楂、麦芽、六神曲、茯苓、三棱、陈皮、肉豆蔻、香附、枳壳、槟榔、大黄、甘草
			④开胃消食口服液:具有消食导滞、运脾开胃的功效,用于小儿厌食证属脾胃不和者(注:本品为保健食品)	山药、陈皮、麦芽、山楂、葡萄糖酸锌、复合氨基酸
脾胃气虚	不思进食,食而不化,大便偏稀,夹杂未消化的食物,面色少华,形体偏瘦,乏力倦怠,舌淡苔薄白,脉缓无力	健脾益气	①儿康宁糖浆:具有益气健脾,和中开胃的功效,用于儿童身体瘦弱,消化不良,食欲不佳等	党参、黄芪、白术、茯苓、山药、薏苡仁、麦冬、制何首乌、大枣、焦山楂、炒麦芽、桑枝
			②健胃消食片:具有健胃消食的功效,用于脾胃虚弱,消化不良等	太子参、陈皮、山药、炒麦芽、山楂
			③小儿启脾丸:具有和胃、健脾、止泻的功效,用于脾胃虚弱,食欲不振,消化不良,腹胀便溏等	人参、白术(炒)、茯苓、甘草、陈皮、山药、莲子(炒)、山楂(炒)、六神曲(炒)、麦芽(炒)、泽泻

续表

证型	症状	治法	方药	主要成分
脾胃阴虚	不思饮食,食少饮多,皮肤失润,大便偏干,小便短黄,甚或烦躁少寐,手足心热,舌红少津,苔少或花剥,脉细数	滋脾养胃	①小儿健胃糖浆:具有健胃消食、清热养阴的功效,用于脾胃阴虚,厌食或拒食,面色萎黄,体瘦,口干,食少饮多等	沙参、稻芽、白芍、玉竹、麦芽(炒)、山楂、麦冬、陈皮、荷叶、牡丹皮、山药
			②儿宝颗粒:具有健脾益气,生津开胃的功效,用于小儿面黄体弱,纳呆厌食,精神不振,口干燥渴等	太子参、北沙参、茯苓、山药、山楂(炒)、麦芽(炒)、陈皮、白芍(炒)、白扁豆(炒)、麦冬、葛根(煨)
肝旺脾虚	厌食或拒食,急躁易怒,好动多啼,夜卧不安,咬齿磨牙,大便时干时稀,小溲赤,舌尖边红,苔少,脉弦细	抑肝扶脾	①健儿乐颗粒:具有清热平肝,清心除烦,健脾消食的功效,用于儿童烦躁不安,夜惊夜啼,夜寐不宁,消化不良等	山楂、白芍、竹叶卷心、甜叶菊、钩藤、鸡内金
			②小儿肠胃康颗粒:具有清热平肝,调理脾胃的功效,用于小儿营养紊乱引起的食欲不振,面色无华,精神烦扰,夜哭夜啼,腹泻腹胀等	鸡眼草、地胆草、谷精草、夜明砂、蚕砂、蝉蜕、谷芽、党参、麦冬、赤芍、甘草、盐酸小檗碱等14味

小儿厌食的问病重点

要重点询问患儿厌食持续的时间、身体状况,有无诱因,有无其他伴随症状。由于引起厌食的原因很多,要注意与某些消化系统疾病的初起症状相鉴别,如胃炎、肝炎、结核病等。

小儿厌食的合理用药

对于厌食而又肥胖的患儿、糖尿病患儿不宜使用糖浆剂型。注意健脾、养阴、消食的矛盾。做到健脾不留积滞,养阴不助湿邪,消食不伤气。合理搭配服用。

小儿厌食的预防

掌握科学的喂养方法,饮食定点,饭前不吃零食,不喝饮料,不吃糖果,夏季不贪凉饮冷。母乳喂养 4 个月后,应逐渐添加辅食。培养婴幼儿不挑食、不偏食的好习惯,不宜多食油腻生冷食物,应多吃粗粮蔬菜等。病后胃气尚未完全恢复,要逐步增加饮食,避免暴饮暴食。注意精神调护,防治幼儿受惊恼怒等。

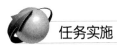 任务实施

按照工作过程完成以上情景案例。

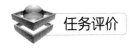 任务评价

小儿厌食的任务评价

情景案例:一女性来药店买药,自述自己 4 岁大的儿子最近几周特别不爱吃饭,原来爱吃的东西怎么喂都不吃,大便酸臭,前一段时间老给孩子吃肯德基、麦当劳等,没有其他的症状,现在不知道是得了什么病,想给孩子买点药来缓解症状,请问药师应如何问病售药? 患者买药后,药师应如何指导患者合理用药? 应如何进行预防建议?		得分
问病问题:	问此问题的目的:	
问题 1: 问题 2: 问题 3: 问题 4: 问题 5:		
西医诊断:	中医诊断:	
原因:	原因:	
西医用药:	中医用药:	
用药指导:		
预防:		
参与程度		
总分		

评 价 标 准

项目	分值	评价方法
问病问题	20分	每个问题4分,问题合理得2分,目的正确得2分
诊断	10分	西医诊断正确得3分,不正确不得分;原因正确得2分,部分正确得1分,不正确不得分。中医诊断正确得3分,不正确不得分;原因正确得2分,部分正确得1分,不正确不得分
用药	20分	西药选择合理得10分,不合理不得分;中药选择合理得10分,不合理不得分
用药指导	30分	西药用药指导不良反应和注意事项两项均叙述全面、准确得15分,不良反应和注意事项缺一项者扣7分,每一项中不完整者扣3分。中药用药指导不良反应和注意事项叙述全面、准确得15分,不良反应和注意事项缺一项者扣7分,每一项中不完整者扣3分
预防	10分	预防措施3点以上并且合理者得10分,不足3点的,每缺一点扣3分;每一点部分合理者得1分
参与程度	10分	积极参与、态度端正者得10分,参与较积极、态度较端正者得5分;不积极参与且态度不端正者不得分
总计	100分	

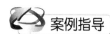 **案例指导**

一、初步确定患者的疾病

小孩母亲:你看看我们家孩子,不爱吃饭,请问你这有治疗厌食的好药吗?

药师:小朋友几岁了? 除了厌食,还伴有其他的症状吗?(应首先询问患儿的年龄,然后确认患儿是否属于厌食,避免诱导性问题。)

小孩母亲:5岁了。就是不爱吃饭,怎么哄也不行,和她同龄的孩子都长得比她高比她壮。

药师:一直就这样吗? 上医院看过吗? 体检过吗?

小孩母亲:看过了,也体检了,缺乏营养,医生说就是厌食引起的。

药师:不爱吃饭,当然就会缺乏营养素。生长发育也必然会受到影响。

二、合理为患者选择用药

小孩母亲:那应该吃点什么药好呢?

药师:她是一直吃的就少呢,还是比较偏食?(应根据病因和伴随症状来为患儿选药,可进一步询问症状。)

小孩母亲:她一直吃的就不是很多,也有点偏食,不爱吃菜,饭吃的也少。

药师:那她有消化不良的情况吗? 比如稍微吃的多了点的时候?

小孩母亲:有这种情况。吃的多一点她就说肚子胀。

药师:哦,好的。小朋友有点胃口不开呢。中医认为小儿厌食有的是因为脾胃比较虚弱引起的,脾胃虚弱运化不利,就会影响食欲,也就是不想吃饭。这样吧,我们这儿有个药叫儿康宁糖浆,可以治疗脾胃气虚引起的厌食。您可以先看一下。

小孩母亲:好的。

三、正确为患者指导用药

小孩母亲:我想买这个药。这药应该怎么吃呢?

药师:口服,一次 10ml,一日 3 次,20～30 天为一个疗程。

小孩母亲:那应该服用几个疗程呢?

药师:这要看用药的情况而定。一般两到三个疗程就可以看到效果了。

四、对患者进行合理的预防建议

小孩母亲:哦,好的! 那您看我还需要注意别的什么吗?

药师:用药期间忌食辛辣、生冷、油腻食物,最好吃点易消化的食物。另外要注意保护脾胃不要受凉。偏食的问题要慢慢纠正她,以免摄取的营养素不全,对儿童的生长发育不利。

项目三

妇科、男科常见病的中西药用药指导

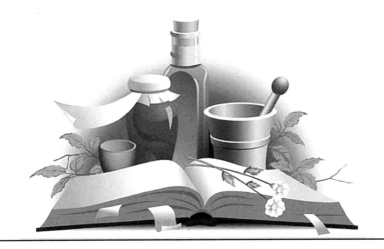

任务一 功能失调性子宫出血的中西药用药指导

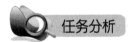

任务导入

情景案例 28岁女性,近1年来月经周期紊乱,经常半个月一行,经量多,色红。行经时腰部酸痛。伴见心烦易怒,手足心热,经过检查,没发现器质性病变,医生判断为功能失调性子宫出血,属于中医的血热证型,并开了安坤颗粒。患者到医院药房拿药。请问药师应如何指导患者合理用药?应如何进行预防建议?

任务目标

▲ 会对功能失调性子宫出血患者进行正确的中西药用药指导。

▲ 会对功能失调性子宫出血患者进行合理的预防建议。

任务分析

	工作过程	所需知识
工作过程1	通过询问患者临床诊断,得知患者患有功能失调性子宫出血	功能失调性子宫出血的概述、临床表现、问病重点
工作过程2	对功能失调性子宫出血患者进行正确的中西药用药指导	功能失调性子宫出血的治疗原则、常用中西药及其特点、用药注意
工作过程3	对功能失调性子宫出血患者进行合理的预防建议	功能失调性子宫出血的预防

任务资讯

功能失调性子宫出血的概述

功能失调性子宫出血简称功血,是指由调节生殖的神经内分泌机制失常

185

引起的异常子宫出血。本病是妇科常见病和多发病。可分为无排卵性和排卵性两种，其中无排卵性功血大概占85％。

无排卵性功血易发生在青春期和绝经过渡期，也可发生于生育期。各种原因引起的无排卵均可导致子宫内膜受单一雌激素刺激且无孕酮对抗而发生雌激素突破性出血，也可因子宫内膜在单一雌激素刺激下不断增生，此时可因一批卵泡闭锁导致雌激素水平下降，内膜失去激素支撑而发生雌激素撤退性出血。无排卵性功血的发生与精神情绪变化、营养不良、代谢紊乱以及环境气候因素有一定的关系，同时与体质也有很大关系。需要进行排除性诊断（排除妊娠相关出血、生殖器官肿瘤、感染等）而确诊。

排卵性月经失调多发生于生育期，患者有排卵，但黄体功能异常。有两种情况，一种是黄体功能不足，表现为黄体期孕激素分泌不足或黄体过早衰退，导致子宫内膜分泌反应不良。另一种是子宫内膜不规则脱落。

本病类似与中医学"月经病"当中的"崩漏"、"月经先期"、"月经后期"、"月经先后不定期"、"月经过多"、"月经过少"等范畴。可由饮食不节、起居失常、情志失调、素体脾肾不足、感受寒邪、多产、劳累过度等导致。

😀 小贴士

月经周期的调节：正常的月经是伴随卵巢周期性变化而出现的子宫内膜周期性脱落及出血。需要经过卵泡的发育及成熟、排卵、黄体形成、黄体退化。激素水平也随之变化。在前次月经周期的卵巢黄体萎缩后，雌孕激素水平降至最低，下丘脑开始分泌GnRH（促性腺激素释放激素），继而垂体FSH（卵泡刺激素）分泌量增加，促使卵泡逐渐发育，在少量LH（黄体生成素）的作用下，卵泡分泌雌激素，在雌激素的作用下，子宫内膜开始增生，随着雌激素量的增多，抑制下丘脑分泌GnRH，继而垂体FSH分泌量减少。随着优势卵泡逐渐发育成熟，雌激素达到最高峰，促使垂体释放大量LH，并出现高峰，FSH同时达到较低的峰，大量的LH与一定量的FSH促使成熟卵泡排卵，排卵后，循环中的LH和FSH急剧下降，在少量的LH和FSH的作用下，黄体形成并逐渐发育成熟。黄体主要分泌孕激素，使子宫内膜转为分泌期。黄体也分泌雌激素。由于大量孕激素和雌激素的共同作用，使得垂体分泌的LH和FSH相应减少，黄体开始萎缩，孕激素和雌激素分泌也减少。子宫内膜失去性激素的支持，发生坏死、脱落，从而产生月经。

功能失调性子宫出血的临床表现

无排卵性功血临床上以子宫不规则出血为主要表现。特点是月经周期紊

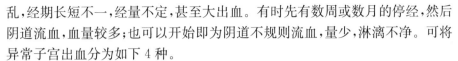

乱,经期长短不一,经量不定,甚至大出血。有时先有数周或数月的停经,然后阴道流血,血量较多;也可以开始即为阴道不规则流血,量少,淋漓不净。可将异常子宫出血分为如下 4 种。

1. 月经过多　周期规则,但经期延长(>7 天)或经量过多(>80ml)。

2. 经量过多　周期规则,经期正常,但经量过多。

3. 子宫不规则过多出血　周期不规则,经期延长,经量过多。

4. 子宫不规则出血　周期不规则,经期可延长而经量不太多。

排卵性月经失调一般表现为月经周期缩短,或周期虽正常,但卵泡期延长,黄体期缩短,以致患者不易受孕或者在怀孕早期流产。第二种是患者有排卵,黄体发育正常,但萎缩过程延长,导致子宫内膜不规则脱落。表现为月经周期正常,但经期延长,长达 9~10 天,且出血量多。

功能失调性子宫出血的西医治疗与用药

一、无排卵性功血

对于贫血者,应补充铁剂、维生素 C 和蛋白质。严重贫血需输血,流血时间长者给予抗生素防止感染。功血的一线治疗是药物治疗。对于青春期及生育期无排卵性功血以止血、调整周期、促排卵为主。绝经过渡期功血以止血、调整周期、减少经量、防止子宫内膜病变为原则。常采用性激素止血和调整月经周期。

1. 止血　对于出血量不太多,轻度贫血的青春期功血患者,可于月经第一天口服复方低剂量避孕药,共 21 天,停药 7 天,共 28 天,连续 3~6 个周期(表 3-1)。

表 3-1　常用治疗功能失调性子宫出血的止血药

通用名	主要成分	适应证	用法用量
炔雌醇环丙孕酮片	炔雌醇、醋酸环丙孕酮	可用于口服避孕,也可用于治疗妇女雄激素依赖性疾病,例如痤疮,特别是明显的类型,和伴有皮脂溢出、炎症或形成结节的痤疮(丘疹脓疱性痤疮、结节囊肿性痤疮)、妇女雄激素性脱发、轻型多毛症,以及多囊卵巢综合征患者的高雄性激素表现	在每日约相同的时间服药,每日 1 片,连用 21 天,停药 7 天后开始下一盒。

2. 调整月经周期 使用性激素止血后必须调整月经周期。常用人工周期法,适用于青春期功血或生育期功血内源性激素水平较低者。在撤退性月经第 5 天用药,雌二醇 2mg,每晚 1 次,连服 20 天,于服雌激素以后 10 天加用甲羟孕酮,每日 10mg,连续 3 个周期为一个疗程(表 3-2)。

表 3-2 常用调整月经周期药

通用名	主要成分	适应证	用法用量
戊酸雌二醇片	雌二醇	临床用于卵巢功能不全或卵巢激素不足引起的功能性子宫出血、原发性闭经、绝经期综合征、前列腺癌等	肌注。4mg/次,每日 1 次,连用 3～5 天
醋酸甲羟孕酮片	甲羟孕酮	用于治疗痛经、功能性子宫出血、先兆流产、习惯性流产等	4～8mg/日,连用 5～10 天。

3. 促排卵 适用于生育期功血尤其是不孕者,常用促排卵药见表 3-3。青春期患者经治疗后一般可自行恢复排卵,不提倡促排卵治疗。

表 3-3 常用促排卵药

通用名	主要成分	适应证	用法用量
枸橼酸氯米芬胶囊	枸橼酸氯米芬	用于高泌乳素性不孕以外的各种无排卵	口服:有月经者自经期第 5 天开始每日 1 次 50mg,连服 5 天;无月经者任意一天开始,每日 1 次 50mg,连服 5 天。一般在服药后 7 天左右排卵,3 周后自然行经。连服 3 个周期为一个疗程
注射用绒促性素	绒促性素	垂体促性腺激素分泌不足导致的无排卵性不孕症、功能性子宫出血、先兆流产等	肌内注射,300～1500 单位/日,连用 3～5 天
注射用尿促性素	卵泡成熟激素	促使垂体功能低下的无排卵患者排卵,但对原发性卵巢衰竭无效	月经的第 3～5 天,肌内注射每日 1 支,连用 7 天。同时进行 B 超监测

二、排卵性功血

可在卵泡期使用低剂量雌激素、氯米芬促卵泡发育；可使用天然黄体酮补充黄体分泌孕酮的不足等方法治疗（表3-4）。

表3-4 常用治疗排卵性功血的药物

通用名	主要成分	适应证	用法用量
安宫黄体酮片	黄体酮	临床应用于功能性子宫出血、痛经、闭经、先兆流产、晚期乳腺癌等	肌注，通常 5～10mg/日，经前连用5～10天，停药后有撤退性出血，即"行经"
枸橼酸氯米芬胶囊	枸橼酸氯米芬	用于高泌乳素性不孕以外的各种无排卵	口服：有月经者自经期第5天开始每日1次50mg，连服5天；无月经者任意1天开始，每日1次50mg，连服5天。一般在服药后7天左右排卵，3周后自然行经。连服3个周期为一个疗程

功能失调性子宫出血的中医辨证选药

本病类似与中医学"月经病"当中的"崩漏"、"月经先期"、"月经后期"、"月经先后不定期"、"月经过多"、"月经过少"等范畴。本病要结合月经的经色、经量、经期、经质、血块等辨证治疗。本病的治疗原则以调整月经周期为主，目前主张周期疗法治疗。即月经干净后采用补法，排卵期采用通法，月经间期采用补通结合法，月经前期采用通法。经前慎用寒凉，经后慎用辛热。可辨证选择月经不调类中药非处方药治疗，也可辨证选药（表3-5）。

表 3-5 功能失调性子宫出血的辨证论治

证型	症状	治法	方药	主要成分
气血亏虚	月经周期提前,经期延长,行经量多,经色淡,质清稀,伴有精神倦怠,肢体乏力,自汗出,头晕眼花,舌淡苔薄白,脉细无力	补气养血	①四物膏:具有调经养血的功效,用于血虚所致的月经量少,色淡,头晕乏力等	当归、川芎、白芍、熟地黄
			②八珍益母丸:具有补气调月经的功效,用于气血两虚,月经不调等	益母草、党参、白术(炒)、茯苓、甘草、当归、白芍(酒炒)、川芎、熟地黄
			③乌鸡白凤丸:具有补气益血,调经止带的功效,用于气血两虚,月经不调,腰膝酸软,白带量多等	乌鸡(去毛爪肠)、鹿角胶、当归、白芍、熟地黄、人参、黄芪、香附(醋制)、丹参、桑螵蛸、鹿角霜、牡蛎(煅)、鳖甲(制)、天冬、甘草、地黄、川芎、银柴胡、山药、芡实(炒)
			④宁坤养血丸:具有补气和营,养血调经的功效,气虚血少,月经不调,经期后延,行经小腹冷痛或经后小腹空痛	人参、茯苓、白术(麸炒)、甘草、当归、白芍、地黄、川芎、丹参、红花、柴胡、香附(醋炙)、厚朴(姜炙)、陈皮、肉桂
			⑤当归片:具有补血活血,调经止痛的功效,血虚引起的面色萎黄,眩晕心悸,月经不调,痛经等	当归

续表

证型	症状	治法	方药	主要成分
血瘀	月经错后,经期延长,月经持续7天以上或淋漓不净15天以内,行经量少,经色紫黑,有血块,小腹或少腹疼痛,舌黯或有瘀斑,苔薄白,脉涩或沉弦	活血化瘀	①益母草膏:具有活血调经的功效,用于月经量少,产后腹痛等	益母草
			②八味痛经丸:具有活血调经,化瘀止痛的功效,用于经行不畅,色紫成块,行经腹痛等	川牛膝、牡丹皮、当归、延胡索、白芍、木香、桂枝、桃仁
			③血府逐瘀口服液:具有活血化瘀,行气止痛的功效,用于瘀血内阻,头痛或胸痛,内热瞀闷,失眠多梦,心悸怔忡,急躁善怒等	桃仁、红花、当归、赤芍、生地、川芎、枳壳、桔梗、柴胡、牛膝、甘草
血热	月经周期提前,经期延长,行经量多,经色深红或鲜红,血质黏稠或有血块,伴有心烦易怒,口渴,大便干燥或小便短赤	清热凉血	①固经丸:具有滋阴清热,固经止带的功效,用于阴虚血热,月经先期,经血量多,色紫黑等	黄柏(盐炒)、黄芩(酒炒)、椿皮(炒)、香附(醋制)、白芍(炒)、龟甲(制)
			②安坤颗粒:具有滋阴清热,健脾养血的功效,用于月经提前,量多,腰骶酸痛,下坠腹痛,心烦易怒,手足心热等	牡丹皮、栀子、当归、白术、白芍、茯苓、女贞子、墨旱莲、益母草
			③加味逍遥丸:具有疏肝清热,健脾养血的功效,用于肝郁血虚,肝脾不和,两胁胀痛,头晕目眩,倦怠食少,月经不调,脐腹胀痛等	柴胡、当归、白芍、白术(炒)、茯苓、甘草、牡丹皮、栀子(姜炙)、薄荷
			④丹贞颗粒:具有滋阴清热止血的功效,用于阴虚血热引起的月经提前,量多,色鲜红的辅助治疗	牡丹皮、黄柏、地黄、赤芍、白芍、女贞子、墨旱莲、茜草、地榆、海螵蛸、地骨皮、枸杞子

续表

证型	症状	治法	方药	主要成分
气滞	月经周期后错或先后不定期,经量少,经色黯红或有血块,伴有胸胁胀痛,小腹胀,食欲不振等,苔薄白,脉弦	开郁理气	①七制香附丸:具有开郁顺气,调经养血的功效,用于月经后错,小腹冷痛	当归、白芍、川芎、熟地黄、白术、香附、阿胶、延胡索、益母草、砂仁、黄芩
			②逍遥丸:具有疏肝健脾,养血调经的功效,用于肝气不舒,胸胁胀痛,头晕目眩,食欲减退,月经不调等	柴胡、当归、白芍、白术(炒)、茯苓、炙甘草、薄荷
			③调经养血丸:具有补血、理气、调经的功效,用于血虚气滞,月经不调,腰酸腹胀,赤白带下等	香附(制)、当归、熟地黄、白芍(炒)、白术(炒)、川芎、续断、砂仁、黄芩(酒炒)、陈皮、大枣、甘草(蜜炙),辅料为蜂蜜、生姜
			④痛经灵颗粒:具有活血化瘀,理气止痛的功效,用于气滞血瘀所致痛经	丹参、赤芍、香附(醋制)、延胡索(醋制)、乌药、红花、五灵脂(制)、蒲黄、玫瑰花、桂枝
脾肾不足	月经先后不定期,经行浮肿,疲乏无力,纳少便溏,行经量多或少,经色淡,质稀,舌淡或胖,苔薄白,脉沉弱	健脾补肾	①艾附暖宫丸:具有理气补血,暖宫调经的功效,用于子宫虚寒,月经量少,后错,经期腹痛,腰酸带下等	艾叶(炭)、香附(醋制)、吴茱萸(制)、肉桂、当归、川芎、白芍(酒炒)、地黄、炙黄芪、续断

证型	症状	治法	方药	主要成分
			②妇科再造丸:具有养血调经,补益肝肾,暖宫止痛的功效,用于月经先后不定期,痛经,带下等	当归(酒炙)、香附(醋炙)、白芍、熟地黄、阿胶、茯苓、党参、黄芪、山药、白术、女贞子(酒炙)、龟板(醋炙)、山茱萸、续断、杜仲(盐炙)、肉苁蓉、覆盆子、鹿角霜、川芎、丹参、牛膝、益母草、延胡索、三七(油酥)、艾叶(醋炙)、小茴香、藁本、海螵蛸、地榆(酒炙)、益智、泽泻、荷叶、秦艽、地骨皮、白薇、椿皮、琥珀、黄芩(酒炙)、酸枣仁、远志(制)、陈皮、甘草
			③湿消丸:具有滋阴补肾,健脾益胃,利湿消肿的功效,用于脾肾阴虚、湿盛所致的月经先后不定期,经行浮肿	熟地黄、生地黄、北沙参、白术、白芍、乌梅、木瓜、香附(醋制)
			④十全大补丸:具有温补气血的功效。用于气血两虚,面色苍白,气短心悸,头晕自汗,体倦乏力,四肢不温,月经量多等	党参、白术(炒)、茯苓、炙甘草、当归、川芎、白芍(酒炒)、熟地黄、炙黄芪、肉桂

功能失调性子宫出血的问病重点

要重点询问患者是否做过妇科检查以及全身检查，是否确诊。以及异常子宫出血的类型、发病时间、病程经过，流血前有无停经史，以及治疗经过。询问患者的年龄、月经史、婚育史、避孕措施，以及相关疾病如肝病、甲状腺疾病、血液病等。若月经量过多，或有大量血块，或者服用中成药一个周期后没有缓解，应到医院就诊，以免延误病情。

功能失调性子宫出血的合理用药

本病西医用药要在医师指导下进行。激素类药物要注意剂量和疗程，避免扰乱自身激素分泌。雌激素的不良反应主要为胃肠道反应，孕激素常见不良反应为胃肠道反应、痤疮、液体潴留、过敏性皮肤炎症、精神压抑、乳房胀痛、月经紊乱、不规则出血或闭经。长期应用孕激素可导致肝功能异常、缺血性心脏病发生几率上升。适当降低剂量或逐步加量可减少不良反应的发生。雌激素可降低抗凝药的抗凝效应，同用时，要调整抗凝药剂量。与卡马西平、苯巴比妥、苯妥英钠、利福平等同时使用，可减低雌激素的效应。与抗高血压药同用，可减低抗高血压的作用。

对于中成药的应用，要辨证清楚，分清寒热虚实，以血为主，注意气血的联系，灵活用药。补气药、健脾药、补肾药、养血药常和活血、理气药联合使用。遵循活血不伤血、理气不耗气、补益不留瘀的原则。

功能失调性子宫出血的预防

调节七情，避免精神刺激，注意饮食调理，少吃辛辣生冷食物，月经期注意休息，经期不能同房，避免意外妊娠和频繁流产，经前避寒。

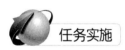

任务实施

按照工作过程完成以上情景案例。

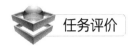
任务评价

功能失调性子宫出血的任务评价

情景案例:28岁女性,近1年来月经周期紊乱,经常半个月一行,经量多,色红。行经时腰部酸痛。伴见心烦易怒,手足心热,经过检查,没发现器质性病变,医生判断为功能失调性子宫出血,属于中医的血热型,并开了安坤颗粒。患者到医院药房拿药。请问药师应如何指导患者合理用药? 应如何进行预防建议?	得分
用药指导:	
预防:	
参与程度	
总分	

评 价 标 准

项目	分值	评价方法
用药指导	60分	用药指导不良反应和注意事项两项均叙述全面、准确得60分,不良反应和注意事项缺一项者扣30分,每一项中不完整者扣15分
预防	30分	预防措施3点以上并且合理者得30分,不足3点的,每缺一点扣10分;每一点部分合理者得5分
参与程度	10分	积极参与、态度端正者得10分,参与较积极、态度较端正者得5分;不积极参与且态度不端正者不得分
总计	100分	

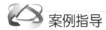
案例指导

一、正确为患者指导用药

患者:您好,医生给我开的这个安坤颗粒应该如何吃呢?

药师:您好,安坤颗粒是冲剂,需要用开水冲服,一次10克,也就是1袋,一日2次。

患者:是早晚各一次吗? 吃药的时候应该注意什么呢?

药师:对的。您吃药期间注意不要多吃辛辣油腻食物,因为安坤颗粒是滋阴清热,健脾养血的。大夫给您开这个药说明您有热,所以不能多吃辛辣油腻助热的食物了。

二、对患者进行合理的预防建议

患者:那好吧,我需要注意什么吗?

药师:您应该调节情绪,注意饮食调理,避免吃影响内分泌的食物,月经期注意休息,经前避寒。

任务二　痛经的中西药用药指导

任务导入

情景案例　一年轻女性来药店买药,每次月经前一天开始感到腹痛、喜温喜按,面色青白,小腹坠胀,腰酸痛,平时爱吃冷饮。想买点止痛药,请问药师应如何问病售药? 患者买药后,药师应如何指导患者合理用药? 应如何进行预防建议?

任务目标

▲ 会初步判断病人是否患有痛经。

▲ 会为痛经患者合理推荐中西药物。

▲ 会对痛经患者进行正确的中西药用药指导。

▲ 会对痛经患者进行合理的预防建议。

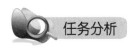

	工作过程	所需知识
工作过程 1	通过询问,判断患者是否可能患有痛经	痛经的概述、临床表现、问病重点
工作过程 2	合理为痛经患者推荐中西药物	痛经的治疗原则、常用中西药及其特点、用药注意
工作过程 3	对痛经患者进行正确的中西药用药指导	
工作过程 4	对痛经患者进行合理的预防建议	痛经的预防

任务资讯

痛经的概述

痛经是指经前后或月经期出现的下腹疼痛、坠胀,伴腰酸或其他不适,是女性常见症状。痛经可分为原发性和继发性。原发性痛经多见于青少年女性,是指无器质性病变的痛经,主要与子宫发育不良、子宫颈狭窄等导致的经血流出不畅,刺激子宫收缩,内分泌紊乱导致前列腺素释放过多刺激子宫或精神因素有关。继发性痛经是因盆腔器质性疾病导致的痛经。本症状中医也称之为"痛经",或称"经行腹痛",与善抑郁恼怒、感受寒邪、素体虚弱、感受湿热等因素有关。

痛经的临床表现

原发性痛经多在初潮后 1~2 年内发病,在月经来潮前 12 小时开始疼痛,行经第一天最剧,常常持续 2~3 天缓解。疼痛部位多在下腹部耻骨上,可放射至腰骶部和大腿内侧。可伴有恶心、呕吐、腹泻、头晕乏力等症状,严重时可出现面色发白,出冷汗,妇科检查则无异常。

痛经的西医治疗与用药

首先要使患者了解月经时轻度不适感是正常的,不要有恐惧感,避免加重痛经。当疼痛剧烈时可选用镇痛、镇静、解痉药治疗。

一、前列腺素合成酶抑制药(表 3-6)

本类药通过抑制前列腺素合成酶,减少前列腺素的产生,防止出现过强的或痉挛性的子宫收缩,从而减轻或消除痛经。

表 3-6　常用前列腺素合成酶抑制药

通用名	主要成分	适应证	用法用量
布洛芬缓释胶囊	布洛芬	用于缓解轻至中度疼痛如关节痛、痛经、肌肉痛、神经痛、头痛、偏头痛、牙痛等。也用于普通感冒或流行性感冒引起的发热	饭后口服。1 粒/次,一日 2 次。
萘普生片	萘普生	用于缓解轻度至中度疼痛,如关节痛、神经痛、肌肉痛、偏痛、头痛、痛经	饭后口服。首次 0.5g,以后一次 0.25g,1 日最多 4 次。解热连续应用不得超过 3 天,用于止痛不得超过 5 天,若症状未缓解请咨询医师或药师

二、解热镇痛药(表 3-7)

表 3-7　常用解热镇痛药

通用名	主要成分	适应证	用法用量
阿司匹林泡腾片	阿司匹林	解热镇痛,可缓解感冒等引起的发热、头痛、身痛、牙痛、关节疼痛等症状	饭后口服。0.3～0.6g/次,3 次/日,至少间隔 4 小时给药一次。不宜连续应用超过 5～7 天
对乙酰氨基酚缓释片	对乙酰氨基酚	应用于感冒头痛、发热等各种钝痛,如牙痛、偏头痛、关节痛、神经痛、痛经	饭后口服。成人一次 1～2 片,12～18 岁儿童一次 1 片,每 8 小时一次,24 小时不超过 6 片
复方对乙酰氨基酚片	对乙酰氨基酚、异丙安替比林、咖啡因	适用于感冒头痛、牙痛、神经痛、月经痛、肌肉痛及风湿痛、发热等	饭后口服。成人每次 1～2 片。6 岁以上儿童每次 1/2～1 片,24 小时内可服 3 次

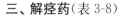

三、解痉药(表3-8)

表3-8　常用解痉药

通用名	主要成分	适应证	用法用量
颠茄片	颠茄	解除平滑肌痉挛,抑制腺体分泌。用于胃及十二指肠溃疡及轻度的胃肠绞痛等	口服。成人一次1片,疼痛时服。必要时4小时后可重复1次
氢溴酸山莨菪碱片	氢溴酸山莨菪碱	解除内脏平滑肌痉挛引起的绞痛等	口服。5～10mg/次,2～3次/日

痛经的中医辨证选药

本病属于中医"痛经"或"经行疼痛"范畴。病位主要在子宫,以"不通则痛"、"不荣则痛"为主要病机。本病的治疗首先应辨别疼痛发生的时间、部位、性质、疼痛程度等。月经初疼痛多为实,月经将净疼痛多为虚。痛在少腹多为肝气郁滞,痛在小腹多为子宫瘀滞,痛在腰脊多为肾虚。隐痛、坠痛、喜温喜按多为虚;绞痛、灼痛、剧痛、刺痛拒按多为实。痛甚于胀多为血瘀,胀甚于痛多为气滞。总体来讲,痛经的治疗要以调理气血为主。疼痛时治标,缓解时治本,不可顾标不顾本。可辨证选择"痛经类"中药非处方药治疗,也可辨证选药(表3-9)。

表3-9　痛经的辨证论治

证型	症状	治法	方药	主要成分
气滞血瘀	经前或经期小腹胀痛拒按,经血量少,行而不畅,血色紫黯有块,血块下则痛暂减,乳房胀痛,胸闷不舒,舌质紫黯有瘀斑,脉弦	行气活血,化瘀止痛	①血府逐瘀口服液:具有活血化瘀,行气止痛的功效,用于瘀血内阻,头痛或胸痛,内热瞀闷,失眠多梦,心悸怔忡,急躁善怒	桃仁、红花、当归、赤芍、生地、川芎、枳壳、桔梗、柴胡、牛膝、甘草
			②复方益母草膏:具有调经养血,化瘀生新的功效,用于血瘀气滞引起的月经不调,行经腹痛,量少色黯	鲜益母草、当归、川芎、白芍、地黄、红花

续表

证型	症状	治法	方药	主要成分
			③女金丸：具有调经养血，理气止痛的功效，用于营血不足，气滞血瘀所致的月经不调，痛经，小腹胀痛，腰腿酸痛等	当归、白芍、川芎、熟地黄、肉桂、益母草、香附(醋制)、延胡索(醋制)、阿胶、鹿角霜、白术(炒)、甘草、党参、茯苓、牡丹皮、没药(制)、藁本、白芷、黄芩、白薇、砂仁、陈皮、赤石脂(煅)
			④妇科得生丸：具有解郁调经的功效，用于肝气不舒，行经腹痛等	益母草、白芍、当归、羌活、柴胡、木香
			⑤妇女痛经丸：具有活血，调经，止痛的功效，用于气血凝滞，小腹胀痛，经期腹痛	丹参、元胡(醋制)、五灵脂(醋炒)、蒲黄(炭)
			⑥痛经口服液：具有行气活血，调经止痛的功效，用于气滞血瘀引起的痛经	白芍、川芎、当归、乌药、香附
			⑦益母颗粒：具有活血调经，行气止痛的功效，用于气滞血瘀所致月经不调，痛经，产后瘀血腹痛	益母草、当归、川芎、木香
			⑧痛经宝颗粒：具有温经化瘀，理气止痛的功效，用于寒凝气滞血瘀，妇女痛经，少腹冷痛，月经不调，经色黯淡等	红花、当归、肉桂、三棱、莪术、丹参、五灵脂、木香、延胡索(醋制)

续表

证型	症状	治法	方药	主要成分
			⑨妇科调经片:具有养血,调经,止痛的功效,用于月经不调,经期腹痛等	熟地黄、当归、白芍、川芎、延胡索(醋炙)、赤芍、香附(醋炙)、白术(麸炒)、大枣、甘草
寒凝血瘀	经前或经期小腹冷痛拒按,得热痛减,月经或推后,量少,经色黯而有瘀块,面色青白,畏寒肢冷,舌黯苔白,脉沉紧	温经散寒,化瘀止痛	①少腹逐瘀颗粒:具有活血逐瘀,祛寒止痛的功效,用于血瘀有寒引起的月经不调,小腹胀痛,腰痛,白带增多	当归、蒲黄、五灵脂、赤芍、小茴香、延胡索、没药、川芎、肉桂、炮姜
			②艾附暖宫丸:具有理气补血,暖宫调经的功效,用于子宫虚寒,月经不调,经来腹痛,腰酸带下等	艾叶(炭)、香附(醋制)、吴茱萸(制)、肉桂、当归、川芎、白芍(酒炒)、地黄、炙黄芪、续断
			③温经养血合剂:具有温经散寒,养血祛瘀的功效,用于冲任虚寒,瘀血阻滞引起的少腹冷痛,月经不调,经色黯淡等	吴茱萸、当归、川芎、白芍、党参、桂枝、阿胶、牡丹皮、甘草、生姜、姜半夏、麦冬
			④暖宫七味丸:具有调经养血,温经散寒的功效,用于月经不调,小腹冷痛,痛经,白带过多,宫冷不孕等	白豆蔻、天冬、手掌参、沉香、肉豆蔻、黄精、丁香

证型	症状	治法	方药	主要成分
湿热瘀阻	经前或经期小腹痛或胀痛不舒,有灼热感,或痛连腰骶;或平时小腹疼痛,经前加剧;经血量多或经期长,色黯红,质稠或夹较多黏液;带下黄稠有异味,小便黄赤,舌红苔黄腻,脉滑数或弦数	清热除湿,化瘀止痛	①花红片:具有清热利湿,祛瘀止痛的功效,用于湿热型妇女带下,月经量少或伴痛经	一点红、白花蛇舌草、地桃花、白背桐、桃金娘根、菥蓂、鸡血藤
			②康妇炎胶囊:具有清热解毒,化瘀行滞,除湿止带的功效,用于湿热内蕴所致带下量多,月经量少,后错,痛经等	蒲公英、败酱草、赤芍、薏苡仁、苍术、当归、川芎、香附、泽泻、白花蛇舌草、延胡索
			③妇炎康复胶囊:具有清热利湿,化瘀止痛的功效,用于湿热瘀阻所致的妇女带下色黄,质黏稠,或如豆渣状,气臭,少腹,腰骶疼痛等	败酱草、薏苡仁、川楝子、柴胡、黄芩、赤芍、陈皮
气血虚弱	经期或经后小腹隐隐作痛,喜按或小腹及阴部空坠不适,月经量少,色淡,质清稀,面色不华,头晕心悸,神疲乏力,舌淡,脉细无力	益气养血,调经止痛	①八珍益母丸:具有补气血,调月经的功效,用于妇女气血两虚,体弱无力,月经量少,后错等	益母草、党参、白术(炒)、茯苓、甘草、当归、白芍(酒炒)、川芎、熟地黄
			②调经止痛片:具有补气活血,调经止痛的功效,用于月经后错、量少,经期腹痛等	当归、大红袍、益母草、党参、泽兰叶、川芎、香附(炒)
			③妇宝金丸:具有养血调经,舒郁化滞的功效,用于气虚血寒,肝郁不舒引起的经期不准,行经腹痛,赤白带下,两胁胀痛,倦怠少食等	当归、黄芪(蜜炙)、熟地黄、阿胶(蛤粉烫)、党参、白术(麸炒)、吴茱萸(甘草炙)、杜仲炭、续断、香附(醋炙)、柴胡等53味

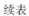

证型	症状	治法	方药	主要成分
			④妇康宁片:具有调经养血,理气止痛的功效,用于气血两亏,经期腹痛等	白芍、香附、当归、三七、艾叶(炭)、麦冬、党参、益母草
肾气亏损	经期或经后1～2天内小腹绵绵作痛,伴腰骶酸痛,经色黯淡,量少质稀薄,头晕耳鸣,面色晦暗,健忘失眠,舌淡红,苔薄,脉沉细	补肾益精,养血止痛	①鹿胎膏:具有补气养血,调经散寒的功效,用于气血不足所致虚弱消瘦,月经量少,后错,经期腹痛及寒湿所致的白带量多等	红参、熟地黄、阿胶、当归、益母草、鹿胎粉(或仔鹿粉)、鹿茸(去毛)、香附(醋制)、小茴香(盐制)、龟甲、丹参、地骨皮、延胡索(醋制)、莱菔子(炒)、白术(麸炒)、肉桂、木香、赤芍、甘草、续断、蒲黄、川芎、牛膝、茯苓
			②壮腰补肾丸:具有壮腰补肾,益气养血的功效,用于心悸少寐,健忘怔忡,腰膝酸痛,肢体羸弱等	熟地黄、山药、泽泻、茯苓、肉苁蓉(制)、红参、麦冬、菟丝子(炒)、车前子(炒)、菊花、远志(制)、白术(炒)、龙骨(煅)、牡蛎(煅)、续断、当归、黄芪、首乌藤、藤合欢、五味子(制)
			③无比山药丸:具有健脾补肾的功效,用于脾肾两虚,食少肌瘦,腰膝酸软,目眩耳鸣等	山茱萸、泽泻、熟地、茯苓、巴戟天、牛膝、赤石脂、山药、杜仲、菟丝子、肉苁蓉、五味子

痛经的问病重点

要重点询问患者年龄、婚育情况,是否每月都出现,是否有每月加重的情况,疼痛发生的时间、部位、性质,疼痛程度,月经的情况,白带的情况,以及饮食、二便等。如果发现患者有疼痛进行性加重且没有排除过子宫内膜异位症和子宫腺肌病,要建议患者到医院检查。

痛经的合理用药

颠茄片与山莨菪碱用后可出现口干、皮肤潮红等不良反应,对于肠梗阻患者禁用。对于剧烈疼痛者以及服用止痛药后无效者应建议患者就医,阿司匹林、布洛芬禁用于妊娠和哺乳期妇女。不要同时服用两种或两种以上的止痛药,以免发生不良反应。

对于寒热错杂的患者,要注意寒热药的配伍,原则上以不过寒凉为主。对于痛经,一般要治疗 2～3 个周期,按周期的特点进行治疗。同时要考虑不同人的体质,辨证用药。

 小贴士

生姜红糖水治痛经:对于虚性痛经,可用生姜 5 大片,水煮 20 分钟,放入适量红糖,趁热服。可有效缓解虚寒型痛经。另外用手按揉腹部或用暖水袋放置在肚脐上,也可起到缓解疼痛的作用。

痛经的预防

注意经期、产后的卫生,经期要注意保暖,避免受寒,避免剧烈运动,不吃生冷,保持精神愉快。如发生痛经应尽早找出病因,尽早治疗。

 任务实施

按照工作过程完成以上情景案例。

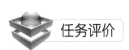 任务评价

痛经的任务评价

情景案例：一年轻女性来药店买药，每次月经前一天开始感到腹痛，喜温喜按，面色青白，小腹坠胀，腰酸痛，平时爱吃冷饮。想买点止痛药，请问药师应如何问病售药？患者买药后，药师应如何指导患者合理用药？应如何进行预防建议？	得分
问病问题：	问此问题的目的：
问题1： 问题2： 问题3： 问题4： 问题5：	
西医诊断： 原因：	中医诊断： 原因：
西医用药：	中医用药：
用药指导：	
预防：	
参与程度	
总分	

评 价 标 准

项目	分值	评价方法
问病问题	20分	每个问题4分,问题合理得2分,目的正确得2分
诊断	10分	西医诊断正确得3分,不正确不得分;原因正确得2分,部分正确得1分,不正确不得分。中医诊断正确得3分,不正确不得分;原因正确得2分,部分正确得1分,不正确不得分
用药	20分	西药选择合理得10分,不合理不得分;中药选择合理得10分,不合理不得分
用药指导	30分	西药用药指导不良反应和注意事项两项均叙述全面、准确得15分,不良反应和注意事项缺一项者扣7分,每一项中不完整者扣3分。中药用药指导不良反应和注意事项叙述全面、准确得15分,不良反应和注意事项缺一项者扣7分,每一项中不完整者扣3分
预防	10分	预防措施3点以上并且合理者得10分,不足3点的,每缺一点扣3分;每一点部分合理者得1分
参与程度	10分	积极参与、态度端正者得10分,参与较积极、态度较端正者得5分;不积极参与且态度不端正者不得分
总计	100分	

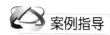 案例指导

一、初步确定患者的疾病

患者:您好,我每次在月经来时,小腹冰凉,坠痛,有时疼得出冷汗。有什么好办法吗?

药师:您还有其他的什么症状吗?(应首先进一步确认症状。)

患者:经血发深,有点黑,还有血块。

药师:您月经期间有没有受凉啊?经期出血量多吗?(询问病因,有助于诊断。)

患者:我怕冷,都不敢用冷水。

药师:根据您的介绍,初步判断您这是痛经。

二、合理为患者选择用药

患者:那我应该吃点什么药呢?

药师：您现在是妊娠期吗？近期有无怀孕计划？

患者：没有。

药师：您可以选择芬必得缓释胶囊、对乙酰氨基酚片来缓解经期疼痛。

药师：您以前有药物过敏史吗？有没有胃肠道疾病？肝功能如何？（询问患者是否有该药的禁忌证。）

患者：我没有过敏史，平时身体比较健康，肝肾都没问题。也不抽烟、不喝酒。

药师：那您可以两者选其一。

三、正确为患者指导用药

患者：我想快点好，能两种药一起吃吗？

药师：不能，这两种药物都是解热镇痛药，药效相似，单一药物即可，重复用药反而会引起或加重药物的不良反应。

患者：好吧，那我买点芬必得吧。那么应该怎么服用呢？

药师：您需要每12小时服用1粒，疗程不超过3～7天，不疼就不要用药了。

四、对患者进行合理的预防建议

患者：服药期间我还需要注意什么吗？

药师：注意经期的卫生，注意保暖，避免受寒，避免剧烈运动，不吃生冷，保持精神愉快。如发生痛经应尽早找出病因，尽早治疗。

任务三　经行乳房胀痛的中西药用药指导

任务导入

情景案例　一女性来药店买药，自述半年来每到月经前乳房就会胀痛，月经后就会好，平时情绪不太好，爱生气。想买点药来缓解症状，请问药师应如何问病售药？患者买药后，药师应如何指导患者合理用药？应如何进行预防建议？

任务目标

▲ 会初步判断病人是否患有经行乳房胀痛。

▲ 会为经行乳房胀痛患者合理推荐中西药物。

▲ 会对经行乳房胀痛患者进行正确的中西药用药指导。

▲ 会对经行乳房胀痛患者进行合理的预防建议。

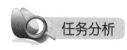任务分析

	工作过程	所需知识
工作过程 1	通过询问,判断患者是否可能患有经行乳房胀痛	经行乳房胀痛的概述、临床表现、问病重点
工作过程 2	合理为经行乳房胀痛患者推荐中西药物	经行乳房胀痛的治疗原则、常用中西药及其特点、用药注意
工作过程 3	对经行乳房胀痛患者进行正确的中西药用药指导	
工作过程 4	对经行乳房胀痛患者进行合理的预防建议	经行乳房胀痛的预防

任务资讯

经行乳房胀痛的概述

经行乳房胀痛是指每于行经前后或正值经期,出现乳房作胀,或乳头痒胀疼痛,甚至不能触衣。月经来潮后症状自然消失,且连续两个月经周期以上。属于经前期综合征范畴。本症状与精神社会因素、卵巢激素失调等有一定关系。在情绪紧张时症状也会加重。本症状中医也称为"经行乳房胀痛",多由于郁怒忧思,肝失调达,肝气郁结,肝肾亏虚所致。

经行乳房胀痛的临床表现

本症状多见于 25~45 岁妇女,症状多出现于月经前 1~2 周,月经后迅速减轻甚至消失。患者除了有周期性乳房胀痛外,还可能伴有头痛、腹部胀满、肢体水肿、体重增加、情绪不稳定、饮食改变、思想不集中等经前期综合征表现。本症状乳腺增生以及乳腺癌也会出现经行乳房胀痛的表现,但多出现包块或结块,可通过触诊及乳腺 B 超或红外线扫描确诊。

经行乳房胀痛的西医治疗与用药

本症状的治疗西医主张以调节心理、调整生活状态为主。药物治疗效果尚不确定。

经行乳房胀痛的中医辨证选药

本症状属于中医"经行乳房胀痛"范畴,中药治疗效果良好。治疗上应首先辨虚实,一般实证多痛于经前,乳房按之胀满,触之即痛,经后胀痛明显减退。虚证多痛于行经之后,按之乳房柔软无块。辨证时要结合其发病时间、程度、伴随症状和舌脉综合判断。可辨证选择"经前期紧张症"类中药非处方药治疗,也可辨证选药(表3-10)。

表3-10　经行乳房胀痛的辨证论治

证型	症状	治法	方药	主要成分
肝气郁结	经前或经行乳房胀满疼痛,或乳头痒痛,甚则不可触衣。经行不畅,血色黯红,小腹胀痛,胸闷胁胀,精神抑郁,善太息,苔薄白,脉弦	疏肝理气,和胃通络	①逍遥丸:具有疏肝健脾养血的功效,用于肝郁脾虚血弱,肝胃不和导致的月经不调,情绪抑郁,腹痛泄泻等	柴胡、当归、白芍、白术(炒)、茯苓、炙甘草、薄荷
			②红花逍遥胶囊:具有疏肝理气活血的功效,用于肝气不舒所致的胸胁胀痛,头晕目眩,食欲减退,月经不调,乳房胀痛等	竹叶、柴胡、白芍、当归、白术、茯苓、薄荷、甘草、皂角刺、红花
			③经前平颗粒:具有平肝理气,除胀止痛的功效,用于经前期综合征肝气郁结证,症见经前烦躁,乳房胀痛,头痛,失眠多梦,小腹胀痛,胃脘胀痛,恶心呕吐等	白芍、香附、川楝子、柴胡、川芎、枳壳、豆蔻、木香、甘草、姜半夏
			④乳核散结片(处方药):具有疏肝解郁,软坚散结,理气活血的功效,用于治疗乳腺囊性增生、乳痛症、乳腺纤维腺瘤和男性乳房发育等	柴胡、当归、黄芪、郁金、光慈菇、漏芦、昆布、海藻、淫羊藿、鹿衔草

续表

证型	症状	治法	方药	主要成分
			⑤乳宁颗粒(处方药):具有疏肝养血,理气解郁的功效,用于两胁胀痛,乳房结节压痛,经前乳房疼痛,月经不调,乳腺增生等	柴胡、当归、香附(醋制)、丹参、白芍(炒)、王不留行、赤芍、白术(炒)、茯苓、青皮、陈皮、薄荷
			⑥乳块消片(处方药):具有疏肝理气,活血化瘀,消散乳块的功效,用于肝气郁结,气滞血瘀,乳腺增生,乳房胀痛等	橘叶、丹参、皂角刺、王不留行、川楝子、地龙
			⑦乳核内消液:具有疏肝活血,软坚散结的功效,用于气滞痰凝所致的乳癖,经行乳胀,月经不调,量少色紫成块,情志抑郁,心烦易怒等症	浙贝母、当归、赤芍、漏芦、茜草、香附、柴胡、橘核、夏枯草、丝瓜、络郁金、甘草
			⑧妇科十味片:具有养血疏肝,调经止痛的功效,用于血虚肝郁所致月经不调,痛经,月经前后诸证,症见行经后错,经水量少,有血块,行经小腹疼痛,血块排出痛减,经前双乳胀痛,烦躁,食欲不振等	香附(醋炙)、当归、熟地黄、川芎、延胡索(醋炙)、白术、赤芍、白芍、大枣、甘草、碳酸钙

证型	症状	治法	方药	主要成分
肝郁化火	经前或经行乳房胀满疼痛,急躁易怒,多梦不寐,甚者彻夜不眠,头晕脑胀,目赤耳鸣,口干口苦,便秘溲赤,舌红苔黄,脉弦数	疏肝清热	加味逍遥丸:具有疏肝清热,健脾养血的功效,用于肝郁血虚,肝脾不和,两胁胀痛,头晕目眩,倦怠食少,月经不调,脐腹胀痛等	柴胡、当归、白芍、白术(炒)、茯苓、甘草、牡丹皮、栀子(姜炙)、薄荷
肝肾阴虚	经行或经后两乳胀痛,乳房按之柔软无块,月经量少色淡,两目干涩,口燥咽干,五心烦热,舌淡或舌红少苔,脉细数	滋肾养肝,和胃通络	坤月安颗粒:具有滋阴养血,疏肝解郁的功效,用于血虚肝郁,阴虚肝旺导致的经行眩晕,头痛,乳房胀痛,身痛,心烦易怒等以及经前综合征见上述症状者	白芍、酸枣仁(炒)、桑寄生、续断、麦冬、石斛、菊花、蒺藜、黄芩(炒)、栀子(炒)、龙胆(炒)、青皮、郁金、合欢皮、丝瓜络

经行乳房胀痛的问病重点

应重点询问患者的疼痛部位、性质、时间、程度,是否有周期性,是否有触及到肿块,以及伴随症状如烦躁易怒、夜寐不安、食欲减退或暴增、注意力不集中等。若久治不愈并可触及肿块,或出现乳头溢液或溢血者,需建议患者及时到医院检查。

经行乳房胀痛的合理用药

患者如有痛经、月经不调、经前乳房胀痛同时发生,首先要找到共同的病机,然后根据证型选药,不必拘泥于分类选药。疏肝药注意服用时间不宜过长,服药期间不宜吃辛辣食品,不宜生气,保持心情舒畅可提高药效。

经行乳房胀痛的预防

本病与情志关系密切,故而平时需调情志,避免恼怒、抑郁等不良情绪。

饮食宜清淡,少吃辛辣油腻之品,远离烟酒。

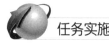

按照工作过程完成以上情景案例。

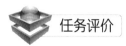

经行乳房胀痛的任务评价

情景案例:一女性来药店买药,自述半年来每到月经前乳房就会胀痛,月经后就会好,平时情绪不太好,爱生气。想买点药来缓解症状,请问药师应如何问病售药? 患者买药后,药师应如何指导患者合理用药? 应如何进行预防建议?		得分
问病问题:	问此问题的目的:	
问题1: 问题2: 问题3: 问题4: 问题5:		
西医诊断: 原因:	中医诊断: 原因:	
西医用药:	中医用药:	
用药指导:		
预防:		
参与程度		
总分		

评 价 标 准

项目	分值	评价方法
问病问题	20分	每个问题4分,问题合理得2分,目的正确得2分
诊断	10分	西医诊断正确得3分,不正确不得分;原因正确得2分,部分正确得1分,不正确不得分。中医诊断正确得3分,不正确不得分;原因正确得2分,部分正确得1分,不正确不得分
用药	20分	西药选择合理得10分,不合理不得分;中药选择合理得10分,不合理不得分
用药指导	30分	西药用药指导不良反应和注意事项两项均叙述全面、准确得15分,不良反应和注意事项缺一项者扣7分,每一项中不完整者扣3分。中药用药指导不良反应和注意事项叙述全面、准确得15分,不良反应和注意事项缺一项者扣7分,每一项中不完整者扣3分
预防	10分	预防措施3点以上并且合理者得10分,不足3点的,每缺一点扣3分;每一点部分合理者得1分
参与程度	10分	积极参与、态度端正者得10分,参与较积极、态度较端正者得5分;不积极参与且态度不端正者不得分
总计	100分	

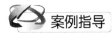 案例指导

一、初步确定患者的疾病

患者:您好,我每次在月经前就容易出现乳房胀痛,有什么好办法吗?

药师:您还有其他的什么症状吗?(应首先进一步确认症状。)

患者:有时会头痛,那几天爱生气,尤其不好控制脾气,还有很奇怪,有时还不爱吃饭,平时多喜欢的食物都吃不下去。

药师:您平时爱生气吗?(询问病因,有助于诊断。)

患者:还行吧。

药师:您工作压力大吗?

患者:算是较大吧。工作量很大,有时也很郁闷,逮着谁都想发通火,家人

说我脾气不好,晚上睡觉老是做梦,睡不好。

药师:根据您的介绍,您这应该是经行乳房胀痛。

二、合理为患者选择用药

患者:那我应该吃点什么药呢?

药师:您有没有发现乳房有肿块之类的?(应根据病因和伴随症状来为患者选药,可进一步询问症状。)

患者:有一点,我检查过,不是乳腺增生。

药师:您可以选择加味逍遥丸。

药师:平时身体怎么样?肝肾有问题吗?(询问患者是否有该药的禁忌证。)

患者:平时身体比较健康,肝肾都没问题。

三、正确为患者指导用药

药师:您需要每天 2 次,每次 1 袋,一般服药一个月经周期,若症状无改善,或月经量过多,应去医院就诊。

四、对患者进行合理的预防建议

患者:服药期间我还需要注意什么吗?

药师:孕妇慎服。平时忌气恼劳碌,保持心情舒畅即可,忌食生冷、油腻、辛辣食物。

任务四　带下病的中西药用药指导

任务导入

情景案例　一女性来药店买药,自述近日发现白带增多,色白如豆腐渣样,并伴有异味,伴见面色萎黄,容易疲劳,可能是阴道炎又犯了,想买点药来缓解症状,请问药师应如何问病售药?患者买药后,药师应如何指导患者合理用药?应如何进行预防建议?

任务目标

▲ 会初步判断病人是否患有带下病。

▲ 会为带下病患者合理推荐中西药物。

▲ 会对带下病患者进行正确的中西药用药指导。

▲ 会对带下病患者进行合理的预防建议。

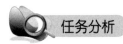 任务分析

	工作过程	所需知识
工作过程 1	通过询问,判断患者是否可能患有带下病	带下病的概述、临床表现、问病重点
工作过程 2	合理为带下病患者推荐中西药物	带下病的治疗原则、常用中西药及其特点、用药注意
工作过程 3	对带下病患者进行正确的中西药用药指导	
工作过程 4	对带下病患者进行合理的预防建议	带下病的预防

 任务资讯

带下病的概述

带下病属于中医病名,是指带下量明显增多或减少,色、质、味发生异常,或伴有全身或局部症状者。本节主要论述带下过多。除了病理情况外,某些生理情况也可出现带下过多,如女性在月经期前后、排卵期、妊娠期带下量增多而无其他不适者,为生理性带下。生理性带下属于一种阴液,为润泽阴道的色白或透明,无特殊气味的黏液,其量不多。是在月经初潮的同时开始分泌的。带下病是妇产科常见病和多发病,常常合并有月经不调、闭经、阴痒、阴痛、不孕、癥瘕等。多由素体脾虚,禀赋不足,感受湿邪、热毒等导致。本病症状类似于西医学当中的各类型阴道炎、宫颈炎、盆腔炎、内分泌失调等引起的阴道分泌物异常范畴,可由各种病原微生物感染、性传播疾病等导致。

带下病的临床表现

各类型阴道炎、宫颈炎导致的阴道分泌物异常的带下特点见(表3-11)。

表 3-11 各类型阴道炎、宫颈炎导致的阴道分泌物异常的带下特点

病名	白带性状	伴随症状	妇科检查	白带检查
念珠菌性阴道炎	凝乳状或豆腐渣样,质稀薄而有臭气	外阴奇痒难忍	阴道壁附有一层白膜	可见念珠菌
滴虫性阴道炎	灰黄或黄绿色,质稀薄或成脓状,有泡沫,腥臭味	外阴瘙痒	阴道壁可见散在出血斑点	可见滴虫
细菌性阴道病	淡黄色或血样脓性赤带,质稀	外阴坠胀、灼热或疼痛	阴道黏膜充血、触痛	可见线索细胞
老年性阴道炎	淡黄或赤白,或脓性,质稀薄	阴道烧灼感	阴道黏膜薄且光滑,有点状出血或小溃疡	—
宫颈息肉	白色或淡黄色黏液状,或夹血丝	—	宫颈外口突出单个或多个舌样、鲜红色赘生物	—
宫颈肥大	白色或淡黄色黏液状	—	比正常宫颈增大 2～4 倍,质硬	—
慢性宫颈炎	乳白色黏液状,或淡黄色脓性,或带血丝	—	宫颈口充血发红,宫颈外口有脓性分泌物	—

带下病的西医治疗与用药

西医认为,带下多为妇科炎症引起的继发症状,故而应进行妇科检查,查明导致带下异常的原因,然后对因治疗。

一、滴虫性阴道炎

治疗滴虫性阴道炎的常用西药见表 3-12。

表 3-12 常用治疗滴虫性阴道炎的药物

通用名	主要成分	适应证	用法用量
甲硝唑片	甲硝唑	用于治疗滴虫性阴道炎、厌氧菌感染、肠道和肠外阿米巴病(如阿米巴肝脓肿、胸膜阿米巴病)等	口服。1 片/次,4 次/天,疗程 7 天;可同时配合使用栓剂治疗

续表

通用名	主要成分	适应证	用法用量
替硝唑片	替硝唑	用于治疗妇科阴道厌氧菌感染	口服。1g/次,1 次/日,首剂量加倍,一般疗程5～6 日,或根据病情决定
甲硝唑阴道泡腾片	甲硝唑	用于厌氧菌性阴道炎、滴虫性阴道炎及混合感染	阴道给药。侧卧,用戴上指套的手指将本品塞入阴道深处,侧卧15～20 分钟。每次 1 片或 2 片,每晚 1 次,7 天为一个疗程。经期避免应用
双唑泰栓	甲硝唑、克霉唑、醋酸氯己定	用于细菌性阴道炎、真菌性阴道炎、滴虫性阴道炎,以及细菌、真菌、滴虫混合感染性阴道炎	阴道给药。清洗外阴后,侧卧,将栓剂置于阴道深处,侧卧 15～20 分钟后起身。每晚 1 次,一 1 次 1 粒。连续 7 天为一个疗程

二、念珠菌性阴道炎

念珠菌性阴道炎以局部用药为主(表 3-13)。

表 3-13　常用治疗念珠菌性阴道炎的药物

通用名	主要成分	适应证	用法用量
克霉唑栓剂	克霉唑	用于念珠菌性外阴阴道炎	阴道给药。清洗外阴后,侧卧,将栓剂置于阴道深处,侧卧 15～20 分钟后起身。每晚 1 次,一 1 次 1 粒。连续 7 天为一个疗程
硝酸咪康唑栓剂	硝酸咪康唑	局部治疗念珠菌性外阴阴道病和革兰阳性细菌引起的双重感染	使用方法同上。每晚 1 次,一次 1 枚。连续 7 天为一个疗程;或第一天晚 1 枚,随后 3 天早晚各 1 枚。请坚持按照疗程使用,经期可以使用

续表

通用名	主要成分	适应证	用法用量
硝酸益康唑栓剂	硝酸益康唑	本品适用于阴道念珠菌病的治疗	使用方法同上。置阴道内每晚 1 次，每次 50mg（1 枚），疗程 15 天；或每次 150mg，3 天为一个疗程

带下病的中医辨证选药

本病治疗上应根据带下的量、色、质、味的异常来判断证型。一般的，带下色淡、质稀多为虚寒；带下色黄、质稠、有臭味多为实热。本病以各种方法去湿为主，可辨证选择"带下类"中药非处方药治疗，也可辨证选药（表 3-14）。

表 3-14　带下病的辨证论治

证型	症状	治法	方药	主要成分
脾虚湿盛	带下量多，色白或淡黄，质稀薄，或如涕如唾，绵绵不断，无臭，面色萎黄，倦怠乏力，脘闷，纳少便溏，或四肢水肿，舌淡胖，苔薄白，脉细缓	健脾益气，升阳除湿	①参苓白术丸：具有健脾，益气的功效，用于体倦乏力，食少便溏等	人参、茯苓、白术（麸炒）、山药、白扁豆（炒）、莲子、薏苡仁（炒）、砂仁、桔梗、甘草
			②除湿白带丸：具有去湿健脾的功效，用于脾虚湿盛，白带量多	党参、白芍、白果仁、当归、黄柏（炭）、牡蛎（煅）、白术（麸炒）、芡实、苍术、荆芥（炭）、茜草、山药、车前子（炒）、陈皮、柴胡、海螵蛸
			③妇科白带胶囊：具有健脾疏肝，除湿止带的功效，用于脾虚湿盛，白带连绵，腰腿酸痛等	车前子（炒）、白芍（炒）、苍术、白术、荆芥、山药、陈皮、党参、柴胡、甘草

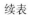

续表

证型	症状	治法	方药	主要成分
肾阳不足	带下量多,绵绵不断,质清稀如水,腰酸如折,畏寒肢冷,小腹冷感,面色晦暗,小便清长,或夜尿频繁,大便溏薄,舌淡苔白,脉沉迟	温肾培元,固涩止带	①金凤丸:具有温肾益阳,活血和血的功效,用于肾阳虚引起的畏寒肢冷,月经量少,后错,带下量多,虚汗痛经等	淫羊藿、仙茅、益母草、阿胶、肉桂、女贞子、鹿茸、人参、何首乌等
			②金锁固精丸:具有固肾涩精的功效,用于肾虚不固而引起的遗精滑泄,神疲乏力,四肢酸软,腰痛耳鸣,失眠多梦等	沙苑子、芡实、莲须、龙骨、牡蛎、莲子
			③复方乌鸡丸:具有补气血,益肝肾的功效,用于妇女气血两虚或肝肾两虚所致面色无华,五心烦热,腰膝酸软,月经量少,后错,脾虚或肾虚带下等	乌鸡、炙黄芪、山药、党参、白术(炒)、川芎、茯苓、当归、熟地黄、白芍(酒炒)、牡丹皮、五味子(酒蒸)
			④千金止带丸:具有补虚止带,和血调经的功效,用于脾肾不足,冲任失调,湿热下注所致赤白带下,月经不调,腰酸腹痛等	白术、党参、小茴香、杜仲、当归、鸡冠花、椿根皮、川芎、牡蛎等
湿热下注	带下量多,色黄或脓性,质黏稠,有臭味,或带下色白质黏,呈豆腐渣样,外阴瘙痒,小腹坠痛,口苦口腻,胸闷纳呆,小便短赤,舌红苔黄腻,脉滑数	清利湿热,解毒杀虫	①龙胆泻肝丸:具有清肝胆,利湿热的功效,用于肝胆湿热,头晕目赤,耳鸣耳聋,耳肿疼痛,胁痛口苦,尿赤涩痛,湿热带下等	龙胆、柴胡、黄芩、栀子、泽泻、木通、车前子、当归、地黄、炙甘草

续表

证型	症状	治法	方药	主要成分
			②花红片:具有清热解毒,燥湿止带,祛瘀止痛的功效,用于湿热下注,带下黄稠,月经不调,痛经等症;附件炎见上述证候者	一点红、白花蛇舌草、地桃花、白背桐、桃金娘根、菥蓂、鸡血藤
			③金鸡胶囊:具有清热解毒,健脾去湿,通络活血的功效,用于用于附件炎、子宫内膜炎、盆腔炎属湿热下注证者	金樱根、鸡血藤、千斤拔、功劳木、两面针、穿心莲
			④妇科千金片:具有清热除湿,补益气血的功效,用于湿热下注,气血不足所致带下量多	千斤拔、金樱根、穿心莲、功劳木、单面针、当归、鸡血藤、党参
			⑤盆炎净胶囊:具有清热利湿,和血通络,调经止带的功效,用于湿热下注,白带过多,盆腔炎见以上证候者	忍冬藤、蒲公英、鸡血藤、益母草、狗脊、车前草、赤芍、川芎
			⑥妇平胶囊:具有清热解毒的功效,用于下焦湿热所致之带下量多,色黄质黏,尿黄便干等	金荞麦、紫花地丁、莪术、败酱草、杠板归、大血藤、一枝黄花
			⑦抗宫炎片:具有清湿热,止带下的功效,用于因慢性宫颈炎引起的湿热下注,赤白带下,宫颈糜烂,出血等症	广东紫珠、益母草、乌药

续表

证型	症状	治法	方药	主要成分
			⑧苦柏止痒洗液(外用)：具有清热解毒，除湿止痒的功效，用于湿热下注所致的阴痒，带下量多等	苦参、黄柏、土茯苓、蛇床子、茵陈、金银花
			⑨妇炎灵泡腾片(外用)：具有清热燥湿，杀虫止痒的功效，用于湿热下注引起的阴道瘙痒，灼痛，带下等	紫珠叶、硼酸、苦参、樟脑、仙鹤草、白矾、百部、冰片、蛇床子、苯扎溴铵
			⑩消糜栓(外用)：具有清热解毒的功效，用于治疗阴部瘙痒、滴虫性阴道炎、霉菌性阴道炎、非特异性阴道炎、宫颈糜烂等	人参皂甙、紫草、黄柏、苦参、枯矾、冰片、儿茶
			⑪洁尔阴洗液(外用)：具有清热燥湿，杀虫止痒的功效，主治妇女湿热带下。症见阴部瘙痒红肿，带下量多，色黄或如豆渣状，口苦口干，尿黄便结。适用于霉菌性、滴虫性阴道炎见上述症状者。又可用于湿疹(湿热型)、接触性皮炎(热毒夹湿型)、体股癣(风湿热型)等	蛇床子、黄柏、苦参、苍术
			⑫保妇康栓(外用)：具有行气破瘀，生肌止痛的功效，用于湿热瘀滞所致的带下病，症见带下量多，色黄，时有阴部瘙痒；霉菌性阴道炎见上述证候者	莪术油、冰片

证型	症状	治法	方药	主要成分
			⑬复方沙棘籽油栓(处方药)(外用):具有清热燥湿,消肿止痛,杀虫止痒,活血生肌的功效,用于湿热下注所致的宫颈糜烂。症见带下量多,色黄或黄白,血性白带或性交后出血,外阴瘙痒,肿痛,腰腹坠胀等	沙棘籽油、蛇床子、苦参、炉甘石、乳香、没药、冰片等
阴虚夹湿	带下量多,色黄或赤白相间,质稠,有气味,阴部灼热感,或阴部瘙痒,腰酸腿软,头晕耳鸣,五心烦热,口燥咽干,或烘热汗出,失眠多梦,舌红苔少或黄腻,脉细数	滋肾养阴,清热利湿	知柏地黄丸:具有滋阴清热的功效,用于阴虚火旺,潮热盗汗,耳鸣遗精,小便短少,口干舌燥等	知母、黄柏、熟地黄、山药、山茱萸(制)、牡丹皮、茯苓、泽泻

带下病的问病重点

要重点询问带下的量、色、质、味以及月经情况和伴随症状。是否有明显诱因如上火、饮食辛辣、生气等。带下呈赤色者如出现在两次月经之间,且周期性出现,多为排卵期出血。如出血无周期性,或出现大量浆液性黄水或脓性或米汤样恶臭白带,需警惕宫颈癌或宫体、输卵管癌,应建议患者及时就医。

带下病的合理用药

滴虫性阴道炎为性传播疾病,性伴侣应当同时进行治疗,治疗期间严禁同房。妊娠前三个月禁用念珠菌性阴道炎用药,妊娠期其他阶段及哺乳期慎用。使用外用药如发生过敏要立即停药。此二病容易复发,在治疗症状消失后可再用1个疗程巩固疗效。

对于黄带要注意治疗不过度,如果过用寒凉药,会导致黄带变为白带,且身体可能转为虚寒。用洗液时要注意,不能反复用,每次用完要换掉。用时要把手洗干净,毛巾用后要用开水煮。用栓剂时,要保持内裤的透气性,不要再造成湿热的环境,不利于病情的好转。

带下病的预防

平时要注意勤换内裤,保持外阴清洁,内衣外衣分开洗,不共用浴盆、浴巾。治疗原发病,如念珠菌性阴道炎要治疗糖尿病。并且要避免婚外性行为,防止滴虫性阴道炎等性传播疾病的传播和流行。带下量多者要避免辛辣和生冷,以防生湿助热。

任务实施

按照工作过程完成以上情景案例。

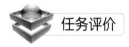

带下病的任务评价

情景案例:一女性来药店买药,自述近日发现白带增多,色白,像豆腐渣,并伴有异味,伴见面色萎黄,容易疲劳,可能是阴道炎又犯了,想买点药来缓解症状,请问药师应如何问病售药?患者买药后,药师应如何指导患者合理用药?应如何进行预防建议?		得分
问病问题:	问此问题的目的:	
问题1: 问题2: 问题3: 问题4: 问题5:		

续表

西医诊断： 原因：	中医诊断： 原因：	
西医用药：	中医用药：	
用药指导：		
预防：		
参与程度		
总分		

评 价 标 准

项目	分值	评价方法
问病问题	20分	每个问题4分，问题合理得2分，目的正确得2分
诊断	10分	西医诊断正确得3分，不正确不得分；原因正确得2分，部分正确得1分，不正确不得分。中医诊断正确得3分，不正确不得分；原因正确得2分，部分正确得1分，不正确不得分
用药	20分	西药选择合理得10分，不合理不得分；中药选择合理得10分，不合理不得分

续表

项目	分值	评价方法
用药指导	30 分	西药用药指导不良反应和注意事项两项均叙述全面、准确得 15 分，不良反应和注意事项缺一项者扣 7 分，每一项中不完整者扣 3 分。中药用药指导不良反应和注意事项叙述全面、准确得 15 分，不良反应和注意事项缺一项者扣 7 分，每一项中不完整者扣 3 分
预防	10 分	预防措施 3 点以上并且合理者得 10 分，不足 3 点的，每缺一点扣 3 分；每一点部分合理者得 1 分
参与程度	10 分	积极参与、态度端正者得 10 分，参与较积极、态度较端正者得 5 分；不积极参与且态度不端正者不得分
总计	100 分	

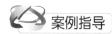 案例指导

一、初步确定患者的疾病

患者:您好,最近我发现白带有点多,像豆腐渣,并伴有异味,有什么好办法吗?

药师:您还有其他的什么症状吗?(应首先进一步确认症状。)

患者:其他症状没有。就是下身很痒。

药师:您以前有过此类症状吗?

患者:没有。

药师:根据您的介绍,您这可能是念珠菌引起的阴道炎。

二、合理为患者选择用药

患者:那我应该吃点什么药呢?

药师:您平时爱喝酒吗?(应根据病因和伴随症状来为患者选药,可进一步询问。)

患者:偶尔喝一点,但是次数不多。一月也没有 2 次。

药师:您以前有药物过敏史吗?结婚了吗?平时身体怎么样?(询问患者是否有该药的禁忌证。)

患者:结婚 5 年了。平时身体比较健康,肝肾都没问题。

药师:您可以选择甲硝唑的制剂,有口服、外用两大类制剂。

三、正确为患者指导用药

患者：那么应该怎么服用呢？

药师：口服的话，2 片/次，2 次/日，疗程 7 日；外用是栓剂，每晚 1 次，每次 1 粒就行。

患者：我想快点好，能一块用吗？

药师：可以。口服，饭后服用，用药期间不能饮酒。外用栓剂时，应侧卧用药，用药后俯卧 15～20 分钟后起身。

四、对患者进行合理的预防建议

患者：服药期间我还需要注意什么吗？

药师：因为容易复发，建议您坚持治疗，此外，平时注意勤换洗内衣裤，可用开水烫一烫，保持外阴清洁，避免辛辣生冷食物，建议夫妻双方共同治疗。

任务五 慢性前列腺炎的中西药用药指导

任务导入

情景案例 一青年男性近 1 年来小便时排尿不适感，尿道灼热，尿排不净，会阴坠胀，大便黏腻臭秽，想买点药来缓解症状，医生判断为慢性前列腺炎，并开了龙胆泻肝丸。患者到医院药房拿药。请问药师应如何指导患者合理用药？应如何进行预防建议？

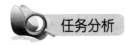

任务目标

▲ 会对慢性前列腺炎患者进行正确的中西药用药指导。

▲ 会对慢性前列腺炎患者进行合理的预防建议。

任务分析

	工作过程	所需知识
工作过程 1	通过询问患者临床诊断，得知患者患有慢性前列腺炎	慢性前列腺炎的概述、临床表现、问病重点
工作过程 2	对慢性前列腺炎患者进行正确的中西药用药指导	慢性前列腺炎的治疗原则、常用中西药及其特点、用药注意

续表

	工作过程	所需知识
工作过程 3	对慢性前列腺炎患者进行合理的预防建议	慢性前列腺炎的预防

 任务资讯

慢性前列腺炎的概述

本病是中青年男性常见的一种生殖系统综合征,临床上分为急性和慢性、有菌性和无菌性、特异性和非特异性。其中,慢性无菌性非特异性前列腺炎最为常见。西医认为本病病因复杂,可能是由于其他部位的病菌感染蔓延至前列腺导致。本病发病缓慢,病情顽固,反复发作,缠绵难愈。本病属于中医的"白浊"、"劳淋"、"腰酸"等范畴,多由相火妄动、忍精不泻、所愿不遂、房事不节、手淫过度导致。

慢性前列腺炎的临床表现

主要以会阴及小腹部胀痛,排尿不适感、尿道灼痛为主。可出现轻微的尿频、尿急、尿痛,有时在排尿终末或大便用力时自尿道滴出少量乳白色的前列腺液,称之为"滴白",此外,多数患者可伴有腰骶部、腹股沟、下腹及会阴部的坠胀疼痛,有时还可牵扯到耻骨上、阴茎、睾丸及股内侧。如果病情较长,又可出现阳痿、早泄、遗精或射精痛。或伴有头晕、乏力、耳鸣、失眠多梦等神经衰弱症。

慢性前列腺炎的西医治疗与用药

目前西医对于本病主要有抗菌治疗、物理治疗等方法,但疗效不甚理想。对于少数细菌性前列腺炎,应在细菌培养及敏感试验的前提下选用合适的抗生素。常用的有氟哌酸、环丙沙星、盐酸米诺环素、复方新诺明,严重者可用左氧氟沙星、阿奇霉素等药物(表 3-15)。但是由于有些抗生素很难进入前列腺,疗效也不甚理想。有些慢性前列腺炎患者尿痛、尿急,应给予解痉镇痛剂,如颠茄、普鲁本辛等。对情绪紧张、过分忧虑者可适当用些镇静安神药物,如安定,口服或注射使用,注意每次均应小剂量。另外,对情绪不稳、疑心较重者除做耐心解释开导外,加用安定治疗效果良好。

表 3-15　慢性前列腺炎的西医用药

通用名	主要成分	适应证	用法用量
诺氟沙星胶囊	诺氟沙星	用于敏感菌所致的泌尿道、肠道、外科、妇科等感染	空腹给药，成人 1～2 粒/次，3～4 次/日
左氧氟沙星片	左氧氟沙星	用于敏感菌所致的泌尿道、肠道、外科、妇科等感染	100mg/次，2 次/日。日最高剂量 600mg
盐酸坦索罗辛缓释胶囊	盐酸坦索罗辛	用于治疗前列腺增生所致的异常排尿症状，如尿频、夜尿增多、排尿困难等。由于本品是通过改善尿道、膀胱颈及前列腺部位平滑肌功能而达到治疗目的，并非缩小增生腺体，故适用于轻、中度患者及未导致严重排尿障碍者，如已发生严重尿潴留时不应单独服用本品	饭后口服。成人每次 1 粒(0.2mg)，每日 1 次。根据年龄、症状的不同可适当增减
盐酸黄酮哌酯片	盐酸黄酮哌酯	适用于以下疾病引起的尿频、尿急、尿痛、排尿困难及尿失禁等症状：①下尿路感染性疾病(前列腺炎、膀胱炎、尿道炎等)。②下尿路梗阻性疾病(早、中期前列腺增生症，痉挛性、功能性尿道狭窄)。③下尿路器械检查后或手术后(前列腺摘除术、尿道扩张、膀胱腔内手术)。④尿道综合征。⑤急迫性尿失禁	口服。一次 0.2g (1 片)，一日 3～4 次或遵医嘱

慢性前列腺炎的中医辨证选药

本病属于中医"白浊"、"劳淋"、"腰酸"范畴。本病多以肾虚为本，湿热为标，多兼有瘀滞，治疗上要分清主次，辨证选药(表 3-16)。

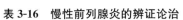

表 3-16　慢性前列腺炎的辨证论治

证型	症状	治法	方药	主要成分
湿热内蕴	尿频、尿急、尿痛，尿道灼热感，尿后滴白，会阴、腰骶、睾丸、少腹坠胀疼痛，苔黄腻，舌红，脉滑数	清热利湿	①龙胆泻肝丸：具有清肝胆，利湿热的功效。用于肝胆湿热，头晕目赤，耳鸣耳聋，耳肿疼痛，胁痛口苦，尿赤涩痛，湿热带下等	龙胆、柴胡、黄芩、栀子、泽泻、木通、车前子、当归、地黄、炙甘草
			②前列通瘀胶囊：具有活血化瘀，清热通淋的功效。用于慢性前列腺炎属瘀血阻滞兼湿热内蕴证，症见尿频尿急，余沥不尽，会阴、下腹或腰骶部坠胀疼痛，或尿道灼热，阴囊潮湿，舌紫黯或瘀斑，舌苔黄腻等	赤芍、土鳖虫、穿山甲(炮)、桃仁、石韦、夏枯草、白芷、黄芪、鹿衔草、牡蛎(煅)、通草
气滞血瘀	病程较长，会阴、腰骶、睾丸、少腹坠胀疼痛，尿不净，舌黯或有瘀斑，苔白或薄黄，脉沉涩	活血化瘀，理气止痛	①血府逐瘀口服液：具有活血化瘀，行气止痛的功效，用于瘀血内阻头痛，或胸痛，内热瞀闷，失眠多梦，心悸怔忡，急躁善怒等	桃仁、红花、当归、赤芍、生地、川芎、枳壳、桔梗、柴胡、牛膝、甘草
			②前列欣胶囊：具有活血化瘀，清热利湿的功效。用于治疗瘀血凝聚、湿热下注所致的慢性前列腺炎及前列腺增生的症状改善。症见尿急、尿痛、排尿不畅、滴沥不净等	丹参、赤芍、桃仁(炒)、没药(炒)、红花、泽兰等
阴虚火旺	排尿或大便时滴白，尿道不适感，遗精或血精，腰膝酸软，五心烦热，失眠多梦，舌红少苔，脉细数	滋阴降火	知柏地黄丸：具有滋阴清热的功效，用于阴虚火旺，潮热盗汗，耳鸣遗精，小便短少，口干舌燥等	知母、黄柏、熟地黄、山药、山茱萸(制)、牡丹皮、茯苓、泽泻

续表

证型	症状	治法	方药	主要成分
肾阳虚损	多见于中年以后，尿淋漓，腰膝酸软，阳痿早泄，形寒肢冷，舌淡胖，苔白，脉沉细	补肾助阳	①金匮肾气丸：具有温补肾阳，化气行的功效。用于肾虚水肿，腰膝酸软，小便不利，畏寒肢冷等	淫羊藿、黄芪、蒲黄、车前草、川牛膝
			②前列癃闭通胶囊：具有益气温阳、活血利水的功效。用于肾虚血瘀所致癃闭	黄芪、土鳖虫、冬葵果、桃仁、桂枝、淫羊藿、柴胡、茯苓、虎杖、枳壳、川牛膝
			③前列舒乐颗粒：具有补肾益气，化瘀通淋的功效。主治肾脾两虚，气滞血瘀之前列腺增生、慢性前列腺炎；面色㿠白，神疲乏力，腰膝疲软无力，小腹坠胀，小便不爽，点滴不出，或尿频、尿急、尿道涩痛等	淫羊藿、黄芪、蒲黄、车前草、川牛膝

慢性前列腺炎的问病重点

要重点询问病人的小便情况，是否有滴白，以及阴部周围的异常情况，病程长短，是否有不良习惯，是否做过相应检查。如果出现血精，应及时建议患者到医院治疗。附睾炎患者也可出现慢性前列腺炎的阴囊、腹股沟隐痛不适感，但附睾炎在附睾部可触及结节，并有轻度压痛。

慢性前列腺炎的合理用药

对于中药的使用要注意，对于久病和身体平时不太好的患者用清热利湿药要注意不能过用，否则症状不但不能控制，反而会加重。要选择固护正气的药如香砂六君丸等配合清热利湿药服用。对于虚火患者也要慎用清热利湿药，以滋阴降火为主，配合利湿药。

慢性前列腺炎的预防

应避免性冲动,不看淫秽书籍、电视等,要戒除手淫恶习,避免过频繁的性生活和不恰当性生活。限烟禁酒,不要过食肥甘厚腻之品,不要久坐或骑车时间过长,生活有规律,劳逸结合,多参加有意义的活动。

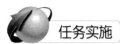

任务实施

按照工作过程完成以上情景案例。

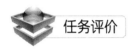

任务评价

慢性前列腺炎的任务评价

情景案例:一青年男性近1年来小便时排尿不适感,尿道灼热,尿排不净,会阴坠胀,大便黏腻臭秽,想买点药来缓解症状,医生判断为慢性前列腺炎,并开了前列通瘀胶囊。患者到医院药房拿药。请问药师应如何指导患者合理用药?应如何进行预防建议?	得分
用药指导:	
预防:	
参与程度	
总分	

评 价 标 准

项目	分值	评价方法
用药指导	60 分	用药指导不良反应和注意事项两项均叙述全面、准确得 60 分,不良反应和注意事项缺一项者扣 30 分,每一项中不完整者扣 15 分
预防	30 分	预防措施 3 点以上并且合理者得 30 分,不足 3 点的,每缺一点扣 10 分;每一点部分合理者得 5 分
参与程度	10 分	积极参与、态度端正者得 10 分,参与较积极、态度较端正者得 5 分;不积极参与且态度不端正者不得分
总计	100 分	

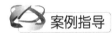 案例指导

一、正确为患者指导用药

患者:您好,我这个药应该怎么吃?

药师:您好,前列通瘀胶囊是胶囊剂,需要用温水送服。一次 5 粒,一日 3 次,1 个月为一个疗程。

患者:是空腹还是饭后吃呢? 吃药的时候应该注意什么呢?

药师:这个药需要饭后吃。您吃药期间注意不要多吃辛辣油腻食物,不能喝酒。

患者:这个药有什么不良反应呢?

药师:个别患者出现上腹部不适、隐痛。注意别空腹吃药。

二、对患者进行合理的预防建议

患者:好的,我需要注意什么吗?

药师:您应该注意性生活卫生,限烟禁酒,不要过食肥甘厚腻之品,不要久坐或骑车时间过长,生活有规律,劳逸结合。

项目四

五官科常见病的中西药用药指导

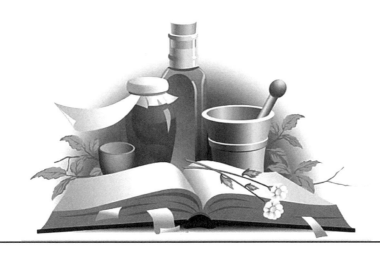

任务一　过敏性鼻炎的中西药用药指导

任务导入

情景案例　一患者来药店买药,自述正值春季,出现与往年春季相同的症状,鼻塞、鼻痒、流鼻涕、打喷嚏,到夏天后逐渐好转。请问药师应如何问病售药?患者买药后,药师应如何指导患者合理用药?应如何进行预防建议?

任务目标

▲ 会初步判断病人是否患有过敏性鼻炎。

▲ 会为过敏性鼻炎患者合理推荐中西药物。

▲ 会对过敏性鼻炎患者进行正确的中西药用药指导。

▲ 会对过敏性鼻炎患者进行合理的预防建议。

任务分析

	工作过程	所需知识
工作过程1	通过询问,判断患者是否可能患有过敏性鼻炎	过敏性鼻炎的概述、临床表现、问病重点
工作过程2	合理为过敏性鼻炎患者推荐中西药物	过敏性鼻炎的治疗原则、常用中西药及其特点、用药注意
工作过程3	对过敏性鼻炎患者进行正确的中西药用药指导	
工作过程4	对过敏性鼻炎患者进行合理的预防建议	过敏性鼻炎的预防

任务资讯

过敏性鼻炎的概述

本病是发生在鼻黏膜的变态反应性疾病,表现为充血或者水肿,又称为花粉病。多由于花粉、螨虫、粉尘、霉菌、动物毛发等诱发。患者经常会出现鼻塞,流清水涕,鼻痒,喉部不适,咳嗽等症状。可引起多种并发症。本病可分为常年发作型和季节发作型。多见于春季,多见于中青年,多有家族过敏遗传史,常见于过敏体质的人。此外,近年由于工业化进程的不断加快,城市大气污染加剧,过敏性鼻炎的发病率也大幅增加。本病与中医之"鼻鼽"相类似,多由风热犯肺、风寒袭肺、湿热蕴鼻、肺气亏虚、胆经郁热导致,以发作性鼻塞、流清涕、打喷嚏、鼻痒、咽痒为主要表现。

 小贴士

汽车尾气、化妆品、装饰材料和食品添加剂等,都是引发鼻炎(包括过敏性鼻炎、慢性鼻炎、慢性鼻窦炎等)的主要原因。鼻炎患者正在逐年增加,对人体的危害更不容忽视,得了鼻炎一定要及时治疗,避免引起其他的并发症,如支气管哮喘、分泌性中耳炎、过敏性咽喉炎、鼻息肉、鼻出血、嗅觉障碍、失眠、注意力下降、憋气窒息等。

过敏性鼻炎的临床表现

过敏性鼻炎的主表临床表现是:眼睛发红发痒及流泪;鼻痒,鼻涕多,多为清水涕,感染时为脓涕;鼻腔不通气,耳闷;打喷嚏(通常是突然和剧烈的);眼眶下黑眼圈(经常揉眼所致);经口呼吸;嗅觉下降或者消失;头昏,头痛等。其中又以喷嚏、鼻痒、流涕和鼻堵四大症状最为常见。

过敏性鼻炎的西医治疗与用药

本病的治疗应积极查找过敏原并尽量远离过敏原。药物治疗主要为对症治疗,以减轻症状为主。常见用药为抗组胺药、糖皮质激素类药物。

一、抗组胺药(表 4-1)

表 4-1　常用抗组胺药

通用名	主要成分	适应证	用法用量
马来酸氯苯那敏片	马来酸氯苯那敏	本品适用于皮肤过敏症:荨麻疹、湿疹、皮炎、药疹、皮肤瘙痒症、神经性皮炎、虫咬症、日光性皮炎。也可用于过敏性鼻炎、药物及食物过敏等	口服。成人每次 1 片,一日 1～3 次;儿童剂量请向医师或药师咨询

续表

通用名	主要成分	适应证	用法用量
氯雷他定片	氯雷他定	适用于缓解过敏性鼻炎有关的症状,如喷嚏、流涕及鼻痒以及眼部痒及烧灼感。口服药物后迅速缓解鼻和眼部症状及体征。 本品亦适用于减轻慢性荨麻疹及其他过敏性皮肤病的症状及体征	口服。成人及 12 岁以上儿童:一次 1 片(10mg),一日 1 次。2～12 岁儿童:体重＞30kg:一次 1 片(10mg),一日 1 次。体重≤30kg:一次半片(5mg),一日 1 次
盐酸西替利嗪片	二盐酸西替利嗪	季节性鼻炎、常年性过敏性鼻炎的对症治疗以及非鼻部症状结膜炎,过敏引起的瘙痒和荨麻疹症状	口服。推荐成人和 2 岁以上儿童使用。成人:在多数情况下,推荐剂量为每日 10mg,一天 1 次。儿童剂量遵医嘱。
色甘酸钠气雾剂	色甘酸钠	用于预防和治疗支气管哮喘、过敏性哮喘及过敏性鼻炎等	气雾吸入,每次 3.5～7mg,即 1～2 喷,每日 3～4 次
氨酚那敏片、维生素 B_1 那敏片复合装	淡橙色片含马来酸氯苯那敏、维生素 B_1;红棕色片每片含马来酸氯苯那敏、对乙酰氨基酚	用于过敏性鼻炎。亦可用于缓解因气候变化或刺激性气味等引起的鼻黏膜水肿、充血、鼻塞、鼻痒、喷嚏、大量黏液分泌等症状	口服。成人,早晨服 1 片淡橙色片,晚间服 1 片红棕色片

二、糖皮质激素类药(表 4-2)

表 4-2　常用糖皮质激素类药物

通用名	主要成分	适应证	用法用量
丙酸氟替卡松鼻喷雾剂	丙酸氟替卡松	本品用于预防和治疗季节性过敏性鼻炎(包括枯草热)和常年过敏性鼻炎	鼻腔喷入:左手喷右侧鼻孔,右手喷左侧鼻孔,避免直接喷向鼻中隔。成人和 12 岁以上儿童:每个鼻孔各 2 喷,每日 1 次(每日 200μg),以早晨用药为好。某些患者需每个鼻孔各 2 喷,每日 2 次,早晚各 1 次直至症状改善。当症状得到控制时,维持剂量为每个鼻孔 1 喷,每日 1 次。每日最大剂量为每个鼻孔不超过 4 喷

续表

通用名	主要成分	适应证	用法用量
丙酸倍氯米松气雾剂	丙酸倍氯米松	治疗和预防支气管哮喘及过敏性鼻	成人一般一次喷药 0.05～0.1mg(每揿一次约喷出主药 0.05mg)，一日 3～4 次。重症用全身性皮质激素控制后再用本品治疗,每日最大量不超过 1mg

三、外用滴鼻药(表 4-3)

表 4-3　常用外用滴鼻药

通用名	主要成分	适应证	用法用量
盐酸麻黄碱滴鼻液	盐酸麻黄碱	用于急、慢性鼻炎及感冒鼻塞等	滴鼻。一次每鼻孔 2～4 滴,一日 3～4 次

过敏性鼻炎的中医辨证选药

　　本病属于中医"鼻鼽"范畴。治疗上应先区别正虚邪实。正虚多为肺气亏虚,抗邪能力下降;邪实多为风、寒、热、湿邪侵犯肺、肝所致。治疗肺气亏虚型"鼻鼽"以补益肺气,宣通鼻窍为主,治疗邪实型"鼻鼽",则分别治以祛风、散寒、清热、祛湿。可辨证选择"鼻病类"中药非处方药治疗,也可辨证选药(表 4-4)。

表 4-4　过敏性鼻炎的辨证论治

证型	症状	治法	方药	主要成分
风热犯肺	鼻塞较重,喷嚏,黄涕、量多,或伴发热,恶风,头痛,口干口渴。苔薄黄,脉浮数	散风清热,通利鼻窍	①香菊片:具有辛散祛风,清热通窍的功效,用于治疗急、慢性鼻窦炎,鼻炎等	花香树果序、夏枯草、野菊花、生黄芪、辛夷、防风、白芷、甘草、川芎
			②鼻通丸:具有清风热,通鼻窍的功效,用于外感风热或风寒化热引起的鼻塞、流涕、头痛、流泪,慢性鼻炎	苍耳子(炒)、辛夷、白芷、鹅不食草、薄荷、黄芩、甘草

续表

证型	症状	治法	方药	主要成分
			③防芷鼻炎片:具有清热消炎,祛风通窍的功效,用于治疗慢性鼻炎引起的喷嚏、鼻塞、头痛、过敏性鼻炎、慢性鼻窦炎等	苍耳子、野菊药、鹅不食草、白芷、防风、墨旱莲、白芍、胆南星、甘草、蒺藜
			④辛芳鼻炎胶囊:具有发表散风,清热解毒,宣肺通窍的功效,用于慢性鼻炎,鼻窦炎	辛夷、白芷、荆芥穗、防风、柴胡、水牛角浓缩粉、黄芩、川芎、蔓荆子(炒)、细辛等15味
湿热蕴鼻	鼻塞,多涕,色黄稠,病情缠绵难愈,伴口渴不欲饮水,大便不畅。舌红苔白或黄腻,脉沉数或滑	清热利湿,宣通鼻窍	①千柏鼻炎片:具有清热解毒,活血祛风,宣肺通窍的功效,用于风热犯肺,内郁化火,凝滞气血所致的伤风鼻塞,时轻时重,鼻痒气热,流涕黄稠,或鼻塞无歇,嗅觉迟钝;急、慢性鼻炎,鼻窦炎见上述证候者	千里光、卷柏、羌活、决明子、麻黄、川芎、白芷
			②鼻炎康片:具有清热解毒,宣肺通窍,消肿止痛的功效,用于急、慢性鼻炎,过敏性鼻炎	广藿香、苍耳子、鹅不食草、野菊花、黄芩、麻黄、当归、猪胆粉、薄荷油、马来酸氯苯那敏
			③炎宁颗粒:具有清湿热,通鼻窍,疏肝气,健脾胃的功效,用于慢性鼻炎,慢性副鼻窦炎,过敏性鼻炎,也用于急性传染性肝炎,慢性肝炎,迁延性肝炎等	蜜蜂巢脾

续表

证型	症状	治法	方药	主要成分
胆经郁热	鼻塞、流清涕或浊涕、前额头痛，伴口苦、咽干，目眩，心烦。舌红，边赤，脉弦数	清肝胆，利湿热	霍胆丸：具有芳香化浊，清热通窍的功效，用于湿浊内蕴、胆经郁火所致的鼻塞、流清涕或浊涕、前额头痛	广藿香叶、猪胆粉
风寒袭肺	鼻塞重，喷嚏，清涕，量多，或伴恶寒发热，头痛。苔薄白，脉浮紧	发汗解表，宣肺通窍	益鼻喷雾剂：具有辛温散寒，通利鼻窍的功效，用于鼻塞不通，或因鼻塞所致的嗅觉障碍，头昏、头痛等症状的改善	辛夷、苍耳子、麻黄、白芷、威灵仙、冰片
肺气亏虚	鼻塞，流清涕或白黏涕，病情长久，鼻痒，喷嚏，或伴气短、乏力，懒言，舌淡，脉虚	补益肺气，宣通鼻窍	通窍鼻炎片：具有散风消炎，宣通鼻窍的功效，用于鼻渊，鼻塞，流涕，前额头痛；鼻炎，鼻窦炎及过敏性鼻炎和体虚自汗，反复感冒，益气，通窍	苍耳子(炒)、防风、黄芪、白芷、辛夷、白术(炒)、薄荷

过敏性鼻炎的问病重点

要重点询问患者是否有过敏性鼻炎病史、是否接触过敏原、是否免疫力下降、是否鼻塞、是否鼻痒、是否流清涕、是否打喷嚏、体温是否升高。此外，应注意患者是否有眼痒、揉眼、揉鼻等动作，观察患者眼部、鼻部表现。但不是所有的鼻塞、流涕、鼻堵、喷嚏等症状都是过敏性鼻炎，要与感冒引起的卡他症状区别。感冒的患者无眼红、眼痒症状。

过敏性鼻炎的合理用药

糖皮质激素类药物用于治疗过敏性鼻炎效果较快，但应注意避免糖皮质激素的滥用，以免产生水、盐、糖、蛋白质代谢紊乱。应用抗组胺药治疗过敏性鼻炎时要注意其引起嗜睡的不良反应，以免引起严重后果。药物治疗一般不要超过 7 天，长期使用可能会引起药物性鼻炎。充血滴鼻剂能收缩血管而使鼻塞得到缓解。由于这些药物循环遍及全身，会导致全身血管也收缩,所以可能升高血压。因此疗程不宜超过 3 天,一般每日滴鼻次数不能超过 3 次。因此,高血压或心脏病患者只能在医生监护下使用或完全不用这类药物。

　　使用中成药治疗过敏性鼻炎要注意,感受邪实的患者不宜服用含有补益肺气功效的药物,如黄芪等。如无热象,则不宜选用含有大量清热解毒药物的中成药。口服中成药可与西药滴鼻剂配合使用,以标本兼治,迅速改善患者症状且从根本上改善患者体质,相得益彰。

过敏性鼻炎的预防

　　鼻部过敏者须避开过敏原,如花粉、毛毯、尘螨、动物毛皮、皮屑等。平时少食用冰凉食品或较寒性食物,如冷饮、冰凉水果等;在空调环境时间不宜过长,电扇不宜直吹,以免降低免疫力,诱发本病。要注意劳逸结合,加强锻炼,注意休息,调整生活方式,保持良好的精神状态。

 任务实施

　　按照工作过程完成以上情景案例。

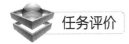 **任务评价**

过敏性鼻炎的任务评价

情景案例:一患者来药店买药,自述正值春季,出现与往年春季相同的症状,鼻塞、鼻痒、流鼻涕、打喷嚏,到夏天后逐渐好转。请问药师应如何问病售药?病人买药后,药师应如何指导患者合理用药?应如何进行预防建议?	得分
问病问题:　　　　　　　　　　　问此问题的目的:	
问题 1:	
问题 2:	
问题 3:	
问题 4:	
问题 5:	

续表

西医诊断： 原因：	中医诊断： 原因：	
西医用药：	中医用药：	
用药指导：		
预防：		
参与程度		
总分		

评 价 标 准

项目	分值	评价方法
问病问题	20分	每个问题4分,问题合理得2分,目的正确得2分
诊断	10分	西医诊断正确得3分,不正确不得分;原因正确得2分,部分正确得1分,不正确不得分。中医诊断正确得3分,不正确不得分;原因正确得2分,部分正确得1分,不正确不得分
用药	20分	西药选择合理得10分,不合理不得分;中药选择合理得10分,不合理不得分
用药指导	30分	西药用药指导不良反应和注意事项两项均叙述全面、准确得15分,不良反应和注意事项缺一项者扣7分,每一项中不完整者扣3分。中药用药指导不良反应和注意事项叙述全面、准确得15分,不良反应和注意事项缺一项者扣7分,每一项中不完整者扣3分
预防	10分	预防措施3点以上并且合理者得10分,不足3点的,每缺一点扣3分;每一点部分合理者得1分
参与程度	10分	积极参与、态度端正者得10分,参与较积极、态度较端正者得5分;不积极参与且态度不端正者不得分
总计	100分	

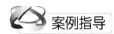 **案例指导**

一、初步确定患者的疾病

患者：我好像感冒了，你们这有什么感冒药吗？

药师：您有什么症状吗？（应首先确认患者是否属于感冒，避免诱导性问题。）

患者：我好长时间了，老是打喷嚏，流鼻涕，鼻堵，头疼。

药师：多长时间？全天都是这样吗？（询问病因，有助于诊断。）

患者：大约有 1 个月吧，每天早晨起床后鼻涕就多，好半天才能好转一些。

药师：您晚上睡觉怎样？

患者：睡不着，鼻子老堵，左侧睡左边鼻子堵，右侧睡右边鼻子堵。

药师：您平时有没有眼睛痒痒、发红等症状？

患者：有，我老是揉眼睛。

药师：您这应该是过敏性鼻炎，不是感冒。

二、合理为患者选择用药

患者：那我应该吃点什么药呢？

药师：过敏性鼻炎用药基本分为两类，一类喷鼻、一类口服，可以单用，也可以联合应用。您对用药有什么要求吗？

患者：没有，快点好就行。

药师：那您可以试试喷鼻剂。请问您是从事驾驶或高空作业吗？平时身体怎么样？肝肾有问题吗？有没有高血压或心脏病史？

患者：我是教师，平时身体比较健康，肝肾都没问题，也没有高血压和心脏病。

三、正确为患者指导用药

药师：我推荐您使用盐酸麻黄碱滴鼻液。滴鼻。一次每鼻孔 2～4 滴，一日 3～4 次。

四、对患者进行合理的预防建议

患者：服药期间我还需要注意什么吗？

药师：您服药期间不能喝酒，平时少食用冰凉食品或较寒性食物。在空调房中待得时间不宜过长，电扇不宜直吹。早晨起床后，可用手按摩迎香穴至发热，再喝杯温开水，外出注意防寒保暖。

任务二　口腔溃疡的中西药用药指导

 任务导入

　　情景案例　一女性来药店买药,自述最近口腔有溃烂现象,疼痛,影响食欲,反复发作几次,不好治愈。伴口臭、便秘,小便黄,请问药师应如何问病售药?患者买药后,药师应如何指导患者合理用药?应如何进行预防建议?

任务目标

　　▲ 会初步判断病人是否患有口腔溃疡。
　　▲ 会为口腔溃疡患者合理推荐中西药物。
　　▲ 会对口腔溃疡患者进行正确的中西药用药指导。
　　▲ 会对口腔溃疡患者进行合理的预防建议。

任务分析

	工作过程	所需知识
工作过程1	通过询问,判断患者是否可能患有口腔溃疡	口腔溃疡的概述、临床表现、问病重点
工作过程2	合理为口腔溃疡患者推荐中西药物	口腔溃疡的治疗原则、常用中西药及其特点、用药注意
工作过程3	对口腔溃疡患者进行正确的中西药用药指导	
工作过程4	对口腔溃疡患者进行合理的预防建议	口腔溃疡的预防

任务资讯

口腔溃疡的概述

　　口腔溃疡,是发生在口腔黏膜上的表浅性溃疡,大小可从米粒至黄豆大小,圆形或卵圆形,溃疡面为凹,周围充血,灼热疼痛。好发于唇、颊、舌缘等。

溃疡具有周期性、复发性及自限性等特点,严重者可并发口臭、慢性咽炎、便秘、乏力、烦躁、发热、头痛、淋巴结肿大等全身症状。口腔溃疡的病因及机制仍不明确,可能与精神紧张、食物、药物、激素水平改变及维生素或微量元素缺乏有关。本病中医称作"口疮",多由心脾积热,阴虚火旺导致。与饮食过于辛辣油腻,情绪急躁易怒,精神紧张,失眠,脾胃不和等有关。

口腔溃疡的临床表现

轻型溃疡一般为散在分布的 3～5 个,溃疡复发的间隙期从半月至数月不等,有的患者会出现此起彼伏、迁延不愈的情况。有些患者有较规则的发病周期如月经前后,或常在劳累之后发病。一般无明显全身症状与体征。

重型口腔溃疡,溃疡大而深,似"弹坑"状,可深达黏膜下层腺体及腺周组织,直径可大于 1cm,溃疡周围组织红肿微隆起,基底微硬,表面有灰黄色假膜或灰白色坏死组织。溃疡持续时间较长,可达 1～2 个月或更长。初始好发于口角,溃疡可在先前愈合处再次复发。

口腔溃疡的西医治疗与用药

口腔溃疡伴感染者可选用抗菌药,如西地碘片、地喹氯铵含片、甲硝唑口腔粘贴片;疼痛明显者可选用含有镇痛成分的药物,如复方苯佐卡因凝胶;也可选用含有肾上腺皮质激素的药物醋酸地塞米松粘贴片以及补充维生素的药物如维生素 B_2 片(表 4-5)。

表 4-5　治疗口腔溃疡的常用西药

通用名	主要成分	适应证	用法用量
西地碘含片	分子碘	用于慢性咽喉炎、口腔溃疡、慢性牙龈炎、牙周炎等	口含,成人,一次 1 片,一日 3～5 次
地喹氯铵含片	地喹氯铵	用于急、慢性咽喉炎,口腔黏膜溃疡,齿龈炎等	口含,一次 1～2 片,每 2～3 小时 1 次,必要时可重复用药
甲硝唑口腔粘贴片	甲硝唑	用于牙龈炎、牙周炎、冠周炎及口腔溃疡	用棉签擦干黏膜后,黏附于口腔患处,一次 1 片,一日 3 次,饭后使用,溶化后可咽下

续表

通用名	主要成分	适应证	用法用量
复方苯佐卡因凝胶	苯佐卡因、苯扎氯铵、氯化锌	适用于复发性口腔溃疡的止痛及治疗	成人及 2 岁以上儿童：涂于患处，每日 3～4 次，每日最多使用 4 次，或遵医嘱。12 岁以下的儿童使用时应由大人监视。2 岁以下儿童遵医嘱。根据溃疡面大小取本品适量，用棉签（或干净手指）均匀涂于溃疡面上即可
醋酸地塞米松粘贴片	醋酸地塞米松	用于非感染性口腔黏膜溃疡	贴于患处。一次 1 片，一日总量不超过 3 片，连用不得超过 1 周。洗净手指后沾少许唾液粘起黄色面，将白色层贴于患处，并轻压 10～15 秒，使其粘牢，不需取出，直至全部溶化
维生素 B_2 片	维生素 B_2	①用于防治口角炎、唇干裂、舌炎、阴囊炎、角膜血管化、结膜炎、脂溢性皮炎等维生素 B_2 缺乏症。②全胃肠道外营养及因摄入不足所致营养不良、进行性体重下降时应补充维生素 B_2	治疗维生素 B_2 缺乏：12 岁以上儿童或成人一日 3～10mg

口腔溃疡的中医辨证选药

本病属于中医"口疮"范畴。通常有心脾积热和阴虚火旺两种类型。治疗上首先分清虚实。心脾积热为实证，阴虚火旺为虚实夹杂证。轻证多用外用药治疗，重症多配合口服药治疗。可辨证选择"口疮类"中药非处方药治疗，也可辨证选药（表 4-6）。

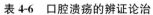

表 4-6　口腔溃疡的辨证论治

证型	症状	治法	方药	主要成分
心脾积热	口舌生疮,疼痛明显,口臭便秘,小便短赤,舌红苔黄,脉数	清热敛疮	①口腔溃疡散:具有清热敛疮的功效,用于口腔溃疡	青黛、白矾、冰片
			②双料喉风散:具有清热解毒,消肿利咽的功效,用于热毒所引起的咽喉红肿、口腔糜烂、牙龈肿痛、中耳化脓、皮肤溃破、宫颈糜烂等症	牛黄、珍珠、冰片、川连、山豆根、青黛、甘草
			③八味锡类散:具有清热解毒,消肿止痛的功效,用于内有蕴热,外感时邪引起的瘟疫白喉,咽喉肿痛,喉闭乳蛾,兼治结肠溃疡	西瓜霜、寒水石、人工牛黄、珍珠(豆腐炙)、青黛、硼、硇砂(炙)、冰片
			④桂林西瓜霜含片:具有清热解毒,消肿止痛的功效,用于咽喉肿痛,口舌生疮,牙龈肿痛或出血,乳蛾口疮,小儿鹅口疮;急、慢性咽喉炎,扁桃体炎,口腔炎,口腔溃疡见上述证候者	西瓜霜、硼砂(煅)、黄柏、黄连、山豆根、射干、浙贝母、青黛、冰片、无患子果(炭)、大黄、黄芩、甘草、薄荷脑
			⑤蜂胶口腔贴膜:具有清热止痛的功效,用于复发性口疮	蜂胶膏、薄荷脑

续表

证型	症状	治法	方药	主要成分
阴虚火旺	口舌生疮,疼痛较心脾积热为轻。口干,五心烦热,舌红少苔,脉细数	滋阴降火	①余麦口咽合剂:具有滋阴降火的功效。用于阴虚火旺、虚火上炎所致的口疮灼热、疼痛,局部红肿、心烦、口干,小便黄赤,以及复发性口腔溃疡见以上症状者	余甘子、地黄、赤芍、甘草滇、橄榄、麦冬等
			②口炎清颗粒:具有滋阴清热,解毒消肿的功效,用于阴虚火旺所致的口腔炎症	天冬、麦冬、玄参、金银花、甘草

口腔溃疡的问病重点

药师应重点询问溃疡大小,疼痛程度,发作前有无明显诱因如过食辛辣等,大便情况,伴随症状,发作频率等。要注意与白塞综合征相鉴别。

😊 小贴士

白塞综合征:又称眼、口、生殖器综合征。是一种原因不明的以细小血管炎为病理基础的慢性进行性多系统损害疾病。本病与自身免疫功能、病毒有关。反复发作的口腔黏膜溃疡是本病的最早症状。生殖器溃疡也是症状之一。眼部常见虹膜睫状体炎、前房积脓、结膜炎、角膜炎或视网膜炎等,并可影响视力。其中眼部症状多样,可表现为视力模糊、视力减退、眼球痛、畏光流泪、异物感及飞蚊症等,严重者可导致失明。此外还有后针眼反应等。如果缺乏对疾病的整体认识,就医时可能会把各个症状分别向不同专科的医生叙述,常常会出现"头疼医头,脚疼医脚"的局面,丧失接受最佳治疗方案的机会。皮肤会有脓疱疮、毛囊炎、疖、蜂窝组织炎、溃疡、结节性红斑样皮疹等病。此外还可出现心血管、胃肠道、神经系统的病变或有发热、头晕、头痛、乏力等全身症状。本病常见于男性青年。

口腔溃疡的合理用药

使用西药治疗口腔溃疡时,要注意含有糖皮质激素的药物不要过量使用,以免造成局部细菌繁殖。使用含片类药物要按照说明书推荐的剂量使用,切不要过量使用,以免造成不良影响。

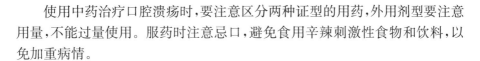

使用中药治疗口腔溃疡时,要注意区分两种证型的用药,外用剂型要注意用量,不能过量使用。服药时注意忌口,避免食用辛辣刺激性食物和饮料,以免加重病情。

口腔溃疡的预防

要注意饮食合理,少食辛辣刺激性食物,多食蔬菜水果;保证充足休息;调节情志,尽量避免精神紧张。

按照工作过程完成以上情景案例。

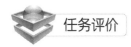

口腔溃疡的任务评价

情景案例:一女性来药店买药,自述最近口腔有溃烂现象,疼痛,影响食欲,反复发作几次,不好治愈。伴口臭便秘,小便黄,请问药师应如何问病售药? 病人买药后,药师应如何指导患者合理用药? 应如何进行预防建议?		得分
问病问题:	问此问题的目的:	
问题 1: 问题 2: 问题 3: 问题 4: 问题 5:		
西医诊断: 原因:	中医诊断: 原因:	
西医用药:	中医用药:	
用药指导:		
预防:		
参与程度		
总分		

评 价 标 准

项目	分值	评价方法
问病问题	20分	每个问题4分,问题合理得2分,目的正确得2分
诊断	10分	西医诊断正确得3分,不正确不得分;原因正确得2分,部分正确得1分,不正确不得分。中医诊断正确得3分,不正确不得分;原因正确得2分,部分正确得1分,不正确不得分
用药	20分	西药选择合理得10分,不合理不得分;中药选择合理得10分,不合理不得分
用药指导	30分	西药用药指导不良反应和注意事项两项均叙述全面、准确得15分,不良反应和注意事项缺一项者扣7分,每一项中不完整者扣3分。中药用药指导不良反应和注意事项叙述全面、准确得15分,不良反应和注意事项缺一项者扣7分,每一项中不完整者扣3分
预防	10分	预防措施3点以上并且合理者得10分,不足3点的,每缺一点扣3分;每一点部分合理者得1分
参与程度	10分	积极参与、态度端正者得10分,参与较积极、态度较端正者得5分;不积极参与且态度不端正者不得分
总计	100分	

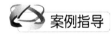 案例指导

一、初步确定患者的疾病

患者:我起口疮了,有什么可以用的药吗?

药师:您是怎么起的口疮? 是吃的东西过于辛辣刺激,还是没有休息好?

患者:我平常吃的还算比较清淡,就是这些天工作压力比较大,晚上总是熬夜,休息不好。

药师:您觉得嘴、咽喉发干吗? 大便怎么样?

患者:口腔里是觉得发干,大便也是发干。

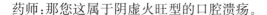

药师:那您这属于阴虚火旺型的口腔溃疡。

二、合理为患者选择用药

患者:那我应该吃点什么药呢?

药师:根据您的症状,您可以口服口炎清颗粒,配合外用口腔炎喷雾剂。您以前有药物过敏史吗?平时身体怎么样?肝肾有问题吗?(询问患者是否有该药的禁忌证。)

患者:我没有过敏史,平时身体比较健康,肝肾都没问题。

三、正确为患者指导用药

患者:好吧,那我买点口炎清颗粒和口腔炎喷雾剂吧。应该怎么服用呢?

药师:口腔炎喷雾剂每次向口腔挤喷适量药液,一日 3～4 次。口炎清颗粒口服,一次 2 袋(20g),一天 1～2 次。

患者:我想快点好,还能再吃点别药吗?

药师:您可以同时服用一些维生素 C 或是复合维生素,都会使口腔溃疡更快愈合。

患者:服药期间我还需要注意什么吗?

药师:您服药期间不能喝酒,不能吃辛辣生冷的食品,饮食要清淡,避免受凉,多休息,多喝水,对您的康复是很有利的。

任务三　中耳炎的中西药用药指导

任务导入

情景案例　一男子近两日耳痛剧烈,流黄色脓水,头痛,听力有下降趋势。患者伴有口苦,想喝水,大便干,医生判断为中耳炎,并开了氧氟沙星滴耳液和龙胆泻肝丸。患者到医院药房拿药。请问药师应如何指导患者合理用药?应如何进行预防建议?

任务目标

▲ 会对中耳炎患者进行正确的中西药用药指导。

▲ 会对中耳炎患者进行合理的预防建议。

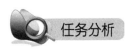

任务分析

	工作过程	所需知识
工作过程 1	通过询问患者临床诊断,得知患者患有中耳炎	中耳炎的概述、临床表现、问病重点
工作过程 2	对中耳炎患者进行正确的中西药用药指导	中耳炎的治疗原则、常用中西药及其特点、用药注意
工作过程 3	对中耳炎患者进行合理的预防建议	中耳炎的预防

任务资讯

中耳炎概述

中耳炎是累及中耳(包括咽鼓管、鼓室、鼓窦及乳突气房)全部或部分结构的炎性病变。可分为非化脓性及化脓性两大类。通常化脓性中耳炎又分为急性和慢性。其中慢性化脓性中耳炎临床较为常见。多由细菌感染引起。中耳炎常发生于 8 岁以下儿童,其他年龄段的人群也有发生,经常是普通感冒或咽喉感染等上呼吸道感染所引发的疼痛并发症。可由感冒、擤鼻涕、吸烟等导致。本病中医称之为“耳脓”、“耳疳”等,认为是因肝胆湿热、肝胆火旺、脾虚湿盛、肾元亏虚等导致。

中耳炎的临床表现

急性化脓性中耳炎症状主要是耳痛、流脓。小儿的全身症状比成人明显,可有发热、呕吐等。其他并发症有迷路炎、面神经麻痹等。急性化脓性中耳炎,一般会发热,耳内搏动性的剧痛,流脓,使人坐卧不安,患耳的听力也大受影响。小儿的全身症状比成人明显,可有发热、呕吐等。

慢性化脓性中耳炎主要症状为耳痛(搏动性跳痛或刺痛)、流脓(可为黏液、黏脓或纯脓性)、听力减退、耳鸣耳聋以及轻重不一的全身症状,如发热、乏力等。

非化脓性中耳炎主要症状为体力下降,轻度耳痛、耳内闷胀感以及耳鸣等。

中耳炎的西医治疗与用药

中耳炎的治疗首先要积极治疗原发病,如感冒、鼻炎等。本病多以局部治疗为主。可用抗生素滴耳剂局部用药(表4-7)。

表4-7 治疗中耳炎的常用西药

通用名	主要成分	适应证	用法用量
氯霉素滴耳剂	氯霉素	用于中耳炎、外耳炎	遮光保存,滴耳,3次/日
氧氟沙星滴耳液	氧氟沙星	用于化脓性中耳炎	滴耳。成人一次6～10滴,一日2～3次
卡那霉素滴耳液	硫酸卡那霉素、氢化可的松	用于化脓性中耳炎	滴耳,3次/日
苯氧乙醇甘油滴耳液	苯氧乙醇、甘油	用于慢性化脓性中耳炎	滴耳,3次/日。遮光密封保存
新可滴耳液	新霉素、氢化可的松	用于急、慢性化脓性中耳炎	滴耳,3次/日
硼酸滴耳液	硼酸、乙醇	用于慢性化脓性中耳炎	滴耳,3次/日

中耳炎的中医辨证选药

急、慢性分泌性中耳炎中医可见肝胆湿热、肝胆火旺、脾虚湿盛和肾元亏虚等四型。肝胆湿热型多伴烦躁易怒、口苦咽干、舌红苔黄等症状,治以清泻肝胆、利湿通窍;肝胆火盛型伴身热面赤、口苦咽干、舌红苔黄,治以清肝泻火、解毒排脓;脾虚湿蕴型可见食少纳呆、腹胀便溏、体倦乏力等症状,治以健脾、化湿、通窍;肾元亏损型伴腰膝酸软、神疲乏力,治以补肾培元、祛腐化湿。本病须辨证选药(表4-8)。

表4-8 中耳炎的辨证论治

证型	症状	治法	方药	主要成分
肝胆湿热	耳内闷胀、微痛,耳内耳鸣如机器声,伴烦躁易怒,口苦口干、胸胁苦闷,舌红苔黄腻,脉弦数	清泻肝胆,利湿通窍	①龙胆泻肝丸:具有清肝胆,利湿热的功效,用于肝胆湿热,头晕目赤,耳鸣耳聋,耳肿疼痛,胁痛口苦,尿赤涩痛,湿热带下等	龙胆、柴胡、黄芩、栀子、泽泻、木通、车前子、当归、地黄、炙甘草

续表

证型	症状	治法	方药	主要成分
			②炎可宁片:具有清热泻火,消炎止痢的功效。用于急性扁桃体炎、细菌性肺炎、急性结膜、中耳炎、疔痈瘰疬、急性乳腺炎、肠炎、细菌性痢疾及急性尿道感染等	黄柏、大黄、黄芩、板蓝根、黄连
			③清热散结片(处方药):具有消炎解毒,散结止痛的功效。用于急性结膜炎、急性咽喉炎、急性扁桃体炎、急性肠炎、急性菌痢、上呼吸道炎、急性支气管炎、淋巴结炎、疮疖疼痛、中耳炎、皮炎湿疹等	千里光浸膏
肝胆火旺	耳痛剧烈,痛引腮脑,耳鸣耳聋,耳脓多黄稠或带血色,全身可伴见发热、口苦咽干、大便干结、小便黄赤,舌红苔黄,脉弦数有力	清泻肝火,解毒排脓	通窍耳聋丸:具有清热泻火,利湿通便的功效。用于肝胆火盛,头眩目胀,耳聋耳鸣,耳内流脓,大便干燥,小便赤黄。适用于各种耳聋、耳鸣、脑鸣、听力下降、神经性耳聋、药物中毒性耳聋、突发性耳聋、外伤性耳聋、老年性耳聋、噪声性耳聋等耳部疾病	柴胡、龙胆、芦荟、熟地黄、黄芩、青黛、天南星(矾炙)、木香、青皮(醋炙)、陈皮、当归、栀子(姜炙)

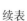

续表

证型	症状	治法	方药	主要成分
脾虚湿蕴	耳内流脓缠绵日久,脓液清稀,量多无臭味,多呈间歇性发作,听力下降或有耳鸣,全身症状可有头晕、头重或周身乏力,面色少华,纳呆食少,腹胀便溏,舌质淡,苔白腻,脉缓弱	健脾渗湿,托毒排脓	参苓白术丸:具有健脾、益气的功效。用于脾胃虚弱,食少便溏等	人参、茯苓、白术(麸炒)、山药、薏苡仁(炒)、莲子、白扁豆(炒)、砂仁、桔梗、甘草
肾元亏损	耳内流脓不畅,量不多,耳脓秽浊或豆腐渣样,有恶臭气味且日久不愈,反复发作,听力明显减退,全身症状可见头晕、神疲乏力,腰膝酸软、舌淡红,苔薄白或少苔,脉细弱	补肾培元,祛腐化湿	①知柏地黄丸(肾阴虚者):具有滋阴清热的功效,用于阴虚火旺,潮热盗汗,耳鸣遗精,小便短少,口干舌燥等	知母、黄柏、熟地黄、山茱萸(制)、牡丹皮、山药、茯苓、泽泻
			②金匮肾气丸(肾阳虚者):具有温补肾阳,化气行水的功效。用于肾虚水肿,腰膝酸软,小便不利,畏寒肢冷等	地黄、山茱萸(酒炙)、山药、茯苓、牡丹皮、泽泻、桂枝、附子(炙)、牛膝(去头)、车前子(盐炙)

中耳炎的问病重点

药师应重点询问患者的是否有耳痛、耳肿的症状,及耳痛耳肿的程度,耳内是否流脓,听力是否受损,及受损的程度,发病时间的长短,前期是否患有感冒,是否有过病史,以及其他明显的诱因及体质等。如服药 3 天后症状无明显缓解,应立即就医。

中耳炎的合理用药

如果耳聋或耳道不通、耳膜穿孔者不要使用滴耳剂。

滴耳剂使用注意事项：①将滴耳剂用手捂热；②头部微向一侧倾斜，患耳朝上，抓住耳垂轻轻拉向后上方使耳道变直，一般一次滴入 5～10 滴，一日 2 次，或参阅药品说明书的剂量；③滴入后稍事休息 5 分钟，更换另外一耳；④滴耳后用少许药棉塞住，避免药液流出。

使用中成药时应注意：本病在急性期，尤其是肝胆湿热和肝胆火盛的患者在治疗期间禁服温热性药物，包括如人参、鹿茸等热性补药。已有脾虚便溏症状者慎用清热类药物，饮食上要少食可以引发邪毒的食物。多食有清热消炎作用的新鲜蔬菜，如芹菜、茄子、苦瓜等。忌烟酒，忌辛辣、香料等刺激性强的食物，忌海鲜等鱼腥食物。

中耳炎的预防

咽部疾病药应彻底治疗，不能留有隐患；不要经常清除耳垢。挖取底部耳垢，应十分小心，宜先湿润后才挖，避免损坏鼓膜；正确擤鼻；游泳时应避免将水咽入口中；积极防治感冒和鼻腔、口腔的疾病，减少复发；不用高分贝音量听耳机。

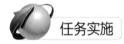 **任务实施**

按照工作过程完成以上情景案例。

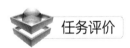 **任务评价**

中耳炎的任务评价

	得分
情景案例：一男子近两日耳痛剧烈，流黄色脓水，头痛，听力有下降趋势。患者伴有口苦，想喝水，大便干，医生判断为中耳炎，并开了氧氟沙星滴耳液和龙胆泻肝丸。患者到医院药房拿药。请问药师应如何指导患者合理用药？应如何进行预防建议？	
用药指导：	

续表

预防：	
参与程度	
总分	

评 价 标 准

项目	分值	评价方法
用药指导	60 分	西药用药指导不良反应和注意事项两项均叙述全面、准确得 30 分,不良反应和注意事项缺一项者扣 15 分,每一项中不完整者扣 6 分。中药用药指导不良反应和注意事项叙述全面、准确得 30 分,不良反应和注意事项缺一项者扣 15 分,每一项中不完整者扣 6 分
预防	30 分	预防措施 3 点以上并且合理者得 30 分,不足 3 点的,每缺一点扣 10 分;每一点部分合理者得 5 分
参与程度	10 分	积极参与、态度端正者得 10 分,参与较积极、态度较端正者得 5 分;不积极参与且态度不端正者不得分
总计	100 分	

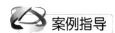 案例指导

一、正确为患者指导用药

患者:您好,请问这个两个药都是我应该怎么用呢?

药师:您好,氧氟沙星滴耳液是外用的,直接滴到耳道里。一次 6～10 滴,一日 2～3 次。滴耳后进行约 10 分钟耳浴。根据症状适当增减滴耳次数。

患者:耳浴是什么意思呢?

药师:耳浴,就是您侧卧,使外耳道口向上,将滴耳液滴入外耳道,并尽量充满外耳道,就取这种位置静置 10 分钟,然后变换体位,将药液倒出来,即称为"耳浴"。

患者:那中药呢? 也能治我这个病吗? 我看说明书上没写中耳炎啊?

药师:中医是辨证治疗的,您这个应该属于肝火上炎导致的,所以用龙胆泻肝丸清泻肝火,就能起到作用。

患者:用药期间我还需要注意什么吗?

药师:氟沙星滴耳液只用于点耳。使用时若药温过低,可能会引起眩晕。因此,使用温度应接近体温,可将滴耳剂用手捂热再用。出现过敏症状时应立即停药。

二、对患者进行合理的预防建议

患者:其他还有什么需要注意的吗?

药师:不要经常清除耳垢;积极防治感冒和鼻腔、口腔的疾病,减少复发;不用高分贝音量听耳机。

任务四 结膜炎、沙眼、麦粒肿的中西药用药指导

任务导入

情景案例 一男子来药店买治疗眼病的药物,自述眼皮内部长出来一个突起的东西,红肿疼痛,请问药师应如何问病售药?病人买药后,药师应如何指导患者合理用药?应如何进行预防建议?

任务目标

▲ 会初步判断病人是否患有结膜炎、沙眼、麦粒肿。

▲ 会为结膜炎、沙眼、麦粒肿患者合理推荐中西药物。

▲ 会对结膜炎、沙眼、麦粒肿患者进行正确的中西药用药指导。

▲ 会对结膜炎、沙眼、麦粒肿患者进行合理的预防建议。

任务分析

	工作过程	所需知识
工作过程 1	通过询问,判断患者是否可能患有结膜炎、沙眼、麦粒肿	结膜炎、沙眼、麦粒肿的概述、临床表现、问病重点
工作过程 2	合理为结膜炎、沙眼、麦粒肿患者推荐中西药物	结膜炎、沙眼、麦粒肿的治疗原则、常用中西药及其特点、用药注意
工作过程 3	对结膜炎、沙眼、麦粒肿患者进行正确的中西药用药指导	
工作过程 4	对结膜炎、沙眼、麦粒肿患者进行合理的预防建议	结膜炎、沙眼、麦粒肿的预防

任务资讯

结膜炎、沙眼、麦粒肿概述

结膜炎是结膜组织在外界和机体自身因素的作用下发生的炎性反应的统称。以结膜充血和分泌物增多为主要表现。可分为由病原微生物导致的感染性和由变态反应或外界理化因素引起的非感染性两类。结膜炎在中医学中属"天行赤眼"、"爆发火眼"、"目赤"、"金疳"的范畴,多具有传染性。多由火热毒邪引起。

沙眼是由病原性衣原体侵入结膜和角膜引起的慢性传染结膜炎,以双眼痒痛,羞明流泪,或眵多胶黏,睑内红赤颗粒等为主要表现。潜伏期5～14天,双眼患病,多发生于少年儿童。主要由接触沙眼病人的分泌物所导致。中医将沙眼称为"椒疮"、"粟疮"等。多因脾胃积热、风邪外束致气血瘀滞,邪毒瘀积而发。

麦粒肿俗称"针眼",现称作睑腺炎,是睑缘皮脂腺或睑板腺出现的急性化脓性炎症。多由葡萄球菌感染所导致。中医学上又称为"土疳"、"土疡"。多因过食辛辣燥热致脾胃湿热内蕴,又感受风热邪毒致其上攻所发。

结膜炎、沙眼、麦粒肿的临床表现

轻度结膜炎常见眼内瘙痒、有异物感,重者感觉眼睑坠重、烧灼感,畏光,流泪,甚至疼痛,视物模糊。结膜常见充血、水肿、出血,眼睑红肿,分泌物较多。

沙眼轻者可无症状,重者发痒、有异物感、畏光、流泪,分泌物较少。沙眼进行期可见上穹隆和睑结膜血管模糊,表面粗糙、肥厚,乳头肥大,滤泡增生,角膜血管翳,最后形成瘢痕。

麦粒肿可见局部红肿、疼痛、有硬结,发生在眦部的麦粒肿常引起球结膜水肿。3～5天后可见眼睑缘皮肤或眼睑结膜上出现黄白色脓点。外麦粒肿脓点在皮肤面,内麦粒肿脓点在睑结膜面,脓点自行穿破后炎症迅速消退。重者常伴耳前或颌下淋巴肿大、压痛及全身症状。

结膜炎、沙眼、麦粒肿的西医治疗与用药

结膜炎、沙眼、麦粒肿主要以局部治疗为主。结膜囊内有分泌物时,应进行冲洗,局部用药以抗菌药物或抗病毒滴眼剂为主(表4-9),严重的结膜炎、沙眼、麦粒肿须结合全身用药治疗。沙眼衣原体对四环素族、大环内酯类及氟

喹诺类抗菌药物敏感,多使用四环素或红霉素。麦粒肿如果有脓点形成,应切开排脓。

表 4-9　治疗结膜炎、沙眼、麦粒肿的常用西药

通用名	主要成分	适应证	用法用量
氯霉素滴眼液	氯霉素、硼酸、硼砂、硫柳汞	用于沙眼、结膜炎、角膜炎	滴眼,每次 1～2 滴,每 2 小时一次
红霉素眼膏	红霉素	用于沙眼、结膜炎、角膜炎	涂眼,每晚 1 次
诺氟沙星滴眼液	诺氟沙星	用于结膜炎、角膜炎、角膜溃疡、睑状体炎及衣原体眼病等	滴眼,每次 1～2 滴,每日 5～6 次

结膜炎、沙眼、麦粒肿的中医辨证选药

急性结膜炎是多因肺经郁热,加之感染疫毒所致。慢性多由急性转化而来,或因湿邪闭阻所致。治以疏风清热,泻火解毒。

沙眼可分为风热客睑、热毒壅盛、血热瘀滞等三型,风热客睑型可见睑内红赤,颗粒不多,伴风热表证,舌红苔黄,治以疏风清热;热毒壅盛型可见眼睛红肿痒痛明显,且颗粒较多,伴口干咽痛,便秘溲赤,舌红苔黄等症,治以清热祛湿;血热瘀滞型可见涩痛明显,睑内红赤,颗粒成片,治以凉血散瘀。

麦粒肿可分为三种证型。一是风热客睑型,痒感明显,微红肿胀,治以疏风清热,消肿散结;二是脾胃积热型,红肿热痛明显,伴口渴、便秘溲赤,治以清热解毒、消肿止痛;三是脾虚夹湿型,伴面色无华、神疲乏力等脾气虚弱之证,治以健脾益气,扶正祛邪。

结膜炎、沙眼、麦粒肿需辨证选药(表 4-10)。

表 4-10　结膜炎、沙眼、麦粒肿的常用中药

通用名	主要成分	功效	适应证	用法用量
清心明目上清丸	黄连、黄芩、栀子(姜炙)、熟大黄、连翘、石膏、菊花、天花粉、薄荷、荆芥、蒺藜(去刺盐炙)、桔梗、赤芍、当归、麦冬、玄参、车前子(盐炙)、蝉蜕、陈皮、枳壳(麸炒)、甘草	清热散风,明目止痛	用于上焦火盛引起的暴发火眼,红肿痛痒,热泪昏花,去翳遮晴,头痛目眩,烦躁口渴,大便燥结等	口服,一次 6g,一日 2 次

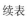

续表

通用名	主要成分	功效	适应证	用法用量
黄连上清丸	黄连、黄芩、大黄、连翘、川芎、菊花、栀子、蔓荆子、防风、荆芥穗、白芷、黄芩等	清热通便，散风止痛	用于上焦风热，头晕脑胀，牙龈肿痛，口舌生疮，咽喉红肿，耳痛耳鸣，暴发火眼，大便干燥，小便黄赤等	口服，一次1～2丸，一日2次
黄连羊肝丸	黄连、胡黄连、黄芩、黄柏、龙胆、柴胡、青皮(醋炒)、木贼、密蒙花、茺蔚子、决明子(炒)、石决明(煅)、夜明砂、鲜羊肝	泻火明目	用于肝火旺盛，目赤肿痛，视物昏暗，羞明流泪，翳肉攀睛	口服，一次1丸，一日1～2次
牛黄解毒丸(处方药)	牛黄、雄黄、石膏、大黄、黄芩、桔梗、冰片、甘草	清热解毒	用于火热内盛，咽喉肿痛，牙龈肿痛，口舌生疮，目赤肿痛等	口服，一次1丸，一日2～3次
明目蒺藜丸	蒺藜(盐水炙)、菊花、地黄、当归、蔓荆子(微炒)、密蒙花、木贼、决明子(炒)、蝉蜕、黄连、黄芩、荆芥等23味	清热散风，明目退翳	用于上焦火盛引起的暴发火眼，云蒙障翳，羞明多眵，眼边赤烂，红肿痛痒，迎风流泪等	口服，一次9g（约180粒），一日2次
熊胆粉(处方药)	熊胆粉	清热，平肝，明目	用于目赤肿痛，咽喉肿痛	外用适量，研末或水调涂敷患处
熊胆黄芩滴眼液(处方药)	熊胆粉、黄芩苷	清热解毒	用于急、慢性结膜炎	滴入眼睑内。一次1滴，一日6～8次
珍珠明目滴眼液	珍珠液、冰片	清热泻火，养肝明目	用于视力疲劳症和慢性结膜炎	滴入眼睑内，一次1～2滴，一日3～5次

续表

通用名	主要成分	功效	适应证	用法用量
拨云锭	炉甘石（煅）、冰片、龙胆浸膏、没药（制）、麝香、硼砂（煅）、芒硝、玄明粉、乳香（制）、明矾（煅）	明目退翳，解毒散结，消肿止痛	用于暴发火眼，目赤肿痛，痧眼刺痛，目痒流泪，翼状胬肉，牙龈肿痛，喉舌红肿等	外用，临用时，取本品2锭，加入滴眼用溶剂中，振摇使之溶解，摇匀后即可滴入眼睑内，一日2～4次。牙龈肿痛、喉舌炎症可含服，一次1锭，一日3次
鱼腥草滴眼液	鲜鱼腥草	清热，解毒，利湿	用于风热疫毒上所致的暴风客热、天行赤眼、天行赤眼暴翳，症见两眼刺痛、目痒、流泪（急性卡他性结膜炎、流行性角结膜炎）	滴入眼睑内。一次1滴，一日6次。治疗急性卡他性结膜炎，7天为一个疗程；治疗流行性角结膜炎，10天为一个疗程

结膜炎、沙眼、麦粒肿的问病重点

药师应重点询问患者的眼部情况，以及周围人患病情况，个人眼部卫生情况等；同时查看眼部感染情况。如用药后症状无明显缓解，应立即就医。

结膜炎、沙眼、麦粒肿的合理用药

眼部疾病用药一般为滴眼剂和眼膏，感染严重时和口服或静注抗生素。用药时注意抗生素对特殊人群的影响，例如氟喹诺酮类抗生素影响软骨发育，妊娠期妇女、未成年人不可使用；一代头孢菌素和氨基苷类抗生素对肾功能损伤;氯霉素容易引起骨髓造血功能损伤,12岁以下儿童禁用。在使用滴眼剂时,要注意首先清洗双手;滴眼前用一只手压迫内眦;滴眼时不能让滴眼剂的瓶口接触眼睛的任何部位,包括睫毛;滴眼后轻轻闭眼,转动眼球,促使药液均匀分布眼内;等药液吸收完毕再松开压迫的内眦。

使用中成药时除注意卫生外,还应注意饮食宜清淡,忌辛辣。

结膜炎、沙眼、麦粒肿的预防

注意卫生,常用温水和香皂洗手;个人的盆具个人使用,不乱用别人的物品,毛巾用后用开水烫洗,不用脏手揉眼,避免微生物侵入眼睛而发病。不与他人共用眼药水或眼药膏;眼睛红肿时,不配戴隐形眼镜、不化妆。一旦发现眼部感染,及时就医。

 任务实施

按照工作过程完成以上情景案例。

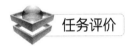 任务评价

结膜炎、沙眼、麦粒肿的任务评价

情景案例:一男子来药店买治疗眼病的药物,自述眼皮内部长出来一个突起的东西,红肿疼痛,请问药师应如何问病售药? 患者买药后,药师应如何指导患者合理用药? 应如何进行预防建议?		得分
问病问题:	问此问题的目的:	
问题1: 问题2: 问题3: 问题4: 问题5:		
西医诊断: 原因:	中医诊断: 原因:	
西医用药:	中医用药:	
用药指导:		

续表

预防：	
参与程度	
总分	

评 价 标 准

项目	分值	评价方法
问病问题	20分	每个问题4分,问题合理得2分,目的正确得2分
诊断	10分	西医诊断正确得3分,不正确不得分;原因正确得2分,部分正确得1分,不正确不得分。中医诊断正确得3分,不正确不得分;原因正确得2分,部分正确得1分,不正确不得分
用药	20分	西药选择合理得10分,不合理不得分;中药选择合理得10分,不合理不得分
用药指导	30分	西药用药指导不良反应和注意事项两项均叙述全面、准确得15分,不良反应和注意事项缺一项者扣7分,每一项中不完整者扣3分。中药用药指导不良反应和注意事项叙述全面、准确得15分,不良反应和注意事项缺一项者扣7分,每一项中不完整者扣3分
预防	10分	预防措施3点以上并且合理者得10分,不足3点的,每缺一点扣3分;每一点部分合理者得1分
参与程度	10分	积极参与、态度端正者得10分,参与较积极、态度较端正者得5分;不积极参与且态度不端正者不得分
总计	100分	

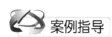 案例指导

一、初步确定患者的疾病

患者:我眼睛很疼,你们这有什么药吗?

药师:您有什么症状吗?(应首先确认患者疾病。)

患者:我前两天开始眼睛有点疼,今天疼厉害了。

药师:您以前有没有这症状?(询问病史,有助于诊断。)

患者:没有。

药师:那您眼睛除了疼,还有什么感觉吗?(询问症状。)

患者:有点痒,老觉得眼里有东西,今天还有点怕光,流泪多。

药师:看东西怎样?

患者:有点模糊,是眼泪多的原因吗?

药师:您的眼睛现在看起来有些红肿、结膜充血,再加上您刚才叙述的,我判断您这是结膜炎。

二、合理为患者选择用药

患者:那我应该用点什么药呢?

药师:您从事什么工作?

患者:我是计算机操作员。

药师:您可以试试诺氟沙星眼药水、红霉素眼药膏之类的抗生素。

患者:是不是所有的眼药水都管用啊?

药师:不是。您这是结膜炎,因为微生物感染引起的,所以必须要用抗生素类药物。

患者:这两个都可以是吗?

药师:是的。您以前有药物过敏史吗? 平时身体怎么样?(询问患者是否有该药的禁忌证。)

患者:我没有过敏史,身体比较健康。

三、正确为患者指导用药

药师:那您倾向于用眼药水还是眼药膏?

患者:眼药水吧。

药师:这是诺氟沙星眼药水,滴眼,每次 1～2 滴,每日 5～6 次。滴眼时,要注意首先清洗双手;滴眼前用一只手压迫内眦;滴眼时不能让滴眼剂的瓶口接触眼睛的任何部位,包括睫毛;滴眼后轻轻闭眼,转动眼球,促使药液在眼内均匀分布;等药液吸收完毕再松开压迫的内眦。

四、对患者进行合理的预防建议

患者:谢谢,还有什么需要注意吗?

药师:注意卫生,不用脏手揉眼,避免微生物侵入眼睛而发病。眼睛红肿时,不戴隐形眼镜,不化妆。

患者:谢谢。

任务五　慢性咽炎的中西药用药指导

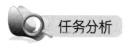

任务导入

　　情景案例　一中年教师来药店买药，自述咽部不适，咽干灼痛，总感觉有东西堵在喉咙，伴晨起恶心，口干便干，手足心热。请问药师应如何问病售药？患者买药后，药师应如何指导患者合理用药？应如何进行预防建议？

任务目标

　　▲ 会初步判断病人是否患有慢性咽炎。
　　▲ 会为慢性咽炎患者合理推荐中西药物。
　　▲ 会对慢性咽炎患者进行正确的中西药用药指导。
　　▲ 会对慢性咽炎患者进行合理的预防建议。

任务分析

	工作过程	所需知识
工作过程 1	通过询问，判断患者是否可能患有慢性咽炎	慢性咽炎的概述、临床表现、问病重点
工作过程 2	合理为慢性咽炎患者推荐中西药物	慢性咽炎的治疗原则、常用中西药及其特点、用药注意
工作过程 3	对慢性咽炎患者进行正确的中西药用药指导	
工作过程 4	对慢性咽炎患者进行合理的预防建议	慢性咽炎的预防

任务资讯

慢性咽炎概述

　　慢性咽炎是指咽黏膜、黏膜下及淋巴组织的慢性炎症。以异物感、咽部痒痛、干燥灼热、干咳、恶心、咽部充血呈黯红色、咽后壁可见淋巴滤泡等为主要临床表现，多发生于成年人。慢性咽炎常伴有其他上呼吸道疾病，是一种常见的呼吸道感染疾病。常因急性咽炎反复发作,鼻炎、鼻窦炎的脓液刺激咽部,或鼻塞而张口呼吸,慢性扁桃体炎、空气污染、吸烟、嗜食辛辣刺激性食物等导致慢性咽炎的发生。慢性咽炎属中医的"喉痹"范畴,以咽喉红肿疼痛,吞咽困难,咽部异物感、痒感为临床主要特征。多由急性咽炎反复发作致阴液耗损,虚火上炎或冷热失宜,屡受风邪;或过食辛辣,胃腑积热所致。

慢性咽炎的临床表现

慢性咽炎是黏膜慢性炎症,是一种常见的咽部疾病,以局部症状为主。常见咽部有异物感、痒、微痛、干燥灼热,干咳,恶心,咽部分泌物不易咯出,咽部充血呈黯红色,咽后壁可见淋巴滤泡等为主要临床表现。慢性咽炎患者,因咽分泌物增多,故常有清嗓动作,吐白色痰液,早晨较为严重。常有黏稠分泌物附于咽后壁不易清除,夜间尤甚。分泌物可引起刺激性咳嗽,甚或恶心、呕吐。症状可因用嗓过度、气候突变、环境温度及湿度变化时而加重。

慢性咽炎的西医治疗与用药

慢性咽炎首先要去除病因,积极治疗原发病,清淡饮食,治疗上以局部治疗为主。多用具有消毒抗菌作用的口腔制剂(表 4-11)。

表 4-11　治疗慢性咽炎的常用西药

通用名	主要成分	适应证	用法用量
西地碘片	西地碘	用于慢性咽炎、白念珠菌性口炎、口腔溃疡、慢性牙龈炎、牙周炎及糜烂扁平苔藓等	含化,1.5mg/次,3～5次/日
地喹氯铵片	地喹氯铵	用于急、慢性咽喉炎,口腔溃疡,齿龈炎等	含服,0.25～0.5mg/次,2～3小时/次,必要时可重复给药
碘甘油	碘、碘化钾	用于咽部慢性炎症及角化症,也可应用于慢性萎缩性鼻炎	涂抹患部,2～3次/日
度米芬喉片	度米芬	用于咽炎、扁桃体炎、鹅口疮、溃疡性口炎等	口含,4～6次/日
复方硼砂漱口片	硼砂、碳酸氢钠、氯化钠、麝香草酚	用于口腔炎、咽喉炎、扁桃体炎等	1片加入温开水1杯(60～90ml)中溶解后含漱,一日数次
呋喃西林漱口片	呋喃西林	用于口腔炎、咽喉炎、扁桃体炎等	1片加入温开水1杯(500ml)中溶解后含漱,一日数次

慢性咽炎的中医辨证选药

慢性咽炎主要有阴虚火旺、肝郁痰阻、气滞血瘀三种证型。阴虚火旺型慢性咽炎多见咽干灼痛、微痒、异物感、恶心、口干、便干,或哽咽不利、干咳少痰,伴手足心热,舌红少津,苔少或光剥,脉细数,治以滋养阴液,降火利咽;肝郁痰阻型慢性咽炎多见咽干隐痛,咽中似有异物,伴颈部作胀,胸胁胀痛,痰多黏稠,恶心,遇怒加重。舌淡苔薄腻,脉弦滑,治以疏肝理气,化痰利咽;气滞血瘀型慢性咽炎多伴咽部刺痛,干燥灼热,喉间梗塞,但吞咽如常,可伴头痛胸痛,舌质紫黯或有瘀点,脉沉涩,治以活血化瘀,散结利咽。临床上以阴虚火旺型多见。本病可辨证选择咽喉病类中药非处方药治疗,也可辨证选药(表4-12)。

表4-12　慢性咽炎的辨证论治

证型	症状	治法	方药	主要成分
阴虚火旺	咽干灼痛,微痒,异物感,恶心,口干,便干。或哽咽不利,干咳少痰,伴手足心热,舌红少津,苔少或光剥,脉细数	养阴生津利咽	①咽炎片(处方药):具有养阴润肺,清热解毒,清利咽喉,镇咳止痒的功效。用于慢性咽炎引起的咽干,咽痒,刺激性咳嗽等	玄参、板蓝根、天冬、麦冬、牡丹皮、百部(制)、青果、款冬花(制)、木蝴蝶、地黄、蝉蜕、薄荷油
			②金嗓清音丸:具有滋养阴液,降火利咽的功效。适用于慢性咽炎、慢性喉炎等	玄参、地黄、麦冬、黄芩、丹皮、赤芍、川贝母、泽泻、薏苡仁(炒)、石斛、僵蚕(麸炒)、薄荷、胖大海、蝉蜕、木蝴蝶、甘草
			③清喉利咽颗粒:具有清热利咽,宽胸润喉的功效。用于外感风热所致咽喉发干,声音嘶哑;急、慢性咽炎,扁桃体炎见上述证候者,常用有保护声带作用	黄芩、西青果、桔梗、竹茹、胖大海、橘红、枳壳、桑叶、香附(醋制)、紫苏子、紫苏梗、沉香

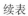

续表

证型	症状	治法	方药	主要成分
			④百合固金丸:具有养阴润肺,化痰止咳的功效。用于肺肾阴虚,燥咳少痰,咽干喉痛等	百合、地黄、熟地黄、麦冬、玄参、川贝母、当归、白芍、桔梗、甘草
			⑤藏青果喉片:具有能清热,利咽,生津的功效。用于慢性咽炎,慢性喉炎,慢性扁桃体炎等	西青果
			⑥景天虫草含片:具有补肺益肾,养阴润喉的功效。用于气阴不足所致的咽干,灼热,咽痛,声音嘶哑;慢性咽炎见上述证候者	红景天、青果、麦冬、冬虫夏草、黄芪、人参
肝郁痰阻	咽干隐痛,咽中似有异物,伴颈部作胀,胸胁胀痛,痰多黏稠,恶心,遇怒加重。舌淡苔薄腻,脉弦滑	疏肝理气化痰	鼻咽灵片(处方药):具有清热解毒,软坚散结,益气养阴的功效。用于胸膈风热,痰火郁结,热毒上攻,耗气伤津之证。其症状常见口干,咽痛,咽喉干燥灼热,声嘶头痛,鼻塞,流脓涕或涕中带血。也用于治疗急、慢性咽炎,口腔炎,鼻咽炎及鼻咽癌放疗、化疗辅助治疗	山豆根、茯苓、天花粉、蛇泡簕、麦冬、半枝莲、玄参、石上柏、党参、白花蛇舌草
气滞血瘀	咽部刺痛,干燥灼热,喉间梗塞,但吞咽如常,可伴头痛胸痛,舌质紫黯或有瘀点,脉沉涩	活血化瘀利咽	龙血竭片(处方药):具有活血通血,消肿止痛,祛瘀生肌,收敛止血的功效。用于治疗各种出血病,如鼻衄、肌衄、舌衄、久泻、便下脓血(肠炎)、慢性咽炎、脓疮久不收口、水火烫伤及各种理化灼伤、妇女崩中漏下、大小便出血等	龙血竭

慢性咽炎的问病重点

药师应重点查询患者的病史、生活和工作环境，询问患者是否有因为鼻炎、鼻塞等不得不长期张口呼吸，有无烟酒过度、环境空气干燥、粉尘和气体污染等对咽喉的刺激经历。另外，慢性咽炎晨起时咳嗽、恶心的症状比较明显，所以，必须要问到患者晨起的整体状况。

如服药 7 天后症状无明显缓解，或伴胸闷、气喘、痰中带血等严重症状时应立即就医。

慢性咽炎的合理用药

含漱剂多为水溶液，成分多为消毒防腐药，使用时宜注意：含漱时不宜咽下或吞下；对幼儿、恶心、呕吐者暂时不宜含漱；按说明书的要求稀释浓溶液；含漱后不宜马上饮水和进食，以保持口腔内药物浓度。

使用中成药时应注意：治疗阴虚火旺型慢性咽炎时在服药期间不宜同时服用温补性中药；脾虚便溏者慎用此类寒凉药物；气滞血瘀型和肝郁痰阻型治疗时要避免生气，慎服其他补益类药物；有出血倾向者慎用活血化瘀类药物，可以考虑内服药与口含片联合用药，但应注意选择的药物治疗的证型一致。建议本病在治疗时最好按照疗程持续用药。服药期间饮食忌辛辣鱼腥，忌烟酒，并应避免生冷果蔬及冷饮。

慢性咽炎的预防

严禁烟、酒、辛辣；注意营养，保证身体营养平衡，少吃过热、过冷及辛辣刺激食物，戒烟限酒，保持大便通畅；开窗通风，保持生活和工作环境空气新鲜；居室要寒暖适宜；锻炼身体，增强体质，多进行室外活动，呼吸新鲜空气；生活要有规律，劳逸结合。

因职业要求讲话过多的人，应掌握正确的发声方法，避免高声喊叫，长时间讲话后不要马上吃冷饮，平时还要注意休息。

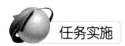 **任务实施**

按照工作过程完成以上情景案例。

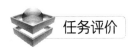 任务评价

慢性咽炎的任务评价

情景案例:一中年教师来药店买药,自述咽部不适,咽干灼痛,总感觉有东西堵在喉咙,伴晨起恶心,口干便干。手足心热。请问药师应如何问病售药?患者买药后,药师应如何指导患者合理用药?应如何进行预防建议?		得分
问病问题:	问此问题的目的:	
问题1: 问题2: 问题3: 问题4: 问题5:		
西医诊断: 原因:	中医诊断: 原因:	
西医用药:	中医用药:	
用药指导:		
预防:		
参与程度		
总分		

评 价 标 准

项目	分值	评价方法
问病问题	20分	每个问题4分,问题合理得2分,目的正确得2分
诊断	10分	西医诊断正确得3分,不正确不得分;原因正确得2分,部分正确得1分,不正确不得分。中医诊断正确得3分,不正确不得分;原因正确得2分,部分正确得1分,不正确不得分
用药	20分	西药选择合理得10分,不合理不得分;中药选择合理得10分,不合理不得分
用药指导	30分	西药用药指导不良反应和注意事项两项均叙述全面、准确得15分,不良反应和注意事项缺一项者扣7分,每一项中不完整者扣3分。中药用药指导不良反应和注意事项叙述全面、准确得15分,不良反应和注意事项缺一项者扣7分,每一项中不完整者扣3分
预防	10分	预防措施3点以上并且合理者得10分,不足3点的,每缺一点扣3分;每一点部分合理者得1分
参与程度	10分	积极参与、态度端正者得10分,参与较积极、态度较端正者得5分;不积极参与且态度不端正者不得分
总计	100分	

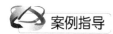 案例指导

一、初步确定患者的疾病

患者:我慢性咽炎又犯了,你们这有什么好点的药吗?

药师:您确定是慢性咽炎吗?(应首先确认患者是否属于慢性咽炎,避免诱导性问题。)

患者:好像是吧。

药师:您有什么症状?(询问症状,有助于诊断。)

患者:嗓子干,有一点点疼,痒,老是想咳嗽。

药师:早晨比较严重吗? 有没有恶心、干呕的症状?

患者:是的。

药师:这种症状多长时间了?

患者:有 2 个多月了。

药师:那您这应该是慢性咽炎。

二、合理为患者选择用药

患者:那我应该吃点什么药呢?

药师:您以前用过什么药吗?

患者:华素片,有点效果,可能我用嗓子比较过度,一直没有好。

药师:我建议您用华素片配着复方硼砂漱口片一起用。

三、正确为患者指导用药

药师:复方硼砂漱口片每次 1 片,加入 100ml 温开水中溶解后含漱,一日数次。不宜咽下或吞下;含漱后不宜马上饮水和进食,以保持口腔内药物浓度。

四、对患者进行合理的预防建议

患者:还有其他要注意的吗?

药师:还有平时少吃过热、过冷及辛辣刺激食物,戒烟限酒,锻炼身体,增强体质,多进行室外活动,掌握正确的发声方法,避免高声喊叫,长时间讲话后不要马上吃冷饮,平时还要注意休息。

患者:谢谢。

项目五

皮肤科常见病的中西药用药指导

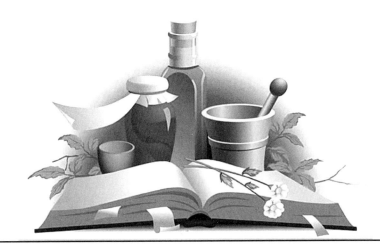

任务一　痤疮的中西药用药指导

 任务导入

　　情景案例　一年轻女性来药店买药,自述近日吃辣椒比较多,颜面出现多个丘疹,瘙痒疼痛,严重影响美观。伴口臭,便秘,小便黄。想选用药物进行治疗。请问药师应如何问病售药?患者买药后,药师应如何指导患者合理用药?应如何进行预防建议?

任务目标

　▲ 会初步判断病人是否患有痤疮。
　▲ 会为痤疮患者合理推荐中西药物。
　▲ 会对痤疮患者进行正确的中西药用药指导。
　▲ 会对痤疮患者进行合理的预防建议。

任务分析

	工作过程	所需知识
工作过程 1	通过询问,判断患者是否可能患有痤疮	痤疮的概述、临床表现、问病重点
工作过程 2	合理为痤疮患者推荐中西药物	痤疮的治疗原则、常用中西药及其特点、用药注意
工作过程 3	对痤疮患者进行正确的中西药用药指导	
工作过程 4	对痤疮患者进行合理的预防建议	痤疮的预防

任务资讯

痤疮的概述

　　痤疮俗称青春痘,是一种青春期常见的毛囊皮脂腺的慢性炎症性疾病,表现为粉刺、丘疹、脓疱、结节、囊肿和瘢痕,好发于面、背、胸等富含皮脂腺的部位。该病为临床常见的皮肤病,病程缓慢,易于复发。西医认为痤疮的病因相当复杂,是多种因素综合作用所致的毛囊皮脂腺疾病,与内分泌、皮脂、遗传、感染、微生物、免疫学、气候变化、精神、营养等因素有关。外涂化妆品刺激引起毛囊口堵塞是也本病的重要诱因。痤疮相当于中医学"痤"、"粉刺"、"面粉皶"、"面皶"、"粉花疮"、"酒刺"等范畴。中医认为,痤疮的病因是由于体内热蒸或正虚导致汗出,同时外受或风邪、或寒邪、或湿邪,汗被外邪所郁于肌表,导致表郁,或化热,或不化热,发于颜面而成痤疮。

痤疮的临床表现

初起为多数散在与毛囊一致的约如帽针头大小圆锥形丘疹,有的顶端为黑色,用手挤压可排出乳白色或米黄色脂样栓塞,这种粉刺可发展成脓疱,周围潮红,破溃或吸收后遗留暂时性色素沉着或凹陷性小瘢痕。

痤疮发展扩大并深入,呈黯红色较硬的结节,自觉疼痛者,称硬结性痤疮;数个痤疮结节在深部聚集融合,颜色青紫者称融合性或聚合性痤疮;痤疮结节形成兜囊,内含黏稠分泌物,压之有波动者称囊肿性痤疮。融合性痤疮、囊肿性痤疮愈后常形成肥厚性疙瘩。

本病好发于颜面、肩周、胸、背部。多见于青年人,常伴皮脂溢。融合性痤疮、囊肿性痤疮治疗比较困难,常年迁延不愈。

痤疮的西医治疗与用药

西医学根据痤疮的发病原因,采用一系列针对病因的药物进行治疗。内服药方面,如通过抗雄激素药物直接或间接阻断雄激素对皮脂腺作用,从而抑制皮脂腺增生和分泌,以减少痤疮复发;通过抑制毛囊皮脂腺导管异常角化药物来缓解由于毛囊口角化过度引起的痤疮;用抗生素针对毛囊皮脂腺里的异常菌群来治疗痤疮。外用药方面,主要是将以上内服药改做外用药剂型局部用药,用以缓解局部症状(表5-1)。

表5-1　治疗痤疮的常用西药

通用名	主要成分	适应证	用法用量
盐酸环丙沙星凝胶(处方药)	盐酸环丙沙星	广谱抗菌药,用于治疗脓疱疮、疖疮、毛囊炎、外伤创面感染、术后切口感染、湿疹合并感染、足癣合并感染等皮肤软组织感染性疾患	外用,涂患处,一日2～3次或遵医嘱

通用名	主要成分	适应证	用法用量
炔雌醇环丙孕酮片	醋酸环丙孕酮、炔雌醇	可用于口服避孕。也可用于治疗妇女雄激素依赖性疾病，例如痤疮，特别是明显的类型，和伴有皮脂溢出、炎症或形成结节的痤疮（丘疹脓疱性痤疮、结节囊肿性痤疮）、妇女雄激素性脱发、轻型多毛症，以及多囊卵巢综合征患者的高雄性激素表现	必须按照包装所指方向每天约在同一时间用少量液体送服。每日1片，连服21天。停药7天后开始下一盒药，其间通常发生撤退性出血。通常在该周期最后一片药服完后2～3天开始出血，而在开始下一盒药时出血可能尚未结束
维A酸乳膏	全反式维A酸	用于寻常痤疮，扁平苔疣，黏膜白斑，毛发红糠疹，毛囊角化病及银屑病的辅助治疗	外用，涂于患处，每日1～3次或遵医嘱
阿达帕林凝胶	阿达帕林	本品适用于以粉刺，丘疹和脓疱为主要表现的寻常型痤疮的皮肤治疗，亦可用于治疗面部、胸和背部的痤疮	睡前清洗痤疮患处，待干燥后涂一薄层达芙文，注意避免接触眼、嘴唇。对于必须减少用药次数或暂停用药的患者，当证实患者已恢复对阿达帕林的耐受时可恢复用药次数。请勿使用可导致粉刺产生和有收缩性的化妆品。对新生儿和婴幼儿的安全性及疗效未知

痤疮的中医辨证选药

痤疮的治疗首先要分清新病久病。新病多属实热，而久病则可能变为虚证。其次要分清病邪性质和发病脏腑。可辨证选择"痤疮类"中药非处方药治疗，也可辨证选药（表5-2）。

表 5-2　痤疮的辨证论治

证型	症状	治法	方药	主要成分
肺经风热	病变多以丘疹为主，丘疹色红，或痒或痛。可伴见白头粉刺，颜面多油脂，口干口渴，大便秘结。舌红，苔薄黄，脉浮数	疏风清肺	清肺抑火丸：具有清肺止咳，化痰通便的功效。用于肺热咳嗽，痰黄稠黏，口干咽痛，大便干燥等	黄芩、栀子、知母、浙贝母、黄柏、苦参、桔梗、前胡、天花粉、大黄
脾胃湿热	皮损多以丘疹、脓疱为主，皮疹红肿疼痛，与肤色相同或呈红色，顶端可见黑头，能挤压出黄白色粉渣样脂质。口臭，便秘，尿黄，舌红，苔黄腻，脉滑数	清热利湿	①当归苦参丸：具有活血化瘀，清热除湿的功效。用于血燥湿热引起的头面生疮，粉刺疙瘩，湿疹刺痒，酒糟鼻赤等	当归、苦参
			②丹参酮胶囊：具有抗菌消炎的功效。用于痤疮、扁桃体炎、疖等	丹参经现代制药工艺技术提取的有效成分
热毒炽盛	痤疮色红，热痛，或有脓包，口渴咽干，身热，便秘尿黄，舌苔黄糙，脉洪数	清热解毒	①金花消痤丸：具有清热泻火，解毒消肿的功效。用于肺胃热盛所致的痤疮（粉刺），口舌生疮，胃火牙痛，咽喉肿痛，目赤，便秘，尿黄赤等症	金银花、栀子（炒）、大黄（酒炙）、黄芩（炒）、黄连、黄柏、薄荷、桔梗、甘草
			②解毒凉血合剂：具有清热解毒，凉血祛风的功效。用于风邪热毒瘀阻所致痤疮的辅助治疗	苦地丁、黄芩、紫草、连翘、野菊花、赤芍、荆芥、白芷、甘草

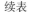

续表

证型	症状	治法	方药	主要成分
			③复方珍珠暗疮片：具有清热解毒，凉血通脉的功效。用于消除青年脸部痤疮（俗称暗疮）及皮肤湿疹、皮炎等	金银花、蒲公英、当归尾、地黄、黄柏、大黄（酒炒）、水牛角浓缩粉、羚羊角粉、北沙参、黄芩、赤芍、珍珠层粉等15味
痰瘀互结	本证型患者皮损较重，以结节、囊肿为典型皮疹。皮疹密集或散在分布，有些患者皮疹可扩大成黄豆或蚕豆大小，部分皮损消退后会形成瘢痕。皮疹形成囊肿，或有纳呆，便溏。舌淡胖，苔薄，脉滑	化痰散瘀	血府逐瘀口服液：具有活血化瘀，行气止痛的功效，用于瘀血内阻，头痛或胸痛，内热瞀闷，失眠多梦，心悸怔忡，急躁善怒等	桃仁、红花、当归、川芎、地黄、赤芍、牛膝、柴胡、枳壳、桔梗、甘草

痤疮的问病重点

要重点询问患者发病以及复发的原因以及诱因，观察痤疮的具体性质，了解患者的饮食习惯、作息习惯以及心情等因素。是否有便秘、口臭、腹胀、腹泻、月经失调等症状，是否使用过药物进行治疗等。

痤疮的合理用药

应用西药治疗痤疮要严格掌握药物的适应证和禁忌症。尤其是对于未成年人是否有禁忌。如激素类药物不适用于未成年少女，以免影响其内分泌。

使用中药治疗痤疮要注意分清虚实,有些患者反复用药而不愈,要考虑到其具体体质,注意是虚热还是实热。如是虚热,则不能单纯使用清热药,以免加重病情。

痤疮的预防

首先,不要过食寒凉、生冷的食物凉克伐胃气,少吃辛辣、油腻的食物以免生湿助热;其次要保证充足睡眠,不熬夜;再次,夏季皮脂腺分泌旺盛时要勤用温水洗脸,防止油脂堵塞毛孔;第四,尽量少用化妆品,避免影响皮肤的呼吸功能;第五,女性朋友要注意月经前的心理和生理的调节。

 任务实施

按照工作过程完成以上情景案例。

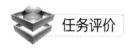 任务评价

痤疮的任务评价

情景案例:一年轻女性来药店买药,自述近日吃辣椒比较多,此后颜面出现多个丘疹,瘙痒疼痛,严重影响美观。伴口臭,便秘,小便黄。想选用药物进行治疗。请问药师应如何问病售药? 患者买药后,药师应如何指导患者合理用药? 应如何进行预防建议?	得分
问病问题:	问此问题的目的:	
问题1: 问题2: 问题3: 问题4: 问题5:		
西医诊断: 原因:	中医诊断: 原因:	
西医用药:	中医用药:	

续表

用药指导：	
预防：	
参与程度	
总分	

评 价 标 准

项目	分值	评价方法
问病问题	20分	每个问题4分，问题合理得2分，目的正确得2分
诊断	10分	西医诊断正确得3分，不正确不得分；原因正确得2分，部分正确得1分，不正确不得分。中医诊断正确得3分，不正确不得分；原因正确得2分，部分正确得1分，不正确不得分
用药	20分	西药选择合理得10分，不合理不得分；中药选择合理得10分，不合理不得分
用药指导	30分	西药用药指导不良反应和注意事项两项均叙述全面、准确得15分，不良反应和注意事项缺一项者扣7分，每一项中不完整者扣3分。中药用药指导不良反应和注意事项叙述全面、准确得15分，不良反应和注意事项缺一项者扣7分，每一项中不完整者扣3分
预防	10分	预防措施3点以上并且合理者得10分，不足3点的，每缺一点扣3分；每一点部分合理者得1分
参与程度	10分	积极参与、态度端正者得10分，参与较积极、态度较端正者得5分；不积极参与且态度不端正者不得分
总计	100分	

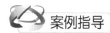
案例指导

一、初步确定患者的疾病

患者:我最近脸上起痘痘了,又红又疼的,能用什么药治疗呢?

药师:您多大了? 以前起过吗?

患者:今年 17 岁,12 岁开始就起过了。

药师:您一般都在什么部位起呢?(询问症状,有助于诊断。)

患者:一般就是额头、下巴,有时后背也有。

药师:你觉得起痘有规律吗?

患者:有的,吃辛辣油腻后就起。

药师:痘痘出白头吗? 平时脸容易出油吗?

患者:有时出白头,有时就不出。脸上总出油,洗完一会就又出油了。

药师:那您这是可能是痤疮。

二、合理为患者选择用药

患者:那我应该用点什么药呢?

药师:您以前用过什么药吗?

患者:用过达维邦,但是下去后又起,总是反复。

药师:我建议您中西药一起用吧,中药内服,防止复发,西药外用,消除症状。西药您还可以使用阿达帕林凝胶,起效快;中药您可以使用当归苦参丸,能帮助您清利湿热,防止反复发作的。

三、正确为患者指导用药

患者:好吧,这两个药怎么用呢?

药师:睡前清洗痤疮患处,待干燥后涂一薄层阿达帕林凝胶,注意避免接触眼、嘴唇。每天早晚各服用一次当归苦参丸,一次 1 瓶,温开水送服。

四、对患者进行合理的预防建议

患者:还有其他要注意的吗?

药师:您平时注意面部的清洁,不使用黏腻的化妆品,以免堵塞毛孔,饮食要清淡,不要过食辛辣油腻食品。

患者:谢谢。

任务二　湿疹的中西药用药指导

任务导入

　　情景案例　一男子来药店买药,自述原来有湿疹病史,近日复发,皮肤起红疹,瘙痒,搔破流水。伴有疲乏倦怠,便秘,小便短赤。请问药师应如何问病售药? 患者买药后,药师应如何指导患者合理用药? 应如何进行预防建议?

任务目标

　　▲ 会初步判断病人是否患有湿疹。

　　▲ 会为湿疹患者合理推荐中西药物。

　　▲ 会对湿疹患者进行正确的中西药用药指导。

　　▲ 会对湿疹患者进行合理的预防建议。

任务分析

	工作过程	所需知识
工作过程 1	通过询问,判断患者是否可能患有湿疹	湿疹的概述、临床表现、问病重点
工作过程 2	合理为湿疹患者推荐中西药物	湿疹的治疗原则、常用中西药及其特点、用药注意
工作过程 3	对湿疹患者进行正确的中西药用药指导	
工作过程 4	对湿疹患者进行合理的预防建议	湿疹的预防

任务资讯

湿疹的概述

　　湿疹是一种常见的过敏性炎症性皮肤病。以皮疹多样性,对称分布,剧烈瘙痒,反复发作,易演变成慢性为特征。可发生于任何年龄、任何部位、任何季节,但常在冬季复发或加剧。湿疹的发病与遗传因素、过敏体质、胃肠功能紊乱、神经功能障碍、内分泌失调、体内有感染病灶、肠道寄生虫、风吹日晒、寒冷、搔抓以及接触肥皂、化妆品或辛辣刺激性食物有关。本病类似于中医学的"浸淫疮"、"旋耳疮"、"绣球风"、"四弯风"、"奶癣"等病。主要与禀赋或风、湿、热、毒之邪郁于皮肤有关。近年来,湿疹的发病呈上升趋势,这可能与环境和气候的异常变化,大量化学制品在生活中的应用,精神紧张,工作生活节奏加快,饮食结构改变等有一定关系。

湿疹的临床表现

1. 按病程不同分为急性、亚急性和慢性三种

(1)急性湿疹:发病急,常呈对称分布,以头面、四肢和外阴部好发。在病程发展中,红斑、丘疹、水疱、脓疱、糜烂、结痂等各型皮疹可循序出现,但常有2~3种皮疹同时并存或在某一阶段以某型皮疹为主。常因剧烈瘙痒而经常搔抓,使病情加重。

(2)亚急性湿疹:急性湿疹炎症、症状减轻后,皮疹以丘疹、鳞屑、结痂为主,但搔抓后仍出现糜烂。

(3)慢性湿疹:多因急性、亚急性湿疹反复发作演变而成,亦可开始即呈现慢性炎症。患处皮肤浸润增厚,变成黯红色及色素沉着。持久不愈时,皮损纹变粗大,表现干燥而易发生皲裂。常见于小腿、手、足、肘窝、外阴、肛门等处。

2. 按部位可分为如下几种

(1)乳房湿疹:多见于哺乳妇女,乳晕湿润、糜烂、结痂,时间稍久可增厚,发生皲裂,喂奶时疼痛。长期不愈。皮下有硬结者,应考虑并发湿疹样癌的可能。所以,对乳房湿疹应提高警惕,及时检查。

(2)阴囊湿疹:急性者有肿胀、流水、结痂。慢性者则增厚、苔藓化,甚痒并易复发。常与局部多汗、外阴刺激、神经内分泌障碍、慢性前列腺炎等有关。

(3)女阴湿疹:多见大小阴唇及附近皮肤红肿、糜烂及慢性增厚,甚痒。常与霉菌性阴道炎、白带增多及内分泌紊乱有关。

(4)肛门湿疹:肛门周围湿疹急性期红肿、糜烂,慢性期呈浸润、肥厚,甚至发生皲裂。奇痒且痛,特别是在便后更加明显。由于经常搔抓,皮肤可变厚或变薄,萎缩发亮。儿童肛门湿疹多与蛲虫有关,成人多与痔疮、多汗有关。

(5)手部湿疹:发生于手掌部易浸润增厚,过度角化形成皲裂。手指端湿疹常反复发生水疱、结痂、增厚、脱屑,累及甲床部可影响指甲发育,致使甲板粗糙,凹陷不平。接触水、肥皂、洗衣粉等常使湿疹加重。

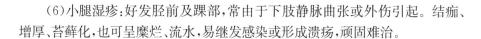

（6）小腿湿疹：好发胫前及踝部，常由于下肢静脉曲张或外伤引起。结痂、增厚、苔藓化，也可呈糜烂、流水，易继发感染或形成溃疡，顽固难治。

湿疹的西医治疗与用药

一、全身治疗

常用抗组胺药、硫代硫酸钠、维生素C以及皮质激素类药物进行治疗（表5-3）。皮质激素类药物能迅速控制症状，但停药后很容易复发。主要用于急性泛发性湿疹，如泼尼松口服。

表5-3　湿疹全身治疗的常用西药

通用名	主要成分	适应证	用法用量
盐酸赛庚啶片	盐酸赛庚啶	用于过敏性疾病，如荨麻疹、丘疹性荨麻疹、湿疹、皮肤瘙痒等	口服。成人一次1～2片，一日2～3次
醋酸泼尼松片（处方药）	醋酸泼尼松	主要用于过敏性与自身免疫性炎症性疾病。适用于结缔组织病，系统性红斑狼疮，严重的支气管哮喘，皮肌炎，血管炎等过敏性疾病，急性白血病，恶性淋巴瘤以及其他适用于肾上腺皮质激素类药物的病症等	口服。一般一次5～10mg（1～2片），一日10～60mg（2～12片）

二、局部治疗

急性期一般用1/8000的高锰酸钾溶液湿敷，再用乳剂或油剂；亚急性期可外用乳剂，慢性湿疹可用皮质激素制剂外用（表5-4）。

表5-4　湿疹局部治疗的常用西药

通用名	主要成分	适应证	用法用量
丁酸氢化可的松乳膏	丁酸氢化可的松	用于过敏性皮炎、脂溢性皮炎、湿疹、瘙痒症和神经性皮炎	外用，每日2次，每次将本品均匀涂于用药部位，轻揉1分钟后再涂药1次
糠酸莫米松乳膏	糠酸莫米松	适用于神经皮炎、湿疹、异位性皮炎及银屑病等引起的皮肤炎症和皮肤瘙痒的治疗	局部外用，适量涂于患处，每日1次

湿疹的中医辨证选药

本病治疗首先考虑邪气的性质，其次考虑是否有体虚或特殊禀赋的存在，同时要了解诱发本病的原因有哪些。可辨证选择"湿疹类"中药非处方药治疗，也可辨证选药（表5-5）。

表5-5 湿疹的辨证论治

证型	症状	治法	方药	主要成分
湿热浸淫	皮肤可见红斑、肿胀、丘疹、水疱、脓疱、糜烂，渗液较多，浸淫成片，瘙痒较剧烈。可伴有发热，疲乏倦怠，或有腹痛、便秘或腹泻，小便短赤。舌质红，苔黄腻，脉滑数或弦滑数	清热利湿，祛风止痒	①皮肤病血毒丸：具有清血解毒、消肿止痒的功效。用于经络不和、湿热血燥引起的风疹、湿疹、皮肤刺痒、雀斑、粉刺、面赤鼻齄、疮疡肿毒、脚气疥癣、头目眩晕、大便燥结等	茜草、桃仁、荆芥穗、蛇蜕、赤芍、当归、白茅根、地肤子、苍耳子、地黄、连翘、金银花、苦地丁、土茯苓、黄柏、皂角刺、桔梗、益母草、苦杏仁、防风、赤茯苓、白芍、蝉蜕、牛蒡子、牡丹皮、白鲜皮、熟地黄、大黄、忍冬藤、紫草、土贝母、川芎、甘草、白芷、天葵子、紫荆皮、鸡血藤、浮萍、红花
			②二妙丸：具有燥湿清热的功效。用于湿热下注，白带，阴囊湿痒等	苍术(炒)、黄柏(炒)
			③皮肤康洗液：具有清热解毒、凉血除湿、杀虫止痒的功效。皮肤湿疹、皮炎见有红斑、瘙痒、丘疹、渗出、脓疱、糜烂、汗疹、尿布疹、二阴湿疹；细菌性阴道炎、霉菌性阴道炎、滴虫性阴道炎、衣原体阴道炎、宫颈炎、外阴瘙痒、带下异常等	金银花、蒲公英、马齿苋，土茯苓，大黄，赤芍，蛇床子等

续表

证型	症状	治法	方药	主要成分
血虚风燥	患部皮肤增厚，表面粗糙，或呈苔藓样变，色素沉着，脱屑，或见头晕乏力，腰酸肢软。舌质淡红，苔薄白，脉缓或濡细	养血祛风，化湿止痒	①湿毒清胶囊：具有养血润燥，化湿解毒，祛风止痒的功效。用于皮肤瘙痒证属血虚湿蕴皮肤者	地黄、当归、丹参、蝉蜕、黄芩、白鲜皮、土茯苓、甘草、苦参
			②肤痒颗粒：具有祛风活血，除湿止痒的功效。用于皮肤瘙痒病、荨麻疹等	苍耳子（炒、去刺）、地肤子、川芎、红花、白英
			③乌蛇止痒丸：具有养血祛风，燥湿止痒的功效。用于皮肤瘙痒，荨麻疹等	乌梢蛇、防风、蛇床子、黄柏、苍术、人参须、牡丹皮、蛇胆汁、苦参、人工牛黄、当归
脾虚湿盛	皮损淡红或色较黯，搔抓后有少量流水，瘙痒不重，伴纳差便溏，神疲乏力，舌淡胖，苔白腻，脉缓	健脾除湿	①松花散：具有燥湿收敛的功效。用于湿疹、尿布性皮炎等	松花粉
			②香砂六君丸：具有益气健脾化痰的功效。用于脾虚气滞，痰湿蕴脾	木香、砂仁、人参、白术（炒）、茯苓、炙甘草、陈皮、半夏（制）、生姜、大枣

湿疹的问病重点

重点询问病人是否有既往史、过敏史，是否有明显诱因，皮损的部位、性质、颜色、瘙痒程度，是否有渗出以及全身伴随症状。

湿疹的合理用药

激素类药物不要频繁使用，否则可能发生激素依赖性皮炎。如合并细菌感染者可选用含有抗生素的制剂。

对于中药治疗，要积极寻找病因，针对病因进行治疗。内服药与外用药同时治疗能起到良好效果。注意治疗期间不要服用补益作用的中药。

湿疹的预防

要积极寻找发病因素或诱发、加重因素,尽量避免不良刺激。注意忌口,辛辣油腻以及海产品和南方水果要谨慎食用。避免外感和内伤湿邪,并注意个人卫生。

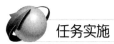

按照工作过程完成以上情景案例。

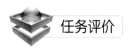

湿疹的任务评价

情景案例:一男子来药店买药,自述原来有湿疹病史,近日复发,皮肤起红疹,瘙痒,搔破流水。伴有疲乏倦怠,便秘,小便短赤。请问药师应如何问病售药? 患者买药后,药师应如何指导患者合理用药? 应如何进行预防建议?		得分
问病问题:	问此问题的目的:	
问题 1: 问题 2: 问题 3: 问题 4: 问题 5:		
西医诊断: 原因:	中医诊断: 原因:	
西医用药:	中医用药:	
用药指导:		
预防:		
参与程度		
总分		

评 价 标 准

项目	分值	评价方法
问病问题	20分	每个问题4分,问题合理得2分,目的正确得2分
诊断	10分	西医诊断正确得3分,不正确不得分;原因正确得2分,部分正确得1分,不正确不得分。中医诊断正确得3分,不正确不得分;原因正确得2分,部分正确得1分,不正确不得分
用药	20分	西药选择合理得10分,不合理不得分;中药选择合理得10分,不合理不得分
用药指导	30分	西药用药指导不良反应和注意事项两项均叙述全面、准确得15分,不良反应和注意事项缺一项者扣7分,每一项中不完整者扣3分。中药用药指导不良反应和注意事项叙述全面、准确得15分,不良反应和注意事项缺一项者扣7分,每一项中不完整者扣3分
预防	10分	预防措施3点以上并且合理者得10分,不足3点的,每缺一点扣3分;每一点部分合理者得1分
参与程度	10分	积极参与、态度端正者得10分,参与较积极、态度较端正者得5分;不积极参与且态度不端正者不得分
总计	100分	

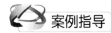 案例指导

一、初步确定患者的疾病

患者:我1个月前小腿患有急性湿疹,治疗一段时间,现在已经没有水疱和糜烂了。但现在小腿患处皮肤变厚了,而且颜色变深,有时还痒,一挠就红。有什么药可以治疗呢?

药师:您皮肤过敏吗?

患者:没有过敏的情况。

药师:您之前治疗时用的什么药啊?

患者:用的尤卓尔,连用了2周。

药师:您以前起过湿疹吗?

患者:我一到夏天潮湿闷热的时候就爱起。

药师:那您这是可能是慢性湿疹。

二、合理为患者选择用药

患者:那我还应该用点什么药呢? 尤卓尔还用吗?

药师:您以前用的尤卓尔有效吗?

患者:开始还可以,后来就觉得效果没有开始好了。

药师:我建议您中西药一起用吧,中药内服,西药外用。西药您可以换成艾洛松,中药您可以使用皮肤病血毒丸。

三、正确为患者指导用药

患者:好吧,这两个药怎么用呢?

药师:艾洛松您在患处局部涂抹适量,每日 1 次;皮肤病血毒丸每天早晚各服用一次,一次 20 粒,温开水送服。

四、对患者进行合理的预防建议

患者:还有其他要注意的吗?

药师:您平时注意不要接触潮湿环境,不要游泳,不要吃鱼虾海味的食物。

患者:谢谢。

任务三 痔疮的中西药用药指导

任务导入

情景案例 一男子来药店买药,自述吃了辛辣的食物,大便时肛门周围灼热疼痛,而且伴有出血,便血色鲜红,量较多,请问药师应如何问病售药? 患者买药后,药师应如何指导患者合理用药? 应如何进行预防建议?

任务目标

▲ 会初步判断病人是否患有痔疮。

▲ 会为痔疮患者合理推荐中西药物。

▲ 会对痔疮患者进行正确的中西药用药指导。

▲ 会对痔疮患者进行合理的预防建议。

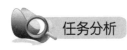

任务分析

	工作过程	所需知识
工作过程 1	通过询问,判断患者是否可能患有痔疮	痔疮的概述、临床表现、问病重点
工作过程 2	合理为痔疮患者推荐中西药物	痔疮的治疗原则、常用中西药及其特点、用药注意
工作过程 3	对痔疮患者进行正确的中西药用药指导	
工作过程 4	对痔疮患者进行合理的预防建议	痔疮的预防

任务资讯

痔疮的概述

痔疮包括内痔、外痔、混合痔,是肛门直肠底部及肛门黏膜的静脉丛发生曲张而形成的一个或多个柔软的静脉团的一种慢性疾病。痔疮是以肛门坠胀不适、脱出、肛周湿疹、疼痛、便血、便秘为主要症状的疾病。在肛门齿线以上,直肠末端黏膜下的痔内静脉丛发生的扩大曲张的柔软静脉团,称为内痔。外痔是指齿状线以下的痔外静脉丛发生的扩大曲张的柔软团块。混合痔是指内、外痔静脉丛扩大曲张,相互沟通吻合形成整体的痔疮。在古代,痔为突出之意,九窍中凡有小肉突出者,皆曰痔,现在痔即特指肛门痔。内痔多因饮食不节、过食辛辣,或因久坐久蹲,负重远行,或长期便秘等因素导致气血瘀阻所致。外痔多不易出血,但有肛门坠胀、疼痛、异物感。可由肛门撕裂、邪毒外侵、湿热下注,或经产、负重、气血瘀结所致。混合痔多因内痔未及时治疗,反复脱出,或因妊娠分娩,负重远行所致。

痔疮的临床表现

1. 大便出血　无痛性、间歇性便后有鲜红色血是其特点,也是内痔或混合痔早期常见症状。

2. 大便疼痛　大便时出血肛周疼痛现象。一般表现为轻微疼痛、刺痛、灼痛、胀痛等。

3. 直肠坠痛　肛门直肠坠痛主要是外痔的症状。如果内痔被感染、嵌顿，出现绞窄性坏死，这样会导致剧烈的坠痛。轻者有胀满下坠感，重者则会出现重坠痛苦。

4. 肿物脱出　肛门内部出现肿物脱出，这主要是中晚期内痔的症状。

5. 流分泌物　肛门流出分泌物。直肠黏膜长期受痔的刺激，引起分泌物增多；晚期内痔，因肛门括约肌松弛，常有分泌物由肛门流出。轻者大便时流出，重者不排便时也自然流出。

6. 肛门瘙痒　肛门及肛周肌肤出血瘙痒症状。

痔疮的西医治疗与用药

痔疮的治疗通常以手术为主，然而对于早期或轻度痔疮，可尝试局部药物治疗。可选择具有消炎镇痛作用的草木犀流浸液片、醋酸氯己定痔疮栓；保护黏膜作用的复方角菜酸酯栓，增强静脉张力性药物如地奥司明片（表5-6）。

表 5-6　治疗痔疮的常用西药

通用名	主要成分	适应证	用法用量
草木犀流浸液片	每片含草木犀流浸液25mg（相当于香豆素0.20～0.25mg）	①治疗因创伤、外科手术等引起的软组织损伤肿胀。症状如：扭挫伤、骨折、慢性劳损、烧烫伤、整形手术、静脉曲张、静脉炎、淋巴回流障碍等各种原因所致软组织损伤、肿胀。②治疗各期内痔、混合痔、炎性外痔、血栓性外痔等各种类型痔引起的出血、脱出、疼痛、肿胀、瘙痒等。也可用于痔手术后肿胀、疼痛的治疗	饭前口服。用于创伤、骨折、慢性劳损、烧烫伤、静脉曲张、静脉炎及淋巴回流障碍等疾患：每次 2～4 片，每日 3 次。用于手术：术前 1～3 天开始服用，每次 4 片，每日 3 次，术后连服 7 天。如病情需要，可继续服用。用于痔疮急性发作：每次 4 片，每日 3 次；病情稳定后，每次 2 片，每日 3 次。根据年龄与症状可酌情增减或遵医嘱
醋酸氯己定痔疮栓	醋酸氯己定	用于内痔、外痔	肛门给药。取栓剂，除去外包装，轻轻插入肛门，维持侧卧姿势约 15 分钟，每次 1 枚，每日 2 次

续表

通用名	主要成分	适应证	用法用量
复方角菜酸酯栓	本品为复方制剂，每枚含角菜酸酯0.3g，二氧化钛0.2g，氧化锌0.4g	用于痔疮及其他肛门疾患引起的疼痛、肿胀、出血和瘙痒的对症治疗；亦可用于缓解肛门局部手术后的不适	塞肛门内，一次1枚，一日1~2次
地奥司明片（处方药）	地奥司明	治疗与静脉淋巴功能不全相关的各种症状（腿部沉重、疼痛，晨起酸胀不适感）；治疗痔急性发作有关的各种症状	常用剂量为每次0.5g（1片），每天2次。当用于痔急性发作时前4天每次1.5g，每天2次，以后3天，每次1.0g，每天2次

痔疮的中医辨证选药

　　本病中医称之为"痔"，应首先辨虚实，实证多见风热肠燥、气滞血瘀以及湿热下注，分别治以清热凉血祛风、活血行气、清利湿热；虚证多为脾虚气陷，治以补中益气、升阳举陷，可辨证选择"痔疮类"中药非处方药治疗，也可辨证选药（表5-7）。

表5-7　痔疮的辨证论治

证型	症状	治法	方药	主要成分
风热肠燥	大便带血或喷射状出血，血色鲜红，便秘或肛门瘙痒，舌质红，苔薄黄，脉数	清热凉血祛风	①地榆槐角丸：具有疏风润燥，凉血泄热的功效。用于痔疮便血，发炎肿痛等	地榆（炭）、槐角（蜜炙）、槐花（炒）、大黄、黄芩、地黄、当归、赤芍、红花、防风、荆芥穗、枳壳（麸炒）
			②痔康片：具有清热凉血，泄热通便的功效。用于热毒风盛或湿热下注所致的便血、肛门肿痛、下坠感，一、二期内痔见上述证候者	豨莶草、金银花、槐花、地榆、黄芩、大黄

续表

证型	症状	治法	方药	主要成分
			③消痔丸：具有消肿生肌，清热润便，补气固脱，止血，止痛的功效。用于痔疾肿痛，便秘出血，脱肛不收以及肠风下血，积滞不化等症	地榆、牡丹皮、三颗针皮、大黄、黄芪、白芨、槐角、防己、白术、当归、火麻仁（炒黄）、动物大肠
湿热下注	便血色鲜红，量较多，肛门灼热，重坠不适，肛内肿物外脱，或可自行回纳，苔黄腻，脉弦数	清热利湿止血	①九味痔疮胶囊：具有清热解毒，燥湿消肿，凉血止血的功效。用于湿热蕴结所致内痔出血，外痔肿痛	三月泡、地榆、虎杖、黄连、柳寄生、无花果叶、大黄、菊花、鸡子白
			②化痔灵片（处方药）：具有凉血，收敛，消炎的功效。用于内外痔疮	黄连、琥珀、苦地胆、三七、五倍子、猪胆汁膏、石榴皮、枯矾、雄黄（水飞）、槐花、乌梅（去核）、诃子
			③痔炎消胶囊：具有清热解毒，润肠通便，止血，止痛，消肿的功效。用于痔疮发炎肿痛、肛裂疼痛及痔疮手术后大便困难、便血等及老年人便秘等	火麻仁、紫珠叶、槐花、金银花、地榆、白芍、三七、茅根、茵陈、枳壳
			④马应龙麝香痔疮膏（外用药）：具有清热解毒，去腐生肌的功效。用于痔疮肿痛，肛裂疼痛等	麝香、人工牛黄、珍珠、琥珀、硼砂、冰片、炉甘石

续表

证型	症状	治法	方药	主要成分
			⑤熊胆痔灵膏(外用药):具有清热解毒,消肿止痛,敛疮生肌,止痒,止血的功效。用于内、外痔,痔漏,肠风下血,直肠炎,肛窦炎及内痔手术止血等	熊胆、炉甘石、冰片、蛋黄油、珍珠母、胆糖膏、凡士林
			⑥荣昌肛泰(外用贴剂):具有凉血止血,清热解毒,燥湿敛疮,消肿止痛的功效。用于内痔、外痔、混合痔等出现的便血、肿胀、疼痛	地榆(炭)、盐酸小檗碱、五倍子、盐酸罂粟碱、冰片
			⑦九华痔疮栓(外用药):具有清热解毒,燥湿消肿,凉血止血的功效。用于湿热蕴结所致的内痔少量出血,外痔肿痛等	大黄、浙贝母、侧柏叶(炒)、厚朴、白及、冰片、紫草
			⑧化痔栓(外用药):具有止血,止痛,消炎,解毒,收敛的功效。用于内外痔疮,混合痔疮	苦参、黄柏、洋金花、冰片、次没食子酸铋
气滞血瘀	肛门坠胀疼痛,肛管紧缩,肛内肿物脱出,甚或嵌顿,肛缘水肿,触痛明显,舌质红,苔白,脉弦细涩	清热利湿,行气活血	云南白药痔疮膏(外用药):具有化瘀止血,活血止痛,解毒消肿的功效。用于内痔Ⅰ、Ⅱ、Ⅲ期及其混合痔之便血、痔黏膜改变,炎性外痔之红肿及痔疮之肛门肿痛等	云南白药

续表

证型	症状	治法	方药	主要成分
脾虚气陷	大便带血,鲜红或淡,肛门松弛,内痔脱出不能自行回纳,伴面色不华,头晕气短,神疲自汗,食少便溏;舌淡,苔薄白,脉细弱	补中益气,升阳举陷	补中益气丸:具有补中益气,升阳举陷的功效,用于脾胃虚弱,中气下陷,体倦乏力,食少腹胀,久泻脱肛,子宫脱垂等	黄芪(蜜炙)、党参、甘草(蜜炙)、白术(炒)、当归、升麻、柴胡、陈皮

痔疮的问病重点

药师应重点询问患者的是否有饮酒、辛辣饮食或长途旅行、过度劳累等经历,是否有出血及出血量多少。痔核是否脱出,肛周是否潮湿、瘙痒,是否坠胀、疼痛,是否便秘,以及伴随的其他症状,如有无头晕气短等现象等。本病应注意与直肠息肉、脱肛、肛裂、直肠癌、下消化道出血等疾病相鉴别。如出现不明原因的便血,或在服药 3 天后症状无明显缓解,应立即就医。出血较多者应当立即就医。

小贴士

痔疮病人应选择的食物:

◇五谷、蔬菜类:竹笋、甜菜、卷心菜、胡萝卜、绿豆、韭菜、芹菜、茭白、豌豆苗、马铃薯,未经加工的谷类,粗粮、麦麸面包、黑绿叶蔬菜、油菜、荷兰豆、莴苣。

◇水果类:苹果、巴西果、橘子、猕猴桃、葡萄、西瓜、香蕉、草莓。

◇肉类:猪、牛、羊的瘦肉,里脊肉,鱼肉,鸡、鸭、鹅肉。

痔疮的合理用药

痔疮分为内痔、外痔、混合痔。栓剂适宜治疗内痔,膏剂适宜用于单纯的外痔,混合痔则可以栓剂和膏剂一起使用,口服药物和外用敷贴熏洗药物则可以用于各种痔疮的治疗。内服与外用药物联合使用会更有利于痔疮患者的治疗。含有颠茄成分的药物要注意有青光眼、前列腺等病症的患者不宜使用。

使用中药痔疮类药物时,对于有明显热象者,不宜同时服用温热类药物。失血过多、身体虚弱者禁用寒凉药物。脾虚便溏者慎用寒凉药物,以免克伐太过而损伤脾胃。使用外用药时应在用药前先排便,并用清水清洗患部,膏剂适量外敷,栓剂纳入时应轻柔适度。服药期间忌烟酒,忌食辛辣、油腻及刺激性食物。避免久坐。

痔疮的预防

增加含纤维高的食物,纠正不良饮食习惯。长期饮酒不但对肝脏有损害,而且也可促进痔疮的形成,痔疮患者应戒酒,同时避免辛辣刺激性的食物。保持大便通畅,养成每天定时排便的习惯,如厕时间不宜过长,亦不宜过分用力。

 任务实施

按照工作过程完成以上情景案例。

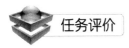 **任务评价**

痔疮的任务评价

情景案例:一男子来药店买药,自述吃了辛辣的食物,大便时肛门周围灼热疼痛,而且伴有出血,便血色鲜红,量较多,请问药师应如何问病售药? 患者买药后,药师应如何指导患者合理用药? 应如何进行预防建议?		得分
问病问题:	问此问题的目的:	
问题1: 问题2: 问题3: 问题4: 问题5:		
西医诊断: 原因:	中医诊断: 原因:	
西医用药:	中医用药:	

续表

用药指导：	
预防：	
参与程度	
总分	

评 价 标 准

项目	分值	评价方法
问病问题	20分	每个问题4分,问题合理得2分,目的正确得2分
诊断	10分	西医诊断正确得3分,不正确不得分;原因正确得2分,部分正确得1分,不正确不得分。中医诊断正确得3分,不正确不得分;原因正确得2分,部分正确得1分,不正确不得分
用药	20分	西药选择合理得10分,不合理不得分;中药选择合理得10分,不合理不得分
用药指导	30分	西药用药指导不良反应和注意事项两项均叙述全面、准确得15分,不良反应和注意事项缺一项者扣7分,每一项中不完整者扣3分。中药用药指导不良反应和注意事项叙述全面、准确得15分,不良反应和注意事项缺一项者扣7分,每一项中不完整者扣3分
预防	10分	预防措施3点以上并且合理者得10分,不足3点的,每缺一点扣3分;每一点部分合理者得1分
参与程度	10分	积极参与、态度端正者得10分,参与较积极、态度较端正者得5分;不积极参与且态度不端正者不得分
总计	100分	

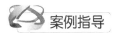 案例指导

一、初步确定患者的疾病

患者:我的痔疮犯了,你给我拿个马应龙痔疮栓吧。

药师:您得过痔疮吗? 有没有看过医生?

患者:我得过痔疮,原来去医院看过说是内痔。

药师:您有出血吗? 多不多? 疼不疼? 大便怎么样?(应仔细询问患者的各种症状,为选择药物做好准备。)

患者:有些出血,量不多。有些疼,大便干,所以一大便疼得更厉害。

药师:您近日生活上有什么改变? 是不是喝酒、吃辣的或是着急上火什么的?(询问病因,有助于诊断。)

患者:昨天晚上吃麻辣香锅,又喝了些酒,今天就开始出现症状了。

药师:那您应该是由于饮酒及辛辣饮食刺激引起的痔疮急性发作。

二、合理为患者选择用药

患者:那我用马应龙痔疮栓没问题吧?

药师:可以,没问题,但是根据您的症状,大便干燥,仅用马应龙痔疮栓,效果会差一些,没有润肠通便的作用。您可以同时服用痔炎消片,清热解毒,润肠通便,这样会更好。

患者:你说的有道理。

药师:您以前有药物过敏史吗? 有没有什么慢性病? 肝肾有问题吗?(询问患者是否有该药的禁忌证。)

患者:我没有过敏史,平时身体比较健康,肝肾都没问题。

三、正确为患者指导用药

患者:好吧,那我买马应龙痔疮栓和痔炎消吧,那么应该怎么用呢?

药师:痔炎消片口服,一次3~6片,一日3次。马应龙麝香痔疮栓早晚或大便后塞入肛门内,一次1粒,一日2次。

四、对患者进行合理的预防建议

患者:服药期间我还需要注意什么吗?

药师:您服药期间不能喝酒,不能吃辛辣生冷的食品,饮食要清淡,多喝水,多休息,对您的康复是很有利的。

任务四　烫伤的中西药用药指导

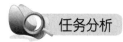

任务导入

　　情景案例　一男子来药店买药,自述做饭时被溅出的油烫伤,请问药师应如何问病售药? 患者买药后,药师应如何指导患者合理用药? 应如何进行预防建议?

任务目标

　　▲ 会初步判断病人是否患有烫伤。
　　▲ 会为烫伤患者合理推荐中西药物。
　　▲ 会对烫伤患者进行正确的中西药用药指导。
　　▲ 会对烫伤患者进行合理的预防建议。

任务分析

	工作过程	所需知识
工作过程 1	通过询问,判断患者是否可能患有烫伤	烫伤的概述、临床表现、问病重点
工作过程 2	合理为烫伤患者推荐中西药物	烫伤的治疗原则、常用中西药及其特点、用药注意
工作过程 3	对烫伤患者进行正确的中西药用药指导	烫伤的治疗原则、常用中西药及其特点、用药注意
工作过程 4	对烫伤患者进行合理的预防建议	烫伤的预防

任务资讯

烫 伤 概 述

　　烫伤是指由高温液体(热油、沸水)、高温固体或高温蒸气等所致的损伤。烧烫伤后轻则局部红斑、水疱,重则皮肉焦黑或筋骨外露,甚至损及脏腑危及

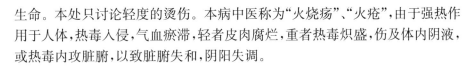

生命。本处只讨论轻度的烫伤。本病中医称为"火烧疡"、"火疮"，由于强热作用于人体，热毒入侵，气血瘀滞，轻者皮肉腐烂，重者热毒炽盛，伤及体内阴液，或热毒内攻脏腑，以致脏腑失和，阴阳失调。

烫伤的临床表现

根据烫伤的程度不同，一般可将其分为：

1. Ⅰ度烫伤　只伤及表皮层，受伤的皮肤发红、肿胀，觉得火辣辣地痛，但无水疱出现。

2. Ⅱ度烫伤　伤及真皮层，局部红肿、发热，疼痛难忍，有明显水疱。

3. Ⅲ度烫伤　全层皮肤包括皮肤下面的脂肪、骨和肌肉都受到仿害，皮肤焦黑、坏死，疼痛反而不剧烈。

烫伤的西医治疗与用药

对于轻度烫伤，首先迅速避开热源；采取"冷散热"的措施，在水龙头下用冷水持续冲洗伤部，或将伤处置于盛冷水的容器中浸泡，持续 30 分钟，以脱离冷源后疼痛已显著减轻为准。然后清理创面，涂抹具有抗菌消炎和止痛作用的外用药，如林可霉素利多卡因凝胶。

烫伤的西药治疗

通用名	主要成分	适应证	用法用量
林可霉素利多卡因凝胶	每克含林可霉素 5mg、利多卡因 4mg	用于轻度烧伤、创伤及蚊虫叮咬引起的各种皮肤感染	外用，涂搽患处，一日 2~3 次。

烫伤的中医辨证选药

烫伤中医古籍称为"火烧疡"、"火疮"，属"水火烫伤"的范畴。小面积的轻度烧烫伤可单用外治法。大面积的重创必须内外兼治，中西结合。内治以清热解毒、益气养阴为主要原则，外治则需要保持清洁，控制感染，促进愈合。对于小面积的轻度的水火烫伤可辨证选择"烧烫伤类"中药非处方药治疗（表 5-8）。

表 5-8 烫伤的中医用药

通用名	主要成分	功效	适应证	用法用量
美宝湿润烧伤膏（处方药）	黄连、黄柏、黄芩、地龙、罂粟壳	清热解毒，止痛生肌	用于各种烧、烫、灼伤	每4～6小时更换新药。换药前，须将残留在创面上的药物及液化物拭去。暴露创面用药
京万红软膏	地榆、地黄、罂粟壳、当归、桃仁、黄连、木鳖子、血余炭、棕榈、半边莲、土鳖虫、穿山甲、白蔹、黄柏、紫草、金银花、红花、大黄、苦参、五倍子、槐米、木瓜、苍术、白芷、赤芍、黄芩、胡黄连、川芎、栀子、乌梅、冰片、血竭、乳香、没药	活血解毒，消肿止痛，去腐生肌	用于轻度水、火烫伤，疮疡肿痛，创面溃烂	生理盐水清理创面，涂敷本品。或将本品涂于消毒纱布上，敷盖创面，消毒纱布包扎，每日换药1次
烧伤净喷雾剂	五倍子、诃子、北刘寄奴、苦参、桉叶	解毒止痛，利湿消肿	用于轻度水、火烫伤	用时振摇，倒置，距伤处15～30cm，撤压喷头，喷涂患处，一日3～4次
烧烫伤膏	獾油、地榆、大黄、冰片、虫白蜡、无水羊毛脂、蜂蜡	清热解毒，消肿止痛	用于轻度水、火烫伤	涂敷患处
烫伤油	马尾连、紫草、黄芩、冰片、地榆、大黄	清热解毒，凉血祛腐止痛	用于Ⅰ、Ⅱ度烧烫伤和酸碱灼伤	创面经常规处理后，用棉球蘸药涂于患处，日3～4次。一般采取暴露疗法，特殊部位，必要时可用本药浸过的纱布覆盖创面包扎

烫伤的问病重点

药师应重点询问患者的经历,明确是被何种物质烧烫伤,询问或观察受损创面的大小,以及皮肤发红、疼痛、触痛的程度。观察有无渗出或水肿。如果程度严重达到二度以上,比如水疱明显等,应当立刻就医。当使用药物一天内症状无明显改善或创面出现脓疱应立即就医。

烫伤的合理用药

药店只能处理一些简单的烫伤,选择烫伤膏或绿药膏均可,症状严重者需尽快就医。

使用中成药时应注意:局部外用烫伤类药物,应先将创面清洁干净,最好是暴露创面用药。适度涂抹,换药前应将残留药物轻轻拭去。用药期间忌食辛辣刺激性和肥腻鱼腥等食物。

烫伤的预防

烫伤的预防非常重要,主要就是生活中一定要注意防护,一方面在生活或工作中保持精力集中,另一方面要做好必要的防护措施。对于老人、小孩等缺乏防护能力的人群一定要有成人的陪护。另外,在一般热力烧伤时,应尽快扑灭伤员身上的火焰,脱去或剪除衣服,脱离现场,用消毒或清洁敷料、被单包裹患肢,以免污染和再受损伤。对于化学物质烧伤者,应立即脱去或剪除被浸渍的衣服,尽快用大量清水冲洗身体。平时应加强安全教育,正确使用家用电器和易燃、易爆等危险物品。

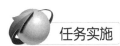

任务实施

按照工作过程完成以上情景案例。

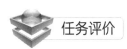

任务评价

烧烫伤的任务评价

情景案例:一男子来药店买药,自述做饭时被溅出的油烫伤,请问药师应如何问病售药? 患者买药后,药师应如何指导患者合理用药? 应如何进行预防建议?	得分

续表

问病问题：	问此问题的目的：	
问题 1： 问题 2： 问题 3： 问题 4： 问题 5：		
西医诊断： 原因：	中医诊断： 原因：	
西医用药：	中医用药：	
用药指导：		
预防：		
参与程度		
总分		

评 价 标 准

项目	分值	评价方法
问病问题	20 分	每个问题 4 分,问题合理得 2 分,目的正确得 2 分
诊断	10 分	西医诊断正确得 3 分,不正确不得分;原因正确得 2 分,部分正确得 1 分,不正确不得分。中医诊断正确得 3 分,不正确不得分;原因正确得 2 分,部分正确得 1 分,不正确不得分
用药	20 分	西药选择合理得 10 分,不合理不得分;中药选择合理得 10 分,不合理不得分

续表

项目	分值	评价方法
用药指导	30 分	西药用药指导不良反应和注意事项两项均叙述全面、准确得 15 分,不良反应和注意事项缺一项者扣 7 分,每一项中不完整者扣 3 分。中药用药指导不良反应和注意事项叙述全面、准确得 15 分,不良反应和注意事项缺一项者扣 7 分,每一项中不完整者扣 3 分
预防	10 分	预防措施 3 点以上并且合理者得 10 分,不足 3 点的,每缺一点扣 3 分;每一点部分合理者得 1 分
参与程度	10 分	积极参与、态度端正者得 10 分,参与较积极、态度较端正者得 5 分;不积极参与且态度不端正者不得分
总计	100 分	

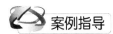

一、初步确定患者的疾病

患者:我炒菜时被溅出的油给烫伤了,快帮我拿点药吧!

药师:我来看一下(应首先确认患者的烫伤的程度,如伤势较重,一定要告知顾客尽快就医。)

患者:您看,有些红点。

药师:您被油点烫着,看上去就是发红,也没有起水疱,不很严重,从我们这里买点药就可以。

二、合理为患者选择用药

患者:那我应该用点什么药呢?

药师:用这个京万红软膏或者烧烫伤膏都可以。

三、正确为患者指导用药

患者:好吧,那我买京万红软膏吧。那么应该怎么用呢?

药师:您就将药膏涂在被烫着的地方就可以,一天 2～3 次。

四、对患者进行合理的预防建议

患者:用药期间我还需要注意什么吗?

药师:您用药期间要注意皮肤的清洁,不要弄破被烫伤的皮肤,不能喝酒,不能吃辛辣生冷的食品,饮食要清淡,可以服用一些维生素 C、维生素 E 或是维生素 EC 颗粒对您的康复是很有利的。

任务五　荨麻疹的中西药用药指导

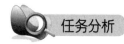

任务导入

　　情景案例　一男子来药店买药,自述身上起了许多疙疙瘩瘩的东西,一片一片的,有的过一段时间没了,也没留下什么痕迹,可别的地方又出来了,风团颜色发白,剧痒,遇凉加重,平时怕风。请问药师应如何问病售药? 患者买药后,药师应如何指导患者合理用药? 应如何进行预防建议?

任务目标

　　▲ 会初步判断病人是否患有荨麻疹。

　　▲ 会为荨麻疹患者合理推荐中西药物。

　　▲ 会对荨麻疹患者进行正确的中西药用药指导。

　　▲ 会对荨麻疹患者进行合理的预防建议。

任务分析

	工作过程	所需知识
工作过程 1	通过询问,判断患者是否可能患有荨麻疹	荨麻疹的概述、临床表现、问病重点
工作过程 2	合理为荨麻疹患者推荐中西药物	荨麻疹的治疗原则、常用中西药及其特点、用药注意
工作过程 3	对荨麻疹患者进行正确的中西药用药指导	
工作过程 4	对荨麻疹患者进行合理的预防建议	荨麻疹的预防

任务资讯

荨麻疹的概述

　　荨麻疹,俗称"风疙瘩"、"风疹块"、"风疹"等。系多种不同原因所致的一种皮肤黏膜血管反应性疾病。主要表现为边缘清楚的红色或者苍白色的瘙痒性皮损、风团。以发无定处，边缘清楚，骤起骤退，时隐时现为临床主要特征。有的可伴麻木肿胀，一年四季都可发病。可由自身免疫、药物、饮食、感染、物理刺激、蚊虫叮咬等原因引起。本病中医称为"风疹"、"瘾疹"，多因禀赋不耐，卫外不固，风寒、风热之邪客于肌表；或因肠胃湿热郁于肌肤；或因气血不足，虚风内生；或因情志内伤，冲任不调，肝肾不足，而致风邪搏结于肌肤而发病。

荨麻疹的临床表现

1. 皮疹　为发作性的皮肤黏膜潮红或风团，风团形状不一，呈圆形、椭圆形或者不规则形状，大小不等，颜色苍白或鲜红，时起时消，一天可发作数次，消退后不留痕迹。

2. 瘙痒　皮肤突然发痒，且瘙痒剧烈。

3. 其他表现　重症可出现烦躁、头痛、心悸、腹痛、腹泻、发热、关节肿痛、恶心、呕吐、胸闷呼吸困难等全身症状。

荨麻疹的西医治疗与用药

积极寻找诱因并消除。药物治疗时，主要使用具有抗组胺作用的 H_1 受体阻滞剂口服，如西替利嗪、氯雷他定等；症状较轻者也可以进行局部止痒治疗，如炉甘石洗剂、薄荷酚液、复方樟脑醑等（表5-9）。

表5-9　治疗荨麻疹的常用西药

通用名	主要成分	适应证	用法用量
复方樟脑乳膏	本品为复方制剂。每克含樟脑 40mg，薄荷脑 30mg，水杨酸甲酯 20mg，苯海拉明 10mg，葡萄糖酸氯己定 2mg，甘草次酸 3mg	用于虫咬皮炎、湿疹、瘙痒症、神经性皮炎、过敏性皮炎、丘疹性荨麻疹等，也可用于肩胛酸痛、肌肉痛及烫伤后的皮肤疼痛等	外用。一日 2～3 次，涂搽患处
复方倍氯米松樟脑乳膏	本品为复方制剂，其组分为：每 10g 含薄荷脑 0.35g，合成樟脑 0.56g，水杨酸甲酯 0.3g，冰片 0.05g，麝香草酚 0.025g，丙酸倍氯米松 0.001g	具有消炎、镇痛、止痒、抗菌、局部麻醉作用。用于虫咬皮炎、丘疹性荨麻疹、湿疹、接触性皮炎、神经性皮炎、皮肤瘙痒	外用，涂于患处及周围，一日 2～3 次

续表

通用名	主要成分	适应证	用法用量
炉甘石洗剂	每 1000ml 含炉甘石 150g、氧化锌 50g、甘油 50ml，辅料为纯化水	用于急性瘙痒性皮肤病，如荨麻疹和痱子	局部外用，用时摇匀，取适量涂于患处，每日 2～3 次
氯雷他定	氯雷他定	用于缓解过敏性鼻炎有关的症状，如喷嚏、流涕、鼻痒、鼻塞以及眼部痒及烧灼感。口服药物后，鼻和眼部症状及体征得以迅速缓解。亦适用于缓解慢性荨麻疹、瘙痒性皮肤病及其他过敏性皮肤病的症状及体征	口服。成人及 12 岁以上儿童：一次 1 片（10mg），一日 1 次。2～12 岁儿童：体重＞30kg：一次 1 片（10mg），一日 1 次；体重≤30kg：一次半片（5mg），一日 1 次
盐酸西替利嗪	二盐酸西替利嗪	用于季节性或常年性过敏性鼻炎、由过敏原引起的荨麻疹及皮肤瘙痒	推荐成年人和 2 岁以上儿童使用。成年人：在多数情况下，推荐剂量为每日 10mg，一次口服。由于症状通常在晚间出现而服药，故建议可在晚餐期间用少量液体送服此药。若病人出现不良反应，可每日早晚各服一次，每次 5mg。6～12 岁的儿童：每次 10mg，每日 1 次或每次 5mg，每日 2 次。2～6 岁的儿童：每次 5mg，每日 1 次或每次 2.5mg，每日 2 次
盐酸赛庚啶片	盐酸赛庚啶	用于过敏性疾病，如荨麻疹、丘疹性荨麻疹、湿疹、皮肤瘙痒等	口服。成人一次 1～2 片，一日 2～3 次

荨麻疹的中医辨证选药

荨麻疹在中医学中属"瘾疹"的范畴。本病首先需要辨别属表证还是里证，另外还需要辨别寒热和虚实。表证可分为风寒束表和风热犯表两种类型，属风寒束表者，治以疏风散寒；属风热犯表者，治以疏风清热。里证之实证可分为胃肠湿热和血瘀经络，虚证可分为气虚卫外不固和血虚风燥，属胃肠湿热者，治以清热燥湿，散风止痒；属血瘀经络者，治以理气活血通络；属卫外不固者，治以固表御风；属血虚风燥者，治以养血祛风，润燥止痒。本病可辨证选择"荨麻疹"类中药非处方药治疗，也可辨证选药（表5-10）。

表5-10 荨麻疹的辨证论治

证型	症状	治法	方药	主要成分
风热犯表	风团色鲜红，相互融合成片，灼热剧痒，遇热加剧，遇冷则缓，伴微热恶风，心烦口渴，咽弓充血，舌质红，苔薄白或薄黄，脉浮数	疏风清热	银翘片：具有辛凉解表，清热解毒的功效。用于风热感冒，发热头痛，咳嗽口干，咽喉疼痛等	金银花、连翘、薄荷、荆芥、淡豆豉、牛蒡子、桔梗、淡竹叶、芦根、甘草、滑石粉
风寒外束	风团色白或淡红，瘙痒，遇冷当风加重，得暖则减，伴恶风畏寒，口不渴，舌淡苔白，脉浮紧	疏风散寒	九味羌活丸：具有解表，散寒，除湿的功效。用于外感风寒夹湿导致的恶寒发热无汗，头痛且重，肢体酸痛等	羌活、防风、苍术、细辛、川芎、白芷、黄芩、甘草、地黄
血虚风燥	风团反复发作，迁延日久，午后或夜间加剧，伴心烦易怒，口干，手足心热，舌红少津，脉沉细	养血祛风，润燥止痒	①润燥止痒胶囊：具有养血滋阴，祛风止痒，润肠通便的功效。用于血虚风燥所致的皮肤瘙痒，痤疮，便秘等	生地黄、何首乌、制何首乌、桑叶、苦参、红活麻
			②湿毒清胶囊：具有养血润燥，化湿解毒，祛风止痒的功效。用于皮肤瘙痒证属血虚湿蕴皮肤者	地黄、当归、丹参、苦参、蝉蜕、黄芩、白鲜皮、土茯苓、甘草

证型	症状	治法	方药	主要成分
卫外不固	风团成片,疹色较淡,伴恶风自汗,舌质淡红,苔薄白或少苔,脉沉细	固表御风	芪风颗粒:具有益气固表,祛风除湿,消疹止痒的功效。用于表虚湿盛之慢性荨麻疹	黄芪、防风、白术、茯苓、陈皮、桂枝、大腹皮、桑白皮
胃肠湿热	风团色鲜红,搔抓之后更甚,自觉有热,头晕头昏,恶心呕吐,舌淡苔腻,脉滑数	疏风解表,通腑泄热	①防风通圣丸:具有解表通里,清热解毒的功效。用于外寒内热,表里俱实,恶寒壮热,头痛咽干,小便短赤,大便秘结,瘰疬初起,风疹湿疮等	防风、荆芥穗、薄荷、麻黄、大黄、芒硝、栀子、滑石、桔梗、石膏、川芎、当归、白芍、黄芩、连翘、甘草、白术(炒)
			②肤痒颗粒:具有祛风活血,除湿止痒的功效。用于皮肤瘙痒病、荨麻疹等	苍耳子(炒、去刺)、地肤子、川芎、红花、白英
			③皮敏消胶囊:具有祛风除湿,清热解毒,凉血止痒的功效。用于急、慢性荨麻疹等	苦参、苍术、防风、荆芥、白鲜皮、蛇床子
血瘀经络	风团遍布全身,色红成片,时起时消,瘙痒,烦躁,便秘。舌体或可见瘀斑,苔薄黄,脉弦细	理气活血,通宣经络	血府逐瘀口服液:具有活血化瘀、行气止痛的功效。用于瘀血内阻,头痛或胸痛,内热瞀闷,失眠多梦,心悸怔忡,急躁善怒	桃仁、红花、当归、赤芍、生地、川芎、枳壳、桔梗、柴胡、牛膝、甘草

荨麻疹的问病重点

药师应重点询问患者本身是否有过敏史,皮损是否以风团为主,是否瘙痒难耐,骤起骤退,且发无定处。发时是否是成片而发,色泽如何。其次应询问伴随症状,是否发热恶寒,是否恶心呕吐,腹痛腹泻,是否心烦易怒,口干口渴。是否受到冷热刺激或有精神方面的不良刺激,或是否有进食容易导致过敏的食物、药物,是否有接触刺激性的化学物质等。

 小贴士

龙眼壳可治荨麻疹:

取龙眼壳 50g,加水 500ml,浸泡 2 小时,然后大火煮沸,换文火继续煎 1 小时,滤出药液,药渣继续加水 500ml,再按以上方法煎 30 分钟,两次煎出液合并,滤出药液,放凉后洗患处,每天 2 次。症状不严重者一般1～7 天可痊愈,且不易复发。

治疗期间最好不要吃水果特别是南方水果,不要吃辛辣、油腻、生冷的食物、尽量不饮酒,饮食以清淡为主,通过治疗可逐步改善患者的过敏体质。对于反复不愈的重度荨麻疹则要通过详细的辨证配合内服中药来治疗,可通过养血祛风、清热活血、调理脾胃、固护正气等方法取得满意疗效。

荨麻疹的合理用药

第一代抗组胺药如马来酸氯苯那敏、赛庚啶、酮替芬等有嗜睡的不良反应,因此驾驶员、操作精密仪器、高空作业人员等不宜使用,可以选用第二代抗组胺药,如盐酸西替利嗪、氯雷他定等。

使用荨麻疹类中药时,对有明显热象者不宜同时服用温热性药物。外用药如炉甘石洗剂应注意使用前要摇匀,并避免接触眼睛和其他黏膜部位。服药期间饮食宜清淡,忌鱼腥虾蟹、油腻、辛辣、烟酒,少吃南方水果等。西药与中成药的联合应用也是很好的选择。

荨麻疹的预防

荨麻疹的病因复杂,大多数患者不能找到确切的原因。对于预防而言,需要注意个人及环境卫生,避免精神过度紧张和不良刺激。保持生活规律,加强体育锻炼,增强体质,适应寒热变化;保持大便通畅,调整胃肠功能;不吃辛辣、鱼腥等物,不饮酒,饮食清淡;不用热水烫洗身体。

任务实施

按照工作过程完成以上情景案例。

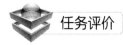

荨麻疹的任务评价

情景案例：一男子来药店买药，自述身上起了许多疙疙瘩瘩的东西，一片一片的，有的过一段时间没了，也没留下什么痕迹，可别的地方又出来了，风团颜色发白，剧痒，遇凉加重，平时怕风。请问药师应如何问病售药？患者买药后，药师应如何指导患者合理用药？应如何进行预防建议？		得分
问病问题：	问此问题的目的：	
问题1： 问题2： 问题3： 问题4： 问题5：		
西医诊断： 原因：	中医诊断： 原因：	
西医用药：	中医用药：	
用药指导：		
预防：		
参与程度		
总分		

评　价　标　准

项目	分值	评价方法
问病问题	20分	每个问题4分,问题合理得2分,目的正确得2分
诊断	10分	西医诊断正确得3分,不正确不得分;原因正确得2分,部分正确得1分,不正确不得分。中医诊断正确得3分,不正确不得分;原因正确得2分,部分正确得1分,不正确不得分
用药	20分	西药选择合理得10分,不合理不得分;中药选择合理得10分,不合理不得分
用药指导	30分	西药用药指导不良反应和注意事项两项均叙述全面、准确得15分,不良反应和注意事项缺一项者扣7分,每一项中不完整者扣3分。中药用药指导不良反应和注意事项叙述全面、准确得15分,不良反应和注意事项缺一项者扣7分,每一项中不完整者扣3分
预防	10分	预防措施3点以上并且合理者得10分,不足3点的,每缺一点扣3分;每一点部分合理者得1分
参与程度	10分	积极参与、态度端正者得10分,参与较积极、态度较端正者得5分;不积极参与且态度不端正者不得分
总计	100分	

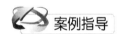 案例指导

一、初步确定患者的疾病

患者:我身上起了好多疙疙瘩瘩的东西,一片一片的,手摸着是鼓起来的,您看这是怎么回事呀?

药师:好的,我来看一下。您这种症状有多长时间了? 以前有过这种情况吗?

患者:没有多长时间,也就半天儿吧。以前没起过这个。

药师:您觉得痒不痒?

患者:有些痒。

药师:那您可能是急性荨麻疹。

二、合理为患者选择用药

患者:那我应该吃点什么药呢?

药师:荨麻疹属于过敏性疾病,内服抗过敏的药物,外用一些有抗过敏、止

痒作用的药物就可以。

患者:都有什么药呀?

药师:内服的您可以选择氯雷他定或是盐酸西替利嗪,外用的可以选择炉甘石洗液或是复方樟脑乳膏。另外您可以服用些维生素 C 和葡萄糖酸钙,可以有利于缓解症状。

药师:您以前有药物过敏史吗? 平时身体怎么样? 肝肾有问题吗?(询问患者是否有该药的禁忌证。)

患者:我没有过敏史,平时身体比较健康,肝肾都没问题。

三、正确为患者指导用药

患者:好吧,那我买氯雷他定和炉甘石洗液吧。那么应该怎么使用呢?

药师:氯雷他定一次 1 片,一天 1 次。炉甘石洗液用时摇匀,用棉签取适量涂于患处,每日 2～3 次。

患者:我想快点好,还能再吃点别的什么药吗?

药师:您还可以同时服用中成药肤痒冲剂,开水冲服,一次 1 袋,一日3 次。

四、对患者进行合理的预防建议

患者:服药期间我还需要注意什么吗?

药师:您服药期间不能喝酒,不能吃辛辣生冷等刺激性的食品,饮食要清淡,避免受凉,多休息,多喝水,对您的康复是很有利的。

任务六 冻疮的中西药用药指导

任务导入

情景案例 一男子来药店买药,自述由于天气寒冷,手背上疼痛,有多处红肿的地方,每年冬天反复发作。请问药师应如何问病售药? 患者买药后,药师应如何指导患者合理用药? 应如何进行预防建议?

任务目标

▲ 会初步判断病人是否患有冻疮。

▲ 会为冻疮患者合理推荐中西药物。

▲ 会对冻疮患者进行正确的中西药用药指导。

▲ 会对冻疮患者进行合理的预防建议。

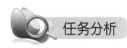

任务分析

	工作过程	所需知识
工作过程 1	通过询问,判断患者是否可能患有冻疮	冻疮的概述、临床表现、问病重点
工作过程 2	合理为冻疮患者推荐中西药物	冻疮的治疗原则、常用中西药及其特点、用药注意
工作过程 3	对冻疮患者进行正确的中西药用药指导	
工作过程 4	对冻疮患者进行合理的预防建议	冻疮的预防

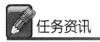

任务资讯

冻 疮 概 述

冻疮是人体对于寒冷的异常反应,是由于暴露于零度以下寒冷环境引起的局限性、红斑性炎症损害。为一种淋巴细胞性血管炎,与患者的皮肤微循环障碍及个体素质有关。多发生在秋冬季,阴冷潮湿环境中。主要由于手足多汗、营养不良、贫血、缺乏运动、鞋袜过紧、户外工作等原因导致发病。自然病程会持续数周,具有自限性。中医学认为冻疮是由于寒邪侵袭过久,手背、足背、耳郭、面颊等部位出现红肿发凉、瘙痒疼痛,甚至皮肤紫黯、溃烂为主要表现的疮疡类疾病。本病多因平素气血虚弱,寒邪侵袭过久,导致气血运行不畅,瘀滞而成。

冻疮的临床表现

冻疮容易发生在湿度高的早春及初冬,以儿童、青年妇女及周围血液循环不良者多发。好发于肢端及暴露部位,如手背、手指、脚背、脚趾、脚跟、脸颊、耳朵、鼻尖,同一部位易反复发作。局部性冻疮以局部肿胀、发凉、瘙痒、疼痛、皮肤紫斑,或起水疱、溃烂为主要表现,多呈对称性,暖热时自觉灼热、痒痛;全身性冻疮者以体温下降,感觉迟钝,疲乏无力,视物模糊,幻觉,嗜睡,四肢僵硬,对光反射迟钝,呼吸变浅,脉搏细弱为主要表现,若不及时救治,可危及生命。

冻疮的西医治疗与用药

冻疮首先应该重视预防,避免长时间处在阴冷潮湿的环境当中,注意肢体的干燥。必要时使用外用药治疗，如冻疮膏、樟脑软膏等（表5-11）。

表5-11　冻疮的西药治疗

通用名	主要成分	适应证	用法用量
冻疮膏	本品每克含樟脑 30mg、硼酸 50mg、甘油 50mg	用于冻疮	局部外用。用温水洗净疮面后，轻轻擦干。取本品适量涂于患处，并加轻揉，每日数次
樟脑软膏	樟脑	用于冻疮及瘙痒性皮肤病	外用。用温水洗净患处，轻轻擦干，取该药品适量涂于患处，一日 1～2 次

冻疮的中医辨证选药

局限性冻疮的轻症治疗，外用以祛风散寒、活血消肿为主。可选择"冻疮"类中药非处方药进行治疗（表5-12）。

表5-12　冻疮的常用中药

通用名	主要成分	功效	适应证	用法用量
风痛灵	乳香、没药、血竭、樟脑、冰片、丁香罗勒油、麝香草脑、薄荷脑、氯仿、香精、水杨酸甲酯	活血散瘀，消肿止痛	用于扭挫伤痛，风湿痹痛，冻疮红肿	外用，适量涂擦于患处，一日数次。或均匀喷涂于所备敷贴的吸附层上，再贴于患处。必要时用湿毛巾热敷后，随即涂擦，以增强疗效，但以患者皮肤能耐受为度
解痉镇痛酊	本品为辣椒浸出液、陈皮浸出液、水杨酸甲酯、薄荷脑组成的中西药复方制剂	活血通经、止痛	用于治疗软组织损伤而引起的颈、肩、腰、腿痛。对冻疮也有一定疗效	涂擦患处，一日 2 次
辣椒风湿膏	辣椒、薄荷脑、冰片	祛风散寒，舒筋活络，消肿止痛	用于关节疼痛，腰背酸痛，扭伤瘀肿，及慢性关节炎和未溃破的冻疮	贴于患处

冻疮的问病重点

本病多发于冬季。药师应重点询问患者的是否有受寒史,是否有冻伤史,有助于对于冻疮的判断。另外应观察病患的部位及特征,询问病患是否有肿胀、麻木感,遇暖后是否有灼热痒痛感,是否从事特殊职业或接触特殊试剂。本病还应与类丹毒、多形红斑等区分开来。如用药一周后症状无明显缓解,应立即就医。

冻疮的合理用药

药物治疗原则是改善微循环、消肿、防止继发感染、促进愈合。未破溃者可用维生素 E 软膏、10％樟脑软膏。有溃疡者可外用 5％硼酸软膏、红霉素软膏、鱼石脂软膏等,促进溃疡愈合。

使用中成药时应注意:外用膏剂使用前应先清洁创面,膏药在皮肤破伤处不宜使用。搽剂使用时可适度揉搓受冻部位发热以增强疗效。用药期间应注意防寒保暖,并不宜过度刺激。

冻疮的预防

在阴冷潮湿的环境下停留时间不宜过长。注意保温,对手、足、耳、鼻等暴露部位应予以保护,或涂些油脂。加强体育锻炼,进行耐寒锻炼,增强抗寒能力。如冷水洗脸或冬泳。

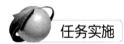

任务实施

按照工作过程完成以上情景案例。

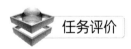

任务评价

冻疮的任务评价

情景案例:一男子来药店买药,自述由于天气寒冷,手背上疼痛,有多处红肿的地方,每年冬天反复发作。请问药师应如何问病售药? 患者买药后,药师应如何指导患者合理用药? 应如何进行预防建议?	得分

续表

问病问题：	问此问题的目的：	
问题 1： 问题 2： 问题 3： 问题 4： 问题 5：		
西医诊断： 原因：	中医诊断： 原因：	
西医用药：	中医用药：	
用药指导：		
预防：		
参与程度		
总分		

评 价 标 准

项目	分值	评价方法
问病问题	20分	每个问题 4 分,问题合理得 2 分,目的正确得 2 分
诊断	10分	西医诊断正确得 3 分,不正确不得分;原因正确得 2 分,部分正确得 1 分,不正确不得分。中医诊断正确得 3 分,不正确不得分;原因正确得 2 分,部分正确得 1 分,不正确不得分
用药	20分	西药选择合理得 10 分,不合理不得分;中药选择合理得 10 分,不合理不得分

项目	分值	评价方法
用药指导	30 分	西药用药指导不良反应和注意事项两项均叙述全面、准确得 15 分,不良反应和注意事项缺一项者扣 7 分,每一项中不完整者扣 3 分。中药用药指导不良反应和注意事项叙述全面、准确得 15 分,不良反应和注意事项缺一项者扣 7 分,每一项中不完整者扣 3 分
预防	10 分	预防措施 3 点以上并且合理者得 10 分,不足 3 点的,每缺一点扣 3 分;每一点部分合理者得 1 分
参与程度	10 分	积极参与、态度端正者得 10 分,参与较积极、态度较端正者得 5 分;不积极参与且态度不端正者不得分
总计	100 分	

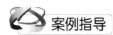 案例指导

一、初步确定患者的疾病

患者:我的手给冻着了,你们这有什么冻伤药吗?

药师:您是做什么工作的? 手怎么会给冻伤了呢?（询问病因,有助于诊断。）

患者:我是在自由市场卖水产品的,这些天天冷,生意还挺好,结果手给冻伤了。患者伸出被冻伤的双手让药师看。

药师:您的双手都看上去红肿,没有破损,结合您的工作和近日的寒冷天气,可以判断您是冻疮。

二、合理为患者选择用药

患者:那我应该用点什么药呢?

药师:根据您的症状用冻疮膏就可以。

三、正确为患者指导用药

患者:好吧,那我买盒冻疮膏吧。那么应该怎么用呢?

药师:您用温水洗净疮面后,轻轻擦干。取冻疮膏适量涂于患处,并加轻揉,每天数次。

四、对患者进行合理的预防建议

患者:用药期间我还需要注意什么吗?

药师:您用药期间要注意尽量不要让双手受冻,一定要注意采取必要的保暖防冻措施。

任务七　手足皲裂的中西药用药指导

任务导入

情景案例　一 60 岁女性来药店买药,自述入冬以来,双脚发干,裂了许多口子,请问药师应如何问病售药?患者买药后,药师应如何指导患者合理用药?应如何进行预防建议?

任务目标

▲ 会初步判断病人是否患有手足皲裂。

▲ 会为手足皲裂患者合理推荐中西药物。

▲ 会对手足皲裂患者进行正确的中西药用药指导。

▲ 会对手足皲裂患者进行合理的预防建议。

任务分析

	工作过程	所需知识
工作过程 1	通过询问,判断患者是否可能患有手足皲裂	手足皲裂的概述、临床表现、问病重点
工作过程 2	合理为手足皲裂患者推荐中西药物	手足皲裂的治疗原则、常用中西药及其特点、用药注意
工作过程 3	对手足皲裂患者进行正确的中西药用药指导	
工作过程 4	对手足皲裂患者进行合理的预防建议	手足皲裂的预防

任务资讯

手足皲裂概述

手足皲裂,是由多种原因引起的手足部皮肤干燥和开裂。多见于老年人及妇女。秋冬季多见。好发于手掌、指尖、指屈面及足跟、足外缘等处。

初起时皮肤干燥、角化增厚,继而沿皮纹出现裂口。严重者裂口可深达皮下,可有出血,自觉疼痛。此时若有细菌侵入,可发生化脓性感染。手足掌跖部皮肤角质层厚,无毛囊和皮脂腺,在寒冷干燥时由于无皮脂保护,皮肤易于损伤。手足暴露在外,尤其双手,经常接触各种物质,易于受到酸、碱、有机溶媒溶脂作用,病原微生物等容易侵入引起感染。在此基础上,加上局部动作的牵拉,易发生皮肤皲裂。本病中医称为"皲裂疮",因肌肤骤被寒冷、风燥所伤,使局部失于温煦,致血脉阻滞,气血运行不畅,肌肤失养所致。

手足皲裂的临床表现

皮损表现为粗糙增厚、皮肤干燥,轻者仅仅发生皲裂,严重者裂口可深达真皮或皮下组织,可有出血、自觉疼痛。

手足皲裂的西医治疗与用药

本病主要以局部治疗,控制症状为主。可采用角质溶解或剥脱软膏,如醋酸曲安奈德尿素乳膏或尿素维 E 乳膏(表 5-13)。

表 5-13　手足皲裂的西药治疗

通用名	主要成分	适应证	用法用量
醋酸曲安奈德尿素乳膏	每 10g 含醋酸曲安奈德 0.01g,尿素 1.0g	用于过敏性皮炎、湿疹、神经性皮炎、脂溢性皮炎及瘙痒症,亦用于手足皲裂。用于牛皮癣及扁平苔藓的对症治疗	外用,一日 2～3 次,涂患处,并轻揉片刻。或遵医嘱
尿素维 E 乳膏	每克含尿素 150mg,维生素 E10mg	用于手足皲裂。也可用于角化型手足癣引起的皲裂	外用,一日 2～3 次,直接涂在患处,并加以搓擦

手足皲裂的中医用药

本病在中医认为是由于肌肤骤受寒冷风燥以致血脉阻滞,肌肤失养;或血虚风燥,气血瘀滞,肌肤失养所致,治以养血润肤。本病可辨证选择中药非处方药治疗,也可选择具有润肤功能的保健用药(表 5-14)。

表 5-14 手足皲裂的中医用药

通用名	主要成分	功效	适应证	用法用量
参皇软膏	人参、蜂王浆	养血润燥，祛风	用于血虚风燥，肌肤失养所致的手足皲裂、干性脂溢性皮炎、皮肤干燥等	涂患处，一日2～3次
皲裂膏	荆芥、防风、桃仁、红花、当归	养血润肤，祛风止痒	用于手足皲裂肥厚者	涂患处，一日2～3次
复方蛇脂软膏	蛇脂、人参、珍珠、冰片、维生素 A、维生素 D、维生素 E、硼酸	养阴润燥，愈裂敛疮	用于阴津不足，肌肤失养所致的手足皲裂，皮肤干燥症等	外用，一日2～3次，涂患处

手足皲裂的问病重点

药师应重点询问患者的工作性质，是否经常接触易于引起手足干燥的物质。是否患有手足癣等皮肤病，是否过度洗涤，是否接触其他化学类物质，观察病患部位的皮肤是否过于干燥。本病应与手足癣、鱼鳞病、掌跖角化病等疾病区分开来。

手足皲裂的合理用药

患有手足癣、湿疹、鱼鳞病等疾病应积极治疗。手足皲裂轻症者可以局部外用尿素软膏等，重症者宜先用热水浸泡手足后用刀片削薄过厚的角质层，再涂以上述霜剂或乳膏。深度皲裂用橡皮膏或肤疾宁硬膏贴敷可软化角质，促进裂口愈合。

在使用中成药物治疗时应注意：手足皲裂类药物使用前忌烫洗，并应保持皮肤一定的油脂。选用乳膏剂吸收良好。碘甘油对裂口最为适用，对于已患有严重的手足癣的病患，可以考虑联合应用口服抗真菌药。另本病应坚持用药，即好转后还应再使用一段时间以防复发。

手足皲裂的预防

注意冬季保暖，外涂润肤性油脂，少接触碱性肥皂，加强相关职业保护措施，避免各种理化因素刺激；平日少用碱性强的肥皂洗手；天刚冷即开始用热水浸泡手足，外搽防裂油、甘油膏等进行保护；平时作业应加强劳动防护。

任务实施

按照工作过程完成以上情景案例。

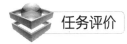

手足皲裂的任务评价

情景案例:一 60 岁女性来药店买药,自述入冬以来,双脚发干,裂了许多口子,请问药师应如何问病售药? 患者买药后,药师应如何指导患者合理用药? 应如何进行预防建议?		得分
问病问题:	问此问题的目的:	
问题 1: 问题 2: 问题 3: 问题 4: 问题 5:		
西医诊断: 原因:	中医诊断: 原因:	
西医用药:	中医用药:	
用药指导:		
预防:		
参与程度		
总分		

评　价　标　准

项目	分值	评价方法
问病问题	20分	每个问题4分,问题合理得2分,目的正确得2分
诊断	10分	西医诊断正确得3分,不正确不得分;原因正确得2分,部分正确得1分,不正确不得分。中医诊断正确得3分,不正确不得分;原因正确得2分,部分正确得1分,不正确不得分
用药	20分	西药选择合理得10分,不合理不得分;中药选择合理得10分,不合理不得分
用药指导	30分	西药用药指导不良反应和注意事项两项均叙述全面、准确得15分,不良反应和注意事项缺一项者扣7分,每一项中不完整者扣3分。中药用药指导不良反应和注意事项叙述全面、准确得15分,不良反应和注意事项缺一项者扣7分,每一项中不完整者扣3分
预防	10分	预防措施3点以上并且合理者得10分,不足3点的,每缺一点扣3分;每一点部分合理者得1分。
参与程度	10分	积极参与、态度端正者得10分,参与较积极、态度较端正者得5分;不积极参与且态度不端正者不得分
总计	100分	

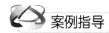 案例指导

一、初步确定患者的疾病

患者:我的脚感觉发干,然后脚跟有好多裂口,有些疼,您看用些什么药?

药师:您这应该是足跟皲裂。

二、合理为患者选择用药

患者:那我应该用些点什么药呢?

药师:您可以选用尿素维E乳膏,可以治疗足跟皲裂。

三、正确为患者指导用药

患者:好吧,那我买尿素维E乳膏吧。应该怎么使用呢?

药师:尿素维 E 乳膏一日 2～3 次,用棉签直接涂在患处,并加以搓擦。

四、对患者进行合理的预防建议

患者:用药期间我还需要注意什么吗?

药师:您用药期间不宜喝酒,少吃吃辛辣生冷的食品,饮食要清淡,避免受凉,多吃水果蔬菜,保证充足的维生素摄入对您的康复是很有利的。

任务八　癣症的中西药用药指导

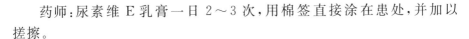

任务导入

情景案例　一男子来药店买药,自述脚上起了好多小粒状的东西,而且有鳞屑脱落,感觉瘙痒,请问药师应如何问病售药? 患者买药后,药师应如何指导患者合理用药? 应如何进行预防建议?

任务目标

▲ 会初步判断病人是否患有癣症。

▲ 会为癣症患者合理推荐中西药物。

▲ 会对癣症患者进行正确的中西药用药指导。

▲ 会对癣症患者进行合理的预防建议。

任务分析

	工作过程	所需知识
工作过程 1	通过询问,判断患者是否可能患有癣症	癣症的概述、临床表现、问病重点
工作过程 2	合理为癣症患者推荐中西药物	癣症的治疗原则、常用中西药及其特点、用药注意
工作过程 3	对癣症患者进行正确的中西药用药指导	
工作过程 4	对癣症患者进行合理的预防建议	癣症的预防

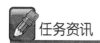 任务资讯

癣 症 概 述

癣症也叫浅部真菌症,是指由一组皮肤癣菌(主要包括毛发癣菌属、小孢子菌属和表皮癣菌属)引起的毛发、皮肤及指甲感染。常见的癣症有手癣、足癣、体癣、股癣、花斑癣、头癣等,本病具有传染性、长期性、广泛性的特点。本病类似于中医学的"鹅掌风"、"白秃疮"、"肥疮"等,多由于生活、起居不慎,外感湿、热、虫、毒,或相互接触传染,感染浅部真菌,诸邪相合,郁于腠理,淫于皮肤所致。

癣症的临床表现

临床常见癣症的临床表现见表 5-15。

表 5-15　癣症的临床表现

分类	好发人群	诱因	特点	皮损好发部位及表现
手癣	青年和中年妇女为多见	手部经常浸水或工作中受摩擦和外伤机会较多	病程较慢,水疱型痒感明显	常单侧分布,多见于拇指、食指的侧面、屈面和掌心部;皮疹有水疱、丘疹、鳞屑、角化过度等,指间糜烂少见
足癣	青壮年多见	足部多汗,穿鞋太紧,工作时穿胶鞋、塑料鞋或长筒靴以及足部畸形等因素有关,足汗蒸发不畅,局部潮湿,平时穿公共拖鞋等为多种诱发因素	病程慢性,常夏季重冬季轻,自觉瘙痒	常见为粟粒状大小水疱、丘疹,趾间浸渍或糜烂,角化过度或伴皲裂,少数可呈边缘活动中央痊愈的体癣样皮疹

分类	好发人群	诱因	特点	皮损好发部位及表现
体癣		本病系接触传染,如可有接触患有癣病的猫、狗或兔等动物史或接触患有癣菌病病人的历史。或本身患有足癣、手癣、甲癣、头癣时,由于手的搔抓也可以被感染。患病与机体抵抗力有关,糖尿病、消耗性疾病及长期服用类固醇等病人更易患此病		皮疹初发为针头到绿豆大小丘疹或小水疱,以后逐渐扩大成圆形、环形斑疹。呈中央痊愈,边缘活动的现象。自觉瘙痒
股癣	主要发生于成年人,男性占多数		病程慢性,常有夏季发作冬季减轻或消退现象	发病部位主要在股上部内侧及腹股沟皱褶、会阴等处,可单侧或双侧先后发病,初起为小片红斑,以后逐渐扩大成边缘清楚的斑疹,颜色常呈淡棕色或黯红色,表面覆有细小鳞屑。中央痊愈,边缘活动,有小丘疹或小水疱。病程长者可有色素沉着或苔藓化

癣症的西医治疗与用药

由于癣症主要是由白念珠菌引起的,因此治疗时主要选择抗真菌的外用制剂进行局部治疗。如盐酸特比萘酚乳膏、硝酸咪康唑软膏、环吡酮胺乳膏等(表5-16)。

表 5-16 治疗癣症的常用西药

通用名	主要成分	适应证	用法用量
盐酸特比萘芬乳膏	盐酸特比萘芬	用于由皮肤真菌、酵母菌及其他真菌引起的体癣、股癣、手足癣、花斑癣	局部用药:常用剂量为每天1～2次,用药前应清洁和干燥患处,然后将乳膏薄薄涂于患处及其周围,并加以轻揉,如果患处已擦烂(如乳腺下、指间、臀间、腹股沟),涂擦后尤其在晚上可用纱布敷盖。疗程:体癣、股癣1～2周,足癣2～4周,花斑癣2周
盐酸布替萘芬乳膏	盐酸布替萘芬	主要用于由絮状癣菌、红色癣菌、须发癣菌及斑秃癣菌等引起的足趾癣、体癣、股癣的局部治疗	外用。每次适量搽于患处,用于足趾癣时,一天2次,连用7天,或一天1次,连用4周;用于体癣、股癣时,一天1次,连用2周
硝酸咪康唑乳膏	硝酸咪康唑	由皮真菌、酵母菌及其他真菌引起的皮肤、指(趾)甲感染,如体股癣、手足癣、花斑癣、头癣、须癣、甲癣;皮肤、指(趾)甲念珠菌病;口角炎、外耳炎。由于本品对革兰阳性菌有抗菌作用,可用于此类细菌引起的继发性感染。由酵母菌(如念珠菌等)和革兰阳性细菌引起的阴道感染和继发感染	皮肤感染外用,涂搽于洗净的患处,早晚各1次,症状消失后(通常需2～5周)应继续用药10天,以防复发。指(趾)甲感染尽量剪尽患甲,将本品涂擦于患处,一日1次,患甲松动后(约需2～3周)应继续用药至新甲开始生长。确见疗效一般需7个月左右
硝酸益康唑喷剂	硝酸益康唑	用于皮肤念珠菌病的治疗;亦可用于治疗体癣、股癣、足癣、花斑癣	局部外用,喷于患处,每日2次;花斑癣,疗程2周;其他癣及皮肤念珠菌病,疗程2～4周

通用名	主要成分	适应证	用法用量
环吡酮胺乳膏	环吡酮胺	用于手癣、足癣、体癣、股癣、甲癣及花斑癣,亦可用于皮肤和外阴阴道念珠菌感染及甲真菌病	外用。均匀涂于患处,每日 2 次,涂后应轻轻搓揉数分钟,2 周为一个疗程;治疗甲癣,应先用温水泡软并削薄病甲后,涂药包扎,治疗第一个月每 2 天 1 次,第二个月每周 2 次,第三个月每周涂药 1 次,至痊愈为止

癣症的中医辨证选药

手足癣症,在中医属"鹅掌风"、"脚气疮"的范畴。癣发于上部者,多兼风邪,发于下部者,多为湿盛。本病治疗上以外治为主,以杀虫为原则。内服以祛风除湿、清热解毒、消肿止痒为原则。本病可辨证选择"癣症"类中药非处方药治疗,也可辨证选药(表 5-17)。

表 5-17　癣症的辨证论治

证型	症状	治法	方药	主要成分
风湿毒聚	皮肤粗糙,或皮下水疱,或趾间糜烂,浸渍剧痒,苔薄白,脉濡	祛风除湿,杀虫止痒	①皮肤病血毒丸(处方药):具有清血解毒,消肿止痒的功效。用于经络不和,湿热血燥引起的风疹、湿疹,皮肤刺痒,雀斑粉刺,面赤鼻齄,疮疡肿毒,脚气疥癣,头目眩晕,大便燥结	茜草、桃仁、荆芥穗(炭)、蛇蜕(酒炙)、赤芍、当归、白茅根、地肤子、苍耳子(炒)、地黄、连翘、金银花、苦地丁、土茯苓、黄柏、皂角刺、桔梗、益母草、苦杏仁(去皮炒)、防风、赤茯苓、白芍、蝉蜕、牛蒡子(炒)、牡丹皮、白鲜皮、熟地黄、大黄(酒炒)、忍冬藤、紫草、土贝母、川芎(酒炙)、甘草、白芷、天葵子、紫荆皮、鸡血藤、浮萍、红花

续表

证型	症状	治法	方药	主要成分
			②百癣夏塔热片：具有消肿止痒的功效。用于治疗手癣、体癣、足癣、花斑癣、过敏性皮炎、痤疮等	地锦草、诃子肉，毛诃子肉、司卡摩尼亚脂、芦荟、西青果
			③铍宝消炎癣湿药膏（外用处方药）：具有杀菌止痒、收湿、止痒的功效。用于头癣、体癣、足癣、慢性湿疹、滋水瘙痒和疥疮	升药底、樟脑、蛇床子、升华硫、冰片
			④冰黄肤乐软膏（外用处方药）：具有清热燥湿，活血祛风，止痒消炎的功效。用于皮肤瘙痒，神经性皮炎，湿疹、足癣及银屑病等	大黄、姜黄、硫黄、黄芩、甘草、冰片、薄荷脑
			⑤复方土槿皮酊（外用药）：具有杀菌，止痒的功效。适用于趾痒、皮肤滋痒、一般癣疾	土槿皮、苯甲酸、水杨酸
			⑥癣宁搽剂（外用药）：具有清热除湿，杀虫止痒的功效，有较强的抗真菌作用。用于脚癣、手癣、体癣、股癣等皮肤癣症	土荆皮、关黄柏、白鲜皮、徐长卿、苦参、石榴皮、洋金花、南天仙子、地肤子、樟脑

续表

证型	症状	治法	方药	主要成分
			⑦洁尔阴洗液(外用药):具有清热燥湿,杀虫止痒的功效。主治妇女湿热带下。症见阴部瘙痒红肿,带下量多,色黄或如豆渣状,口苦口干,尿黄便结。适用于霉菌性、滴虫性阴道炎见上述症状者。也可用于湿疹(湿热型)、接触性皮炎(热毒夹湿型)、体股癣(风湿热型)	蛇床子、黄柏、苦参、苍术
			⑧足光散(外用药):具有清热燥湿,杀虫敛汗的功效。用于湿热下注所致的角化型手足癣及臭汗症	水杨酸、苯甲酸、硼酸、苦参
			⑨华佗膏(外用药):具有杀菌止痒的功效。用于癣症湿气,脚趾痒,鹅掌风	蜡梅油、樟脑、水杨酸、苯甲酸
			⑩珊瑚癣净(外用药):具有杀菌、止痒的功效,用于脚癣(脚气)、手癣(鹅掌风)、指(趾)甲癣(灰指甲)等	复方珊瑚姜酊、水杨酸、甘油、醋酸等
湿热下注	趾间糜烂,渗流脓水或化脓,肿连足背,甚或形成高热,舌红,苔黄腻,脉滑数	清热化湿,解毒消肿	龙胆泻肝丸:具有清肝胆,利湿热的功效,用于肝胆湿热,头晕目赤,耳鸣耳聋,耳肿疼痛,胁痛口苦,尿赤涩痛,湿热带下等	龙胆、柴胡、黄芩、栀子、泽泻、木通、车前子、当归、地黄、炙甘草

癣症的问病重点

药师应重点询问患者发病的部位，有无瘙痒、流水，有无燥裂、肥厚、脱屑等现象。周围是否有患有真菌性皮肤病者。本病应与手部皲裂性湿疹、手部湿疮、田螺泡、水渍疮（稻田皮炎）、掌跖角化病等皮肤病区别开来。如在用药3天后症状无明显缓解应立即就医。

癣症的合理用药

大多数股癣治疗以局部外治即可，但因为阴股部皮肤薄嫩，故治疗股癣应选用刺激性小的药物。如发生过敏现象，应立即停药。真菌感染性皮肤病较为顽固，一定要坚持按照疗程用药。症状消失不要立刻停药，宜按照说明书提示再继续用药一段时间，以防复发。

使用中成药治疗时应注意，治疗癣症的口服药的药性多属寒凉，脾胃虚弱者应谨慎使用。外用药以燥湿杀虫为主，但应注意要按疗程用药，并应按要求稀释。刺激性较强的外用药不宜长期或大面积使用，黏膜等皮肤细薄处亦不宜使用。涂药部位如有烧灼感，瘙痒加重时应停止使用并应就诊。治疗期间忌烟酒鱼腥等辛辣发物。

癣症的预防

对于癣症重在预防。注意个人卫生，不与他人共用毛巾、浴盆、指甲钳、拖鞋等，严防交叉感染；另外，如果某个部位已患癣症，则切忌用手搔抓，避免真菌向其他部位传染。

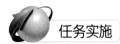

按照工作过程完成以上情景案例。

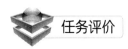

癣症的任务评价

情景案例：一男子来药店买药，自述由于天气寒冷，手背上疼痛，有多处红肿的地方，每年冬天反复发作。请问药师应如何问病售药？患者买药后，药师应如何指导患者合理用药？应如何进行预防建议？	得分

续表

问病问题：	问此问题的目的：	
问题 1： 问题 2： 问题 3： 问题 4： 问题 5：		
西医诊断： 原因：	中医诊断： 原因：	
西医用药：	中医用药：	
用药指导：		
预防：		
	参与程度	
	总分	

评 价 标 准

项目	分值	评价方法
问病问题	20 分	每个问题 4 分,问题合理得 2 分,目的正确得 2 分
诊断	10 分	西医诊断正确得 3 分,不正确不得分;原因正确得 2 分,部分正确得 1 分,不正确不得分。中医诊断正确得 3 分,不正确不得分;原因正确得 2 分,部分正确得 1 分,不正确不得分

项目	分值	评价方法
用药	20 分	西药选择合理得 10 分,不合理不得分;中药选择合理得 10 分,不合理不得分
用药指导	30 分	西药用药指导不良反应和注意事项两项均叙述全面、准确得 15 分,不良反应和注意事项缺一项者扣 7 分,每一项中不完整者扣 3 分。中药用药指导不良反应和注意事项叙述全面、准确得 15 分,不良反应和注意事项缺一项者扣 7 分,每一项中不完整者扣 3 分
预防	10 分	预防措施 3 点以上并且合理者得 10 分,不足 3 点的,每缺一点扣 3 分;每一点部分合理者得 1 分
参与程度	10 分	积极参与、态度端正者得 10 分,参与较积极、态度较端正者得 5 分;不积极参与且态度不端正者不得分
总计	100 分	

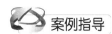 案例指导

一、初步确定患者的疾病

患者:我脚趾间长了些小米粒样的东西,痒得厉害,用些什么药呀?

药师:您以前得过脚气吗?

患者:没得过。

药师:那您近期与别人共用过鞋袜没有?

患者:对了,我们单位的小王穿过我的拖鞋,他有脚气。

药师:那根据您所描述的情况,可以判断您感染了脚气,也就是足癣。

二、合理为患者选择用药

患者:那我应该吃点什么药呢?

药师:像您这种情况,还不用服药,用些外用的抗真菌的药物就行。再问一下您,您的脚趾有脚气的地方觉得往外渗流液体吗?

患者:没有,有些脱皮。

药师:您以前有药物过敏史吗? 平时身体怎么样? 肝肾有问题吗? (询问患者是否有该药的禁忌证。)

患者:我没有过敏史,平时身体比较健康,肝肾都没问题。

药师:那好,您可以选用抗真菌的软膏就行,比如达克宁、环利软膏、孚答静等。

三、正确为患者指导用药

患者:好吧,那我买达克宁吧。那么应该怎么使用呢?

药师:您需要用棉签将软膏涂搽于洗净的患处,早晚各 1 次,症状消失后(通常需 2~5 周)应继续用药 10 天,以防复发。

患者:我想治得彻底些,还能再用点别的什么药吗?

药师:真菌感染比较顽固,建议您保持鞋袜的清洁干燥,由于真菌会隐藏在鞋子里,所以,您可以往鞋子里撒上达克宁散剂,可以杀死躲藏在鞋子里的真菌,这样治疗会更彻底。

患者:好的,那我就买达克宁软膏和达克宁散,在加上一包棉签。

四、对患者进行合理的预防建议

药师:您用药期间不宜喝酒,尽量少吃辛辣生冷的食品,饮食要清淡,多吃水果蔬菜,对您的治疗、康复是很有利的。

任务九　疖肿的中西药用药指导

任务导入

情景案例　一男子来药店买药,自述胳膊上长了个红疙瘩,感觉里面有脓,请问药师应如何问病售药? 患者买药后,药师应如何指导患者合理用药? 应如何进行预防建议?

任务目标

▲ 会初步判断病人是否患有皮肤疖肿。

▲ 会为皮肤疖肿患者合理推荐中西药物。

▲ 会对皮肤疖肿患者进行正确的中西药用药指导。

▲ 会对皮肤疖肿患者进行合理的预防建议。

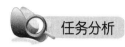

任务分析

	工作过程	所需知识
工作过程 1	通过询问,判断患者是否可能患有皮肤疖肿	皮肤疖肿的概述、临床表现、问病重点
工作过程 2	合理为皮肤疖肿患者推荐中西药物	皮肤疖肿的治疗原则、常用中西药及其特点、用药注意
工作过程 3	对皮肤疖肿患者进行正确的中西药用药指导	
工作过程 4	对皮肤疖肿患者进行合理的预防建议	皮肤疖肿的预防

任务资讯

疖 肿 概 述

疖肿一种化脓性毛囊及毛囊深部周围组织的感染。多由金黄色葡萄球菌、溶血性链球菌等感染引起。与免疫力低下、毛囊皮脂腺分泌过旺、皮肤破损和患有湿疹、痱子、瘙痒等皮肤病原因有关。皮肤疖肿发生于肌肤浅表部位,如头、面、颈、背、臀等。以局部红肿、灼热、疼痛、易脓、易溃、易敛为主要症状。本病多发于夏秋季节。中医认为本病多因内郁湿火,外感风邪,两相搏结,蕴阻肌肤而成;或在夏秋季节感受暑湿热毒,蕴蒸肌肤所致,属于疮疡热证。

疖肿的临床表现

头面、颈部、臀部及外阴等部位容易发生疖肿。皮损开始是圆锥形毛囊性炎性丘疹或是小的结节,基底明显浸润。随后发展成为伴随红肿热痛症状的坚硬结节。数日以后中央变软,顶部出现黄白色点状脓栓。脓栓脱落排出血性脓液和坏死组织。炎症逐渐消退愈合。一般是单发,少数为多发。自觉疼痛及压痛。重者会伴随畏寒、发热及全身不适症状,引发淋巴结肿大,甚至导致脓毒血症、败血症。因为面部有丰富的淋巴管及血管网,而且和颅内相连,所以如果挤压面部的疖可引起海绵窦血栓性静脉炎,甚至导致脑脓肿。

疖肿的西医治疗与用药

皮肤疖肿为皮肤的感染性疾病,如果症状不严重,可以采用局部外用聚维酮碘溶液、莫匹罗星、环丙沙星、鱼石脂等软膏(表5-18)。严重者需及时就医,采用口服或静脉滴注抗菌药物,已化脓者需及时排脓。还可采用物理治疗的方法如红外线、紫外线等以利于炎症吸收和伤口愈合。

表5-18 皮肤疖肿的西药治疗

通用名	主要成分	适应证	用法用量
聚维酮碘溶液	本品每 ml 含主要成分聚维酮碘 0.1g	用于化脓性皮炎、皮肤真菌感染、小面积轻度烧烫伤,也用于小面积皮肤、黏膜创口的消毒	外用。用棉签蘸取少量,由中心向外周局部涂搽。一日 1～2 次
莫匹罗星软膏	每克含莫匹罗星 20mg	为局部外用抗生素,适用于革兰阳性球菌引起的皮肤感染,例如脓疱病、毛囊炎、疖肿等原发性皮肤感染,及湿疹合并感染、溃疡合并感染、皮炎合并感染、创伤合并感染等继发性皮肤感染	外用,局部涂于患处,患处必要时可用敷料包扎或覆盖,每日 3 次,5 天为一个疗程。必要时可重复一个疗程,或遵医嘱
盐酸环丙沙星凝胶	盐酸环丙沙星	广谱抗菌药。用于治疗脓疱疮、疖肿、毛囊炎、湿疹合并感染、外伤感染、癣病合并感染及其他化脓性皮肤感染等	外用,涂患处,一日2～3次或遵医嘱
鱼石脂软膏	本品每克含主要成分鱼石脂 0.1g	用于疖肿	外用,一日 2 次,涂患处

疖肿的中医辨证选药

本病多为实证,大多为热毒蕴结和暑热浸淫两种类型,伴发热、口渴、便干溲赤、舌红苔黄者多属热毒蕴结,治以清热解毒;皮肤见红肿结块、灼热疼痛者多属暑热浸淫,治以清暑、化湿、解毒。本病可选择皮肤疖肿类中药非处方药或处方药治疗(表5-19)。

表 5-19　疖肿的中医用药

通用名	主要成分	功效	适应证	用法用量
片仔癀胶囊(处方药)	片仔癀	清热解毒,凉血化瘀,消肿止痛	用于热毒血瘀所致急、慢性病毒性肝炎,痈疽疔疮,无名肿毒,跌打损伤及各种炎症	口服,一次 2 粒,1～5 岁儿童一次 1 粒;一日 3 次,或遵医嘱
西黄丸(处方药)	牛黄、麝香、乳香(醋制)、没药(醋制)	清热解毒,和营消肿	用于痈疽疔毒,瘰疬,流注,癌肿等	口服,一次 3g,一日 2 次
六神丸(处方药)	珍珠粉、犀牛黄、天然麝香、雄黄、蟾酥、冰片	清凉解毒,消炎止痛	用于烂喉丹痧,咽喉肿痛,喉风喉痈,单双乳蛾,小儿热疖,痈疡疔疮,乳痈发背,无名肿毒等	口服,一日 3 次,温开水吞服;1 岁每服 1 粒,2 岁每服 2 粒,3 岁每服 3～4 粒,4～8 岁每服 5～6 粒,9～10 岁每服 8～9 粒,成年每服 10 粒。另可外敷在皮肤红肿处,取丸十数粒,用冷开水或米醋少许,盛食匙中化散,涂搽四周,每日数次,常保湿润,直至肿退为止。如红肿已将出脓或已穿烂,切勿再敷
蒲地蓝消炎片	黄芩、板蓝根、苦地丁、蒲公英	清热解毒,抗炎消肿	用于疖肿、咽炎、腮腺炎、淋巴腺炎、扁桃体炎等	口服,每片 0.3g:一次5～8 片;每片 0.6g:一次 3～4 片,一日 4 次
拔毒膏(外用处方药)	金银花、连翘、大黄、栀子、黄柏、赤芍、川芎、木鳖子、蓖麻子、蜈蚣、红粉、轻粉等 26 味	清热解毒,活血消肿	多用于治疗疖疔痈发,有头疽之初期或化脓期等	加热软化,贴于患处,隔天换药一次,溃脓时每天换药一次

续表

通用名	主要成分	功效	适应证	用法用量
马应龙龙珠软膏(外用药)	人工麝香、硼砂、炉甘石、磠砂、冰片、人工牛黄、珍珠、琥珀	清热解毒，消肿止痛，祛腐生肌	适用于疮疖，红、肿、热、痛及轻度烫伤等	外用。一日1次,涂于患处
老鹳草软膏(外用药)	本品为老鹳草经加工制成的软膏	除湿解毒，收敛生肌	用于湿毒蕴结所致的湿疹、痈、疔、疮、疖,及小面积水、火烫伤等	外用,涂敷患处,一日1次

疖肿的问病重点

药师应重点询问患者发生疖肿的部位,发病时间的长短,是否感觉患处红、肿、热、痛,观察患处是否有脓栓。观察有无疮头,是否溃破,及伴随的症状,是否有体倦乏力,是否发热口渴,是否便秘等。本病应与痈、颜面疔疮、囊肿型痤疮等病相鉴别。如在用药3天后症状无明显缓解应立即就医。

 小贴士

痈的特点:常为单发,初起无头,表皮紧张光亮,局部顶高色赤,肿的范围较大,初起时伴有明显的全身症状。

颜面疔疮的特点:初起有粟状脓头,根脚较深,肿势散漫,肿胀范围大于疖,出脓晚且有脓栓,初起时多伴有明显的全身症状。

囊肿型痤疮:好发于面颊部和背部,初为坚实丘疹,挤之有白色粉样物,反复挤压形成大小不等的结节,病程较长,30岁后发病减少。

疖肿的合理用药

使用聚维酮碘溶液时要注意,由中心向外周局部涂搽。使用软膏剂型时,患处必要时可用敷料包扎或覆盖。

使用中成药治疗时应注意:脾胃虚寒者慎用治疗湿热、热毒的药物;不宜在服药期间同时服用滋补性中药;服药期间饮食宜清淡,忌烟、酒及辛辣、油腻食物。

疖肿的预防

要注意个人皮肤的卫生,保持局部皮肤清洁。避免皮肤破损。避免搔抓蚊虫叮咬的皮损。饮食宜清淡,少食辛辣油腻有刺激性的食物,避免食用鱼虾海鲜等发物。

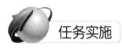

按照工作过程完成以上情景案例。

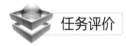

疖肿的任务评价

情景案例:一男子来药店买药,自述胳膊上长了个红疙瘩,感觉里面有脓,请问药师应如何问病售药? 患者买药后,药师应如何指导患者合理用药? 应如何进行预防建议?		得分
问病问题:	问此问题的目的:	
问题1: 问题2: 问题3: 问题4: 问题5:		
西医诊断: 原因:	中医诊断: 原因:	
西医用药:	中医用药:	
用药指导:		
预防:		
参与程度		
总分		

评 价 标 准

项目	分值	评价方法
问病问题	20分	每个问题4分,问题合理得2分,目的正确得2分
诊断	10分	西医诊断正确得3分,不正确不得分;原因正确得2分,部分正确得1分,不正确不得分。中医诊断正确得3分,不正确不得分;原因正确得2分,部分正确得1分,不正确不得分
用药	20分	西药选择合理得10分,不合理不得分;中药选择合理得10分,不合理不得分
用药指导	30分	西药用药指导不良反应和注意事项两项均叙述全面、准确得15分,不良反应和注意事项缺一项者扣7分,每一项中不完整者扣3分。中药用药指导不良反应和注意事项叙述全面、准确得15分,不良反应和注意事项缺一项者扣7分,每一项中不完整者扣3分
预防	10分	预防措施3点以上并且合理者得10分,不足3点的,每缺一点扣3分;每一点部分合理者得1分
参与程度	10分	积极参与、态度端正者得10分,参与较积极、态度较端正者得5分;不积极参与且态度不端正者不得分
总计	100分	

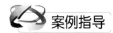 案例指导

一、初步确定患者的疾病

患者:您看我脖子上长了个脓疱,你们这有什么药吗?

药师:您觉得疼吗? 感觉自己发烧吗? 起了有多长时间了?

患者:不觉得发烧,没有多长时间,感觉有些疼,而且比开始的时候大了不少,所以赶紧想用些药。

药师:您的这个脓疱是个疖子,不太严重,您可以先用抗生素药膏抹上。

二、合理为患者选择用药

患者:那我应该抹什么药呢?

药师:您可以用百多邦或达维邦,都可以。

患者：这两种药我都听说过，那就用达维邦吧。

药师：您用药有什么过敏的没有？

患者：我没有过敏史。

三、正确为患者指导用药

患者：那我应该怎么用达维邦呢？

药师：达维邦是盐酸环丙沙星凝胶，建议您买瓶酒精和医用棉签，先用棉签蘸上酒精给疖肿消毒，然后把达维邦挤到疖子上，用新棉签涂抹均匀就行了。您这种情况，症状还比较轻，一天抹两次就行。

四、对患者进行合理的预防建议

患者：好的，那我还需要注意些什么呢？

药师：您一定要注意卫生，千万不要用手挤。另外要清淡饮食，注意休息。还有就是如果您用药后觉得效果不好，建议您及时就医。

患者：好的，谢谢你！